宫颈癌手术图解

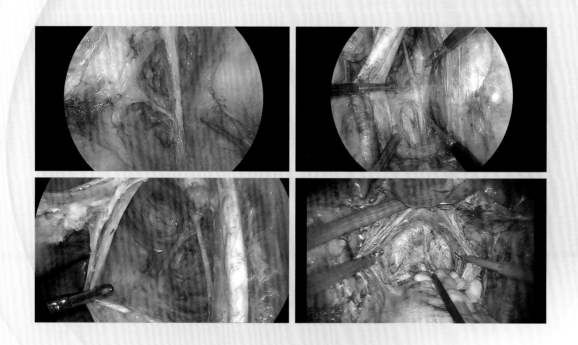

主　编　王　军　韩世超

副主编　那　晶　李　亚

编　委　陆俊玲　王馨犹

人民卫生出版社
·北　京·

图书在版编目（CIP）数据

宫颈癌手术图解 / 王军，韩世超主编 . —北京：
人民卫生出版社，2022.11（2023.2 重印）
ISBN 978-7-117-34058-8

Ⅰ.①宫… Ⅱ.①王…②韩… Ⅲ.①子宫颈疾病 —
癌 —妇科外科手术 —图解 Ⅳ.①R737.330.5-64

中国版本图书馆 CIP 数据核字（2022）第 219052 号

人卫智网	www.ipmph.com	医学教育、学术、考试、健康，购书智慧智能综合服务平台
人卫官网	www.pmph.com	人卫官方资讯发布平台

宫颈癌手术图解
Gongjing'ai Shoushu Tujie

主　　编：王　军　韩世超
出版发行：人民卫生出版社（中继线 010-59780011）
地　　址：北京市朝阳区潘家园南里 19 号
邮　　编：100021
E - mail：pmph @ pmph.com
购书热线：010-59787592　010-59787584　010-65264830
印　　刷：北京华联印刷有限公司
经　　销：新华书店
开　　本：889×1194　1/16　印张：19
字　　数：536 千字
版　　次：2022 年 11 月第 1 版
印　　次：2023 年 2 月第 2 次印刷
标准书号：ISBN 978-7-117-34058-8
定　　价：198.00 元

打击盗版举报电话：010-59787491　E-mail：WQ @ pmph.com
质量问题联系电话：010-59787234　E-mail：zhiliang @ pmph.com
数字融合服务电话：4001118166　　E-mail：zengzhi @ pmph.com

主编简介

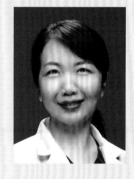

　　王军，大连医科大学附属第二医院妇产科主任、博士研究生导师、主任医师，医学博士，博士后。学术任职：中国医师协会医学机器人医师分会第一届委员会委员，中华预防医学会生殖健康分会委员，中国医师协会微无创专业委员会机器人及适宜技术学组委员，中国医师协会微无创专业委员会数字医学与临床应用解剖学组委员，中国医疗器械行业协会妇产科专业委员会副主任委员，中国医药教育协会生殖内分泌专业委员会副主任委员，辽宁省医学会妇产科学分会副主任委员、辽宁省医学会微创妇科学分会副主任委员，辽宁省医学会妇科肿瘤分会常务委员，辽宁省中西医结合学会妇幼保健分会副主任委员，辽宁省医学会医疗鉴定专家库成员等。《解放军医学杂志》《机器人外科学杂志》《临床军医杂志》《创伤与急危重症杂志》编委。

　　从事妇产科临床及科研工作 20 余年，擅长妇科良恶性肿瘤的精准治疗。曾赴美国旧金山 Pacific Medical Center、德国 Humboldt-Universitaut Charite 及挪威 Oslo University Hospital（the Norwegian Radium Hospital）进行访问学习，开展了东北地区首例妇科机器人手术，并荣获"中国达·芬奇手术十万例里程碑杰出贡献奖"。

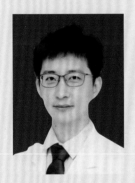

　　韩世超,大连医科大学附属第二医院妇产科副主任医师、硕士研究生导师,医学博士。学术任职:中国医药教育协会生殖内分泌专业委员会常务委员,中国老年保健协会妇科肿瘤专业委员会委员,辽宁省细胞生物学学会妇科肿瘤与肿瘤细胞学专委会主任委员,辽宁省医学会妇科肿瘤学分会第二届委员会青年委员会委员,辽宁省免疫学会女性健康与免疫分会委员,辽宁省中西医结合学会妇幼保健专业委员会委员。2015 年 5 月—2016 年 5 月于美国 MD Anderson 访学。

　　从事妇产科临床、科研和教学工作 10 余年,致力于基于精准解剖的广泛性全子宫切除术、妇科恶性肿瘤的规范诊治、妇科良恶性疾病的机器人辅助腹腔镜与传统腹腔镜微创治疗及经阴道妇科良性疾病微创治疗。熟练开展经脐单孔腹腔镜、V-NOTES 妇科微创手术。2021 年“中国妇产科网第九届手术视频大赛”初赛第一名、决赛第三名,东北地区妇科腹腔镜机器人手术视频大赛第一名。主持及参与子宫颈癌相关国家级、省市级课题 5 项,发表相关 SCI 文章 5 篇。

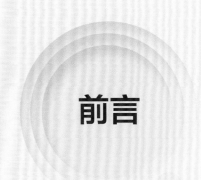

前言

"一个外科医生的手术能力是对病人道德上的承诺！"

——TE LINDE'S

手术能力的提升是每一位外科医生毕生追求的目标,也是对患者治疗效果的最大保障。子宫颈癌是严重威胁女性健康的妇科恶性肿瘤,早期子宫颈癌的初始治疗方式仍是手术为主,但由于手术解剖的复杂性和技术的高难度等原因,规范的子宫颈癌相关手术还没有得到很好的普及。

2008年Querleu-Morrow提出子宫颈癌手术的新分型方法,并在2017年进行了更新,2018年子宫颈癌FIGO分期重新修订及子宫颈癌腹腔镜手术试验研究内容发表后,关于子宫颈癌手术指征、手术途径及方式的选择发生了新的变化,美国国立综合癌症网络(NCCN,2022)指南及子宫颈癌手术治疗质量控制中国专家共识(2022)均已修订。Q-M新分型已经在国际上成为临床实践质量控制的"金标准"。

然而,Q-M分型的术式及结合中国专家共识的实践和推广目前还未得到有效普及。因此笔者团队在对各位国内外专家的学习和反复临床实践过程中初步总结了一些手术的技巧和经验,愿与各位同道分享,也期待能得到反馈和批评,以指导共同进步。

本书的编写特色:涵盖了开腹、腹腔镜、机器人等手术方法,以膜解剖理念为指导,以不同胚原单位之间的融合筋膜间隙为手术入路,充分展示了融合筋膜间隙之间的关系及重要结构的分离、切除及保护的要点,并对胚胎源性的无瘤手术原则进行了初步阐释。

关于手术步骤的描述,以连续图片(酷似动画)的形式结合文字进行解析,同时结合手术视频对每种术式的技术要点进行阐述,包括术者和助手的配合、器械的摆位、损伤的避免、无瘤原则的应用等。把复杂的手术细化为每一个可操作性的动作,一招一式均具有可模仿性和可重复性,在确保手术安全性的同时既避免了初学者对复杂手术的盲从,也增加了对初学者的可普及性和可推广性。

书中所提及的解剖概念及解剖术语均源于郎景和院士主编的《妇产科临床解剖学》及宋磊教授翻译、由日本矢吹朗彦教授编写的《新式广泛全子宫切除术》中所提及的解剖名词。但由于"原位系统解剖学"与"分离腔隙的手术解剖学"是不同的解剖学理论体系,目前国内外还没有关于这两种理论体系的权威著作可以引用,因此本书中难免有混淆及表达不清之处,也请同道和专家们在理解作者思路的同时提出宝贵意见。

在提升手术技术和追求学术的道路上,笔者团队潜心学习,查阅大量典籍时我们感受到,手术中的"困惑"以及"意外发现"的心得早已在前辈的著作中有所提及,顿感浅薄与羞愧,同时也充满了对前辈的敬畏,从而更加激励我们继续前行与探索。

成书之际,衷心感谢我们编写团队的每位成员,大家对手术技术的提升和技巧的运用有着极大的探索激情和超越传统的创新精神,每一台手术都将"无血的视野和精准的解剖"努力到极致,这也是成就本书的图谱、视频的可观赏性和可普及性的关键所在。

本书出版之际,恳切希望广大读者在阅读过程中不吝赐教,欢迎发送邮件至邮箱 renweifuer@pmph.com,或扫描封底二维码,关注"人卫妇产科学",对我们的工作予以批评指正,以期再版修订时进一步完善,更好地为大家服务。

王　军　韩世超

2022年12月

目录

《宫颈癌手术图解》配套增值内容步骤说明

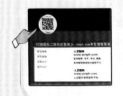

第一步

扫描封底圆形图标中的二维码或打开增值服务激活平台（jh.ipmph.com），注册并登录。

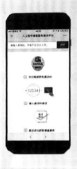

第二步

刮开涂层并输入激活码，获取数字资源阅读权限。

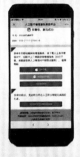

第三步

在激活页面查看使用说明，下载对应客户端或通过PC端浏览。

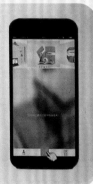

第四步

使用客户端"扫码"功能，扫描参考书中二维码即可直接浏览相应资源。

二维码资源

（以下视频需下载"人卫图书增值客户端"，扫描方法见配套增值内容步骤说明）

第一部分

子宫颈癌相关盆腹腔临床解剖辨识

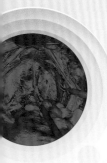

腹、盆腔血管

一、腹腔血管

（一）腹腔动脉

1. 腹主动脉

【解剖】腹主动脉在第 12 胸椎下缘前方略偏左侧,经膈的主动脉裂孔进入腹膜后隙,沿脊柱的左前方下行,至第 4 腰椎下缘水平分为左、右髂总动脉。腹主动脉全长 14~15cm,周径 2.9~3.0cm。

【临床意义】腹主动脉很少有变异,是切除腹主动脉区域淋巴结的解剖标志,临床以腹主动脉为标志打开后腹膜,向左右两侧分别显露出下腔静脉、肠系膜下动脉及两侧输尿管(图 1-1)。

2. 卵巢动脉

【解剖】起始于腰 2 水平的腹主动脉或肾动脉,朝尾侧方斜向下降,于腰 3 水平跨越输尿管,在骨盆入口处距输尿管前约 2cm 处跨越髂血管。

【临床意义】右侧卵巢动脉相对纤细,走行于下腔静脉表面,容易识别;左侧卵巢动脉相对较为粗大,大多起自腹主动脉,少部分起自左肾动脉,在进行肠系膜下动脉头侧、腹主动脉外侧区域淋巴结切除时,要注意识别自腹主动脉发出的左侧卵巢动脉,因其起自腹主动脉,血管压力较高,若误伤此动脉容易发生较为凶猛的出血,不建议双极电凝止血,采用血管夹夹闭止血效果较好(图 1-2)。

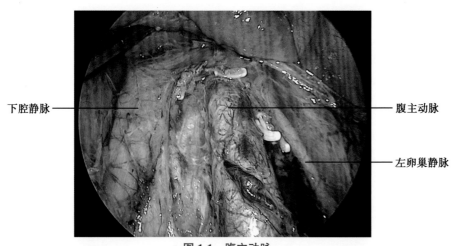

下腔静脉 —— 腹主动脉

左卵巢静脉

图 1-1 腹主动脉

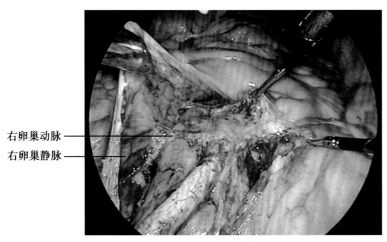

右卵巢动脉————

右卵巢静脉————

图 1-2 卵巢动脉

3. 肠系膜下动脉

【解剖】约平第 3 腰椎高度,起于腹主动脉前壁,沿腹后壁腹膜深面行向左下方,至左髂窝进入乙状结肠系膜根部内,下降进入小骨盆,移行为直肠上动脉。肠系膜下动脉自其起点至发出第一分支处的长度约 34.7mm。有三条主要分支:左结肠动脉、乙状结肠动脉、直肠上动脉,供应降结肠、乙状结肠和直肠上段的血运。

【临床意义】肠系膜下动脉是高、低位腹主动脉区域淋巴结切除的标志线。充分显露肠系膜下动脉有利于高、低位腹主动脉区域淋巴结的显露与切除,不建议裸化肠系膜下动脉,尤其是其根部,肠系膜下动脉是呈锐角自腹主动脉表面发出,若根部裸化明显,在切除淋巴结过程中,因反复牵拉肠系膜下动脉,有可能发生肠系膜下动脉自根部撕脱,发生难以迅速控制的出血(图 1-3)。

4. 髂总动脉

【解剖】左、右各一,是腹主动脉的两大终末支,左侧较右侧稍长稍细,上腹下丛、输尿管经过髂总动脉前方,行至小骨盆缘分为髂外动脉和髂内动脉。

【临床意义】在行盆腔淋巴结切除术,当打开髂总动脉表面腹膜时,因输尿管多为跨越髂总动脉进入盆腔,因此需要在直视输尿管前提下打开腹膜显露髂总动脉,避免损伤输尿管。左侧髂总动脉表面多有乙状结肠及其系膜覆盖,需将乙状结肠内侧系膜打开,将肠系膜下动脉、输尿管、乙状结肠充分外推后,即可显露左髂总动脉(图 1-4)。

5. 骶正中动脉

【解剖】骶正中动脉起自腹主动脉末端背侧,比较细小。发出后,在第 4、5 腰椎体、骶骨和尾骨前面下降,最后终于尾骨体。其前方有左髂总静脉、骶前神经等经过。

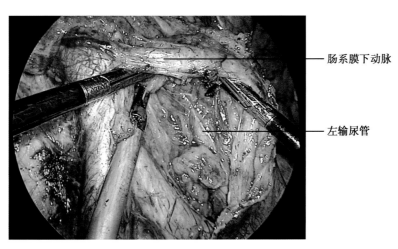

————肠系膜下动脉

————左输尿管

图 1-3 肠系膜下动脉

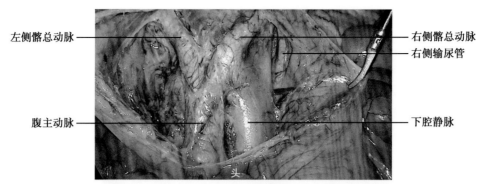

左侧髂总动脉 —— 右侧髂总动脉
右侧输尿管
腹主动脉 —— 下腔静脉

图 1-4　髂总动脉

【临床意义】腹主动脉末端背侧发出,不易暴露。

6. 腰动脉

【解剖】通常为 4 对,由腹主动脉背侧发出,向外侧横行,分别经第 1~4 腰椎体中部的前方或侧方,多与腰静脉伴行。

【临床意义】切除腹主动脉左侧区域淋巴结时可见到腰动脉,因其多为紧贴腰椎前方走行,因此切除该区域淋巴结时,避免紧贴腰椎前方,以防发生难以控制的出血(图 1-5)。

(二)腹腔静脉

1. 下腔静脉

【解剖】下腔静脉收集下肢、盆部和腹部的静脉血。下腔静脉由左、右髂总静脉汇合而成,汇合部位多在第 5 腰椎水平,少数平第 4 腰椎。下腔静脉位于脊柱的右前方,沿腹主动脉的右侧上行,经肝的腔静脉沟、穿膈的腔静脉孔,开口于右心房。

【临床意义】下腔静脉可有解剖变异,偶有位于腹主动脉左侧,术前妇科医生自行充分阅片尤为重要。下腔静脉表面可有多条与淋巴脂肪组织相交通的小穿支静脉,是腔静脉表面淋巴结切除的危险区域,此部位操作需要十分小心,一旦发生

穿支血管自根部撕脱,则需要采用 4-0 或 5-0 的血管缝合线缝合止血,缝合时需垂直血管纵轴方向,避免用力牵拉造成二次灾难性损伤(图 1-6)。

2. 左肾静脉

【解剖】起自肾门,在同名动脉前方横向内侧注入下腔静脉,左侧肾静脉长于右侧,跨越腹主动脉腹侧,汇入下腔静脉,并接受左肾上腺静脉和左卵巢静脉。

【临床意义】左肾静脉是高位腹主动脉区域淋巴结切除的解剖标志。高位腹主动脉区域淋巴结切除时可见左肾静脉表面走行多条粗大的淋巴管,为了避免术后发生乳糜漏,建议将这些粗大淋巴管予以丝线结扎或血管夹夹闭。无论是开腹还是腹腔镜下解剖左侧肾静脉,由于其周围解剖结构较复杂,术中一定要充分谨慎,不可盲目操作。注意左肾静脉偶可见走行于腹主动脉背侧,因此术前妇科医生自行充分阅片尤为重要(图 1-7)。

3. 腰静脉

【解剖】通常为 4 对,收集腰部组织的静脉血,汇入下腔静脉。左侧腰静脉走行于腹主动脉的背侧。腰静脉与椎外静脉丛有吻合,并借之与椎内静脉丛相通。

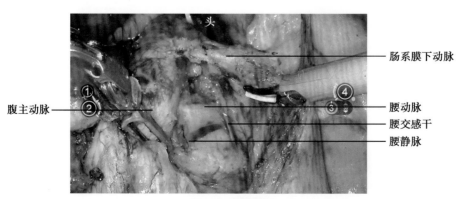

头
肠系膜下动脉
腹主动脉 —— ① ② ④ ⑤ —— 腰动脉
腰交感干
腰静脉

图 1-5　腰动脉

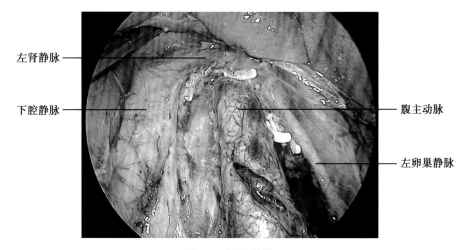

图 1-6　下腔静脉

左肾静脉
下腔静脉
腹主动脉
左卵巢静脉

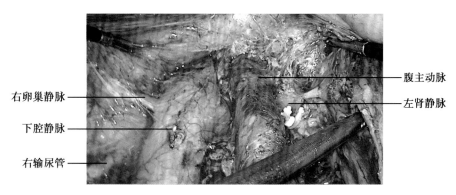

图 1-7　左肾静脉

右卵巢静脉
下腔静脉
右输尿管
腹主动脉
左肾静脉

【临床意义】切除腹主动脉左侧区域淋巴结时可见到腰静脉，因其多为紧贴腰椎前方走行，因此切除该区域淋巴结时，避免紧贴腰椎前方，以防发生难以控制的出血。

4. 腰升静脉

【解剖】各腰静脉之间纵行的交通支称为腰升静脉，位于腰大肌与腰椎横突之间，经腰椎横突前方，穿膈角后入纵隔。两侧的腰升静脉向下与髂腰静脉、髂总静脉及髂内静脉相连，向上与肾静脉和肋下静脉相通。两侧的腰升静脉分别经左、右膈角入后纵隔，左侧者移行为半奇静脉，右侧者移行为奇静脉，最后汇入上腔静脉。因此，腰升静脉也是沟通上、下腔静脉系统间的侧支循环途径之一。

【临床意义】在高位腹主动脉区域淋巴结切除时，尤其是左肾静脉下缘区域淋巴结切除，注意该静脉的显露，避免发生误损伤（图 1-8）。

5. 卵巢静脉

【解剖】两侧卵巢静脉自盆侧壁上行，与同名动脉伴行，右侧者斜行汇入下腔静脉，左侧者几乎垂直上升汇入左肾静脉。

【临床意义】右侧卵巢静脉回流至下腔静脉，左侧卵巢静脉回流至左肾静脉（图 1-9）。

6. 肠系膜下静脉

【解剖】起自痔上静脉，在腹壁后向上走行，收集许多分支，尤其是结肠左静脉。

【临床意义】不与肠系膜下动脉伴行，在打开后腹膜显露腹主动脉及上推十二指肠时，避免损伤该血管（图 1-10）。

7. 髂总静脉

【解剖】髂总静脉是由髂外静脉和髂内静脉在骶髂关节前方组成，各向内上方斜行，在第 5 腰椎处汇合成下腔静脉。

【临床意义】有一些淋巴脂肪组织内的小静脉直接汇入髂总静脉，当切除髂总静脉表面的淋巴组织时，切不可钝力撕拉，否则会损伤髂总静脉壁，引起大出血，左侧髂总静脉多为斜跨腰椎表面，因此该区域淋巴结切除务必小心，一旦发生血管损伤，缝合极为困难（图 1-11）。

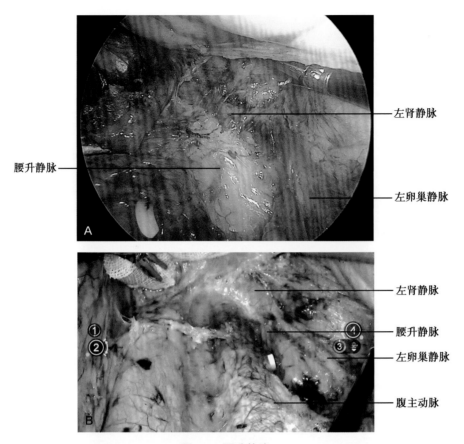

腰升静脉

左肾静脉

左卵巢静脉

A

左肾静脉

腰升静脉

左卵巢静脉

腹主动脉

B

图 1-8 腰升静脉

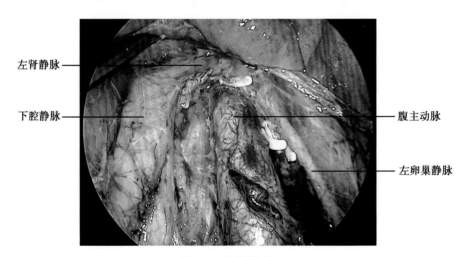

左肾静脉

下腔静脉

腹主动脉

左卵巢静脉

图 1-9 卵巢静脉

8. 骶正中静脉

【解剖】骶正中静脉大多有 2 条,与同名动脉伴行上升,跨越左髂总静脉后方,在骶骨岬前面降入骨盆紧贴骨盆前面,血管壁薄,很多无静脉瓣。

【临床意义】此静脉是切除骶前淋巴结需要暴露出的血管,需注意避免损伤(见图 1-11)。

二、盆腔血管

(一) 盆腔动脉

1. 髂外动脉

【解剖】髂外动脉起自髂总动脉的分叉处,沿

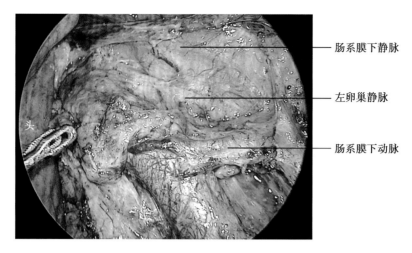

图 1-10　肠系膜下静脉

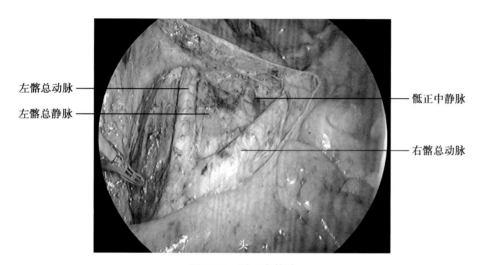

图 1-11　骶正中静脉

腰大肌内侧缘下降,经腹股沟韧带(内、中 1/3 交界处)后方至股前部,移行为股动脉,长约 100~115mm。左髂外动、静脉的腹侧为乙状结肠,右髂外动脉的起端有输尿管经过,髂外动脉在腹股沟韧带上方发出腹壁下动脉,经腹环内侧进入腹直肌鞘,并与腹壁上动脉吻合,营养腹直肌。在腹股沟韧带的后方分出旋髂深动脉。

【临床意义】髂外动脉是下肢单一的动脉供血血管,应避免发生损伤,一旦发生损伤务必寻找有经验的医生处理;避免缝合后血管狭窄,导致下肢供血不良,必要时可采用髂内动脉代替吻合或人工血管置换;一定要保证髂外动脉血流通畅,否则会出现下肢血供障碍、坏死;可通过检查足背动脉搏动来判断髂外动脉是否通畅,来判断髂外动脉损伤后吻合是否成功(图 1-12)。

2. 髂内动脉

【解剖】起于髂总动脉分叉,平骶髂关节前方下行,其远侧段闭锁并延续为脐侧韧带。髂内动脉分支复杂,按血液供应范围一般分为脏支(包括脐动脉、膀胱上动脉、子宫动脉、直肠下动脉、阴部内动脉和阴道动脉)、壁支(包括髂腰动脉及骶外侧动脉)、下肢及会阴分支(包括臀上动脉、臀下动脉、闭孔动脉)。

【临床意义】髂内动脉及前干的分支脐动脉是盆腔淋巴结切除术需要首先游离的重要解剖结构之一(见图 1-12)。

(1)前干

1)子宫动脉

【解剖】在腹膜后沿盆侧壁向下向前走行,经阔韧带基底部,子宫旁组织到达子宫外侧,距子宫颈(内口水平)约 2cm 处横跨输尿管到达子

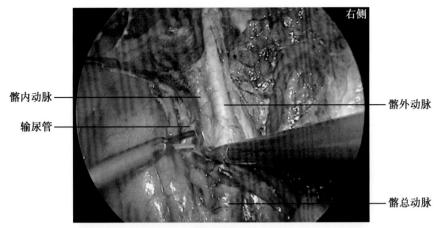

右侧

髂内动脉 —

输尿管 —

— 髂外动脉

— 髂总动脉

图 1-12 髂外动脉、髂内动脉

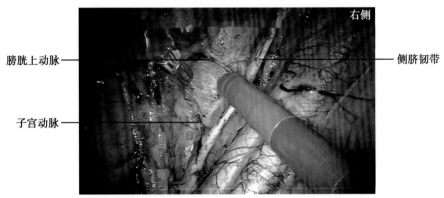

右侧

膀胱上动脉 —

子宫动脉 —

— 侧脐韧带

图 1-13 膀胱上动脉

宫侧缘(图 1-14)。主干分为宫底支(分布于子宫底部)、卵巢支(与卵巢动脉末梢吻合)和输卵管支(分布于输卵管)。在宫颈内口水平,子宫动脉分出一些侧支,供应膀胱、阴道上部、宫颈,包括膀胱支(图 1-15)、输尿管支(图 1-16)和子宫颈阴道支、子宫颈支。膀胱支细长,起始于输尿管交叉前,在主韧带子宫颈段内,沿终末段的输尿管侧缘延伸至膀胱底和阴道侧穹窿。输尿管支起始于输尿管交叉处,沿输尿管壁行走。

【临床意义】子宫动脉在广泛子宫切除术中尤为重要。子宫动脉是显露侧方宫旁的重要解剖标志,以子宫动脉为界游离出头侧拉氏直肠侧间隙与尾侧膀胱侧间隙,即可充分显露出侧方宫旁组织。子宫动脉膀胱支在临床中虽不常被提及,但通过手术对其解剖发现,在游离输尿管过程中,输尿管隧道入口位于子宫动脉膀胱支背内侧,在输尿管隧道入口显露上具有解剖标志意义。

2)膀胱上动脉:起自脐动脉,向内下方走行,分布/供应于膀胱上部及中部(图 1-13)。

3)膀胱下动脉:起自髂内动脉前干,走行于闭孔动脉的后下方,继而转向内侧,分布于膀胱底、输尿管盆部下段等。

4)脐动脉:是髂内动脉前干的远端闭合形成的侧脐韧带,也称脐动脉。

5)闭孔动脉

【解剖】为髂内动脉分支,紧贴盆壁向前朝闭孔方向走行,经闭膜管出盆腔至股内侧部,其分支营养附近肌肉及髋关节。也可起始于阴部内动脉、腹壁下动脉、臀动脉或髂外动脉。闭孔动脉穿越闭膜管前发出耻骨支,与腹壁下动脉分支(闭孔支)吻合,有时该吻合支比较粗大,成为异常的闭孔动脉。闭孔静脉为髂内静脉属支,伴随闭孔动脉走行。

【临床意义】闭孔动脉是髂内动脉外侧分支,多为向背侧紧贴盆壁于闭孔神经背侧走行,因此,游离髂内动脉及脐动脉时贴着两者外侧游离更加安全,不易发生闭孔动脉损伤。术中如果闭孔血管影响淋巴结切除或淋巴结明显肿大时,可切断闭孔动静脉而不必刻意保留(图 1-17)。

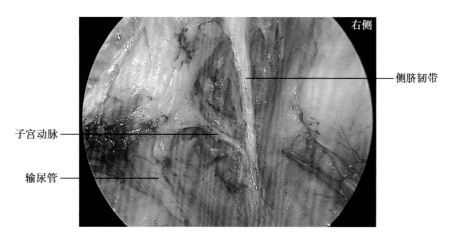

图 1-14　子宫动脉

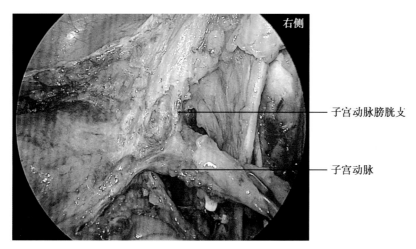

图 1-15　子宫动脉膀胱支

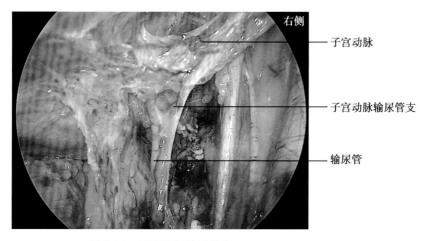

图 1-16　子宫动脉输尿管支

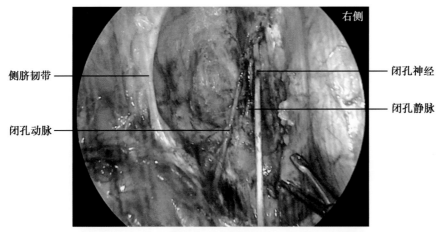

右侧

侧脐韧带

闭孔动脉

闭孔神经

闭孔静脉

图 1-17 闭孔动脉

6) 副闭孔动脉

【解剖】凡直接或间接起自髂外动脉或股动脉者,均为副闭孔动脉。超过 50% 的副闭孔动脉经股环外侧至闭膜管出骨盆,少数经股环内侧或股环中间出骨盆。

7) 直肠下动脉:多数起自髂内动脉,少数可起于阴部内动脉,经直肠侧韧带,分支至直肠下部。

8) 阴部内动脉:为髂内动脉的终末支,穿越梨状肌下孔,位于坐骨棘的后方,内侧伴行有阴部神经、直肠上神经和臀下血管,外侧是坐骨神经、臀下神经、闭孔内肌神经和股方肌神经。阴部内动脉绕过坐骨棘后进入坐骨直肠侧窝,穿过阴部管,在坐骨耻骨支的内侧面进入会阴深间隙。在会阴横韧带水平,分出 2 个分支:阴蒂深动脉和阴蒂背动脉。阴蒂深动脉穿入海绵体根部,并进入海绵体中心。阴蒂背动脉经会阴横韧带下方,穿越阴蒂悬韧带,并经过阴蒂背部,发出膀胱前分支、耻骨联合后分支、耻骨联合前分支和皮肤分支。

9) 臀下动脉:为髂内动脉前干的分支,较粗大,由梨状肌下孔穿出后,供给臀下部及股后部上份的组织。

(2) 后干:内径约 8mm,随年龄增长而增粗,其发出髂腰动脉、骶外侧上动脉、骶外侧下动脉、臀上动脉。髂腰动脉沿髂腰陷窝上升,与第 5 腰动脉和旋髂深动脉吻合。骶外侧上动脉穿入盆腔骶 1 骶椎孔。骶外侧下动脉发出分支至盆腔 S_2、S_3、S_4 骶椎孔。臀上动脉穿越梨状肌上孔,分布于臀部。

(二) 盆腔静脉

1. 髂外静脉

【解剖】髂外静脉伴随髂外动脉而行,是股静脉的直接延续,其本干与属支均与同名动脉伴行。左髂外静脉全程行经动脉的内侧,右髂外静脉开始经动脉的内侧,向上逐渐转向动脉的后方。髂外静脉行经中有子宫圆韧带和卵巢血管跨过。其属支有腹壁静脉、旋髂深静脉和耻骨静脉。

【临床意义】是下肢回流入盆腔的单一静脉,一旦发生损伤务必寻找有经验的医生精确修复,避免缝合后血管狭窄、迂曲,导致下肢静脉回流不良,发生下肢水肿、静脉血栓等并发症。

多数情况下可用 4-0/5-0 血管缝合线缝合修补。另外,在手术过程中,注意避免钳夹静脉,损伤静脉壁的内膜而造成术后的血栓形成(图 1-18)。

2. 髂内静脉

【解剖】髂内静脉起始于坐骨大孔的上部,与同名动脉后内侧上行,至骶髂关节前方与髂外静脉汇合。静脉比动脉更紧贴于盆壁,被动脉所覆盖,故动脉多位于静脉的内侧及其前上方。髂内静脉比髂内动脉变异更多,走行更复杂。静脉基本与动脉伴行,但盆腔脏器周围有丰富的静脉丛。盆部静脉丛均由髂内静脉属支所构成,有阴部静脉丛、膀胱静脉丛、直肠静脉丛、子宫阴道静脉丛等。这些静脉丛位于脏器周围的疏松结缔组织中,交织成网,且管壁极薄,静脉之间有动脉穿过,呈海绵状间隙。髂内静脉及其静脉丛一般深藏于盆底,普通妇科手术不会触及这些血管,但在切除盆腔淋巴结时则会暴露该静脉及其静脉丛,由于髂内静脉属支多、分布广,一旦损伤会出现难以控制的大出血。

【临床意义】切除闭孔区域淋巴结时可显露髂内静脉的外侧,处理侧方宫旁组织时可显露髂内静脉内侧。髂内、外静脉分叉处是盆腔淋巴结切除中最易损伤的部位之一,传统手术中此分叉部位被形象地称为"虎口",提示该处淋巴结处理危险。可于髂总静脉外侧解剖该区域淋巴脂肪组织显露髂内静脉及闭孔神经(见图 1-18)。

(1)子宫浅静脉:与子宫动脉伴行(图 1-19)。

(2)子宫深静脉

【解剖】主要汇集子宫体部的静脉血,多位于侧方宫旁血管部的基底部,最后汇入髂内静脉,中间有膀胱上静脉丛汇入。在主韧带血管部和其下的索状部之间有盆内脏神经的分支经过,汇入下腹下神经丛。

【临床意义】子宫深静脉是 QM-C 型广泛性子宫切除术中侧方宫旁的重要解剖标志。其尾侧为盆腔内脏神经丛,子宫深静脉通常为多支,偶有单支,将子宫深静脉及其属支膀胱静脉丛向子宫侧游离,可显露出盆腔内脏神经丛与腹下神经丛交汇形成的神经平面"十字交叉"。处理侧方宫旁组织时,建议直接将子宫深静脉予以离断、结扎,避免手术过程中增加肿瘤细胞转移的危险性(图 1-20)。

(3)闭孔静脉

【解剖】在正常情况下,闭孔静脉通常只有一支,它回收内收肌群的血液,在长收肌与短收肌之间向上走行,穿过闭孔管,至闭孔上方,与闭孔动脉伴行,沿骨盆侧壁上行,最终汇入髂内静脉。

【临床意义】闭孔静脉无特殊重要性,切除淋巴结困难时可予以夹闭后离断。闭孔神经下方的静脉经常交织成网状,而且有时该静脉较为粗大并且呈网状交通支,在传统的开腹手术中,闭孔神经背侧曾被称为"狼窝",一旦损伤后不易止血,只能采取压迫止血。而在腹腔镜下有视觉和双极电凝的优势,此部位出血相对容易处理,个别出血"凶猛"需要缝合止血(见图 1-17)。

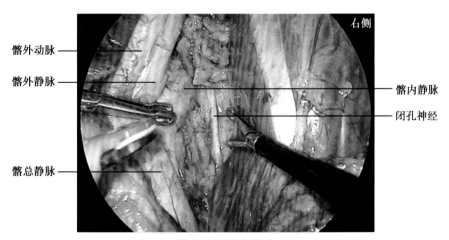

图 1-18　髂内静脉

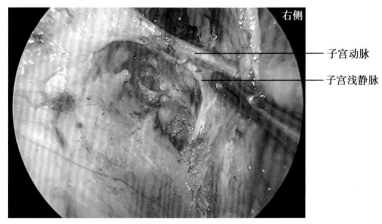

图 1-19　子宫浅静脉

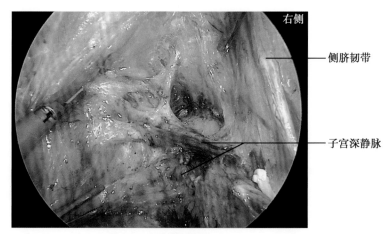

右侧

—— 侧脐韧带

—— 子宫深静脉

图 1-20 子宫深静脉

3. 副闭孔静脉

【解剖】副闭孔静脉是经闭孔穿行回流至髂外静脉的静脉属支,分布于骨盆壁。

【临床意义】副闭孔静脉是相对固定的髂外静脉属支,多没有相应的动脉伴行,一般情况下此静脉损伤后双极电凝止血即可(图 1-21)。

4. 膀胱静脉丛 在膀胱底部周围,膀胱宫颈阴道韧带中,是盆腔最大的静脉丛,收集膀胱、尿道和阴道的静脉血(图 1-22)。

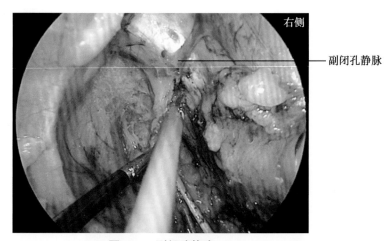

右侧

—— 副闭孔静脉

图 1-21 副闭孔静脉

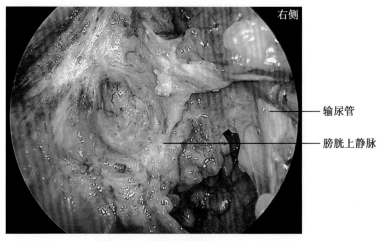

右侧

—— 输尿管

—— 膀胱上静脉

图 1-22 膀胱上静脉

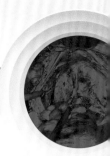

第二章

相关神经解剖

盆腹腔神经由交感神经和副交感神经组成，交感神经的分布是沿着腹主动脉及其大的分支自上而下走行，副交感神经是在盆腔自外向内行走。由于妇科恶性肿瘤的腹主动脉区域淋巴结切除术最高切除的位置是肾静脉水平，其上方的腹腔丛及肠系膜上丛不会受到损伤，与手术损伤有关的主要为腹主动脉丛以下的神经丛。

盆腔的自主神经主要包括交感神经和副交感神经，而前者主要由腹主动脉侧方的腰内脏神经发出并且向腹主动脉前方汇聚成的腹主动脉丛，这些神经沿着腹主动脉前方下行，通过髂总动脉分叉形成上腹下神经丛，随后逐渐沿着直肠两侧的子宫骶韧带外侧下行形成腹下神经丛，在相当于阴道旁与起源于 S_{2-4} 的以副交感神经为主要组成的盆腔内脏神经丛相汇合形成支配盆腔器官的下腹下神经丛，最终支配膀胱、子宫、阴道和直肠的功能。

一、腹腔神经

1. 腹主动脉丛

【解剖】由腹腔神经丛和腹腔神经节向下延续而来，并接受来自 L_1、L_2 内脏神经的纤维，该丛位于腹主动脉的两侧和前方，肠系膜上、下动脉起始部之间，部分纤维分布在下腔静脉前方，故又称为肠系膜间丛，向下延续为肠系膜下丛和下腹上丛。

【临床意义】当子宫颈癌需要行低位腹主动脉区域淋巴结切除术时，应建立保留神经的概念。腹主动脉丛属于交感神经，由粗细不同的神经编织网络状排列在腹主动脉前方，在腹腔镜下非常容易辨认。需切除腹主动脉的左侧、前方及右侧分布的淋巴结，而腹主动脉丛与这些淋巴结交织在一起，所以容易损伤腹主动脉丛，但是腹主动脉丛是网状结构，小心处理，避免出血的情况下，可以保留部分神经丛（图 2-1）。

2. 腰交感干

【解剖】由 3~5 对神经节及其节间支构成，位于腰椎体的前外侧，腰大肌的内侧和前方，表面被深筋膜覆盖，上方连于胸交感干，下方在髂血管后方跨过骨盆入口延续为骶交感干。左、右腰交感干之间有横向的交通支。右侧腰交感干在下腔静脉、腰淋巴和右侧输尿管后方，被下腔静脉遮盖。左侧腰交感干与腹主动脉左缘毗邻，常被腹主动脉和左侧腰淋巴结掩盖。左、右腰交感干在腰动脉和腰静脉的前方下行，其外侧有生殖股神经走行。

【临床意义】行左侧腹主动脉区域淋巴结切除术时，可能会损伤到腰交感干神经节。若发生损伤出现同侧下肢的皮肤变得温暖、红润和干燥，而患者主诉多为对侧下肢皮温变低（图 2-2）。

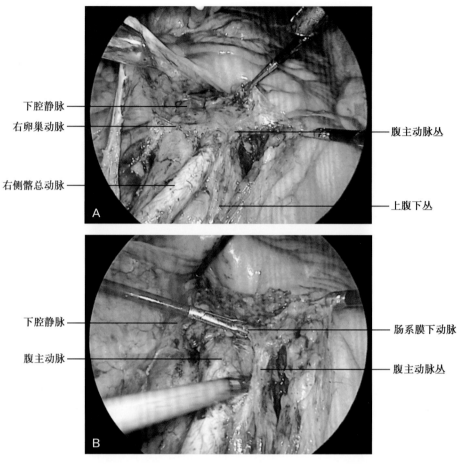

下腔静脉

右卵巢动脉

右侧髂总动脉

腹主动脉丛

上腹下丛

A

下腔静脉

腹主动脉

肠系膜下动脉

腹主动脉丛

B

图 2-1　腹主动脉丛

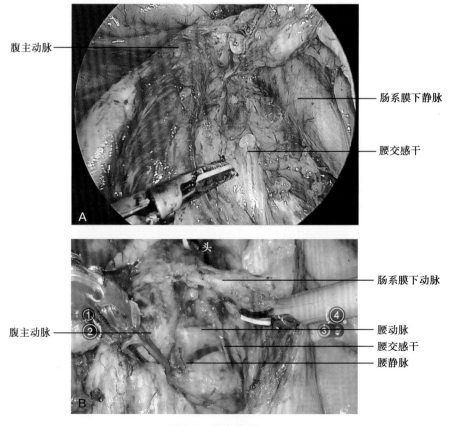

腹主动脉

肠系膜下静脉

腰交感干

A

头

肠系膜下动脉

腹主动脉

腰动脉

腰交感干

腰静脉

B

图 2-2　腰交感干

3. 上腹下丛

【解剖】腹主动脉丛的直接延续,由于位于骶骨岬前方,常被称为骶前神经丛或骶前神经。上腹下丛多分布于腹主动脉分叉、两侧髂总动脉与骶岬之间的三角区内,呈不规则网状紧贴于腹膜壁层,在骶岬水平或骶岬下方水平分为左右两支腹下神经。上腹下丛的主要成分为交感神经纤维,来源于腹主动脉丛、肠系膜下丛及 L_3、L_4 交感神经节的内脏神经,并分为左、右腹下神经下降至左、右盆丛,另有小分支至输尿管丛、卵巢丛和髂总血管丛(图 2-3)。

二、盆腔神经

1. 生殖股神经

【解剖】由第 1 腰神经前支部分纤维和第 2 腰神经前支大部分纤维组成。在腰大肌的前方下行,在髂总动脉外侧分为股支与生殖支,前者支配大腿内 1/3 的皮肤感觉,后者与子宫圆韧带伴行,

穿过腹股沟管,分支至大阴唇。

【临床意义】盆腔淋巴结切除时,尽量保留该神经,避免大腿内侧皮肤感觉功能障碍。部分患者其神经痛表现为腹股沟区烧灼痛,并放射到外阴和大腿内上方。且个别患者在行走和大腿过度伸展时疼痛加剧,多在数月后逐渐恢复(图 2-4)。

2. 闭孔神经

【解剖】由第 2~4 腰神经前支组成。在腰大肌内侧缘、髂总动脉后侧穿入小骨盆,在髂内血管和输尿管的外侧,于闭孔血管上方穿行,经过闭膜管到达股部,支配股部收缩肌群及股内侧 2/3 的皮肤感觉。当该神经损伤后,大腿内收肌群瘫痪,两下肢交叉有困难,大腿外旋无力。损伤后必须及时吻合修复。

【临床意义】闭孔神经位于闭孔间隙内,切除闭孔淋巴结过程中应避免损伤。闭孔神经损伤的临床表现:①大腿内侧下 1/3 皮肤感觉缺失;②患侧下肢内收肌麻痹萎缩,内收无力。有研究统计,70% 闭孔神经为无功能(图 2-5)。

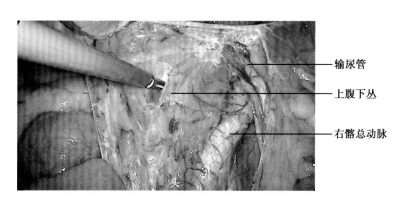

右髂总动脉

输尿管
上腹下丛
右髂总动脉

图 2-3　上腹下丛

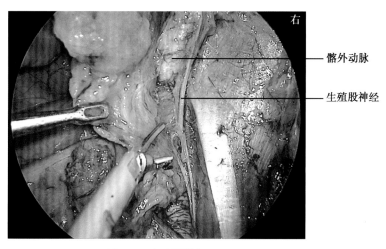

髂外动脉
生殖股神经

图 2-4　生殖股神经

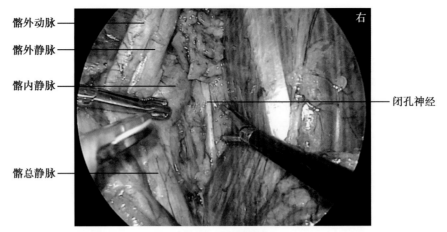

髂外动脉

髂外静脉

髂内静脉

髂总静脉

闭孔神经

右

图 2-5 闭孔神经

3. 副闭孔神经

【解剖】出现率为 3.44%,国外有人报道为 29%,多见于高位型腰丛。副闭孔神经很小,多数由第 3、4 腰神经前支的腹侧支组成,少数发自闭孔神经或股神经,也可能起自第 5 腰神经前支,沿腰大肌下行,邻近闭孔神经,跨过耻骨上支,在耻骨肌深面分为 3 支。在极个别的病例,副闭孔神经穿过闭孔窝底的血管,然后吻合于闭孔神经。

【临床意义】临床上偶有将腰骶干误认为副闭孔神经。闭孔神经、副闭孔神经与腰骶干可以通过髂腰静脉的解剖位置进行辨识,闭孔神经与副闭孔神经位于髂腰静脉的腹侧,腰骶干位于髂腰静脉的背侧(见图 2-6)。

4. 腰骶干

【解剖】由腰 4 神经前支小部及腰 5 神经前支全部,位于腰大肌背内侧,贴近骶翼,走行于髂总血管背侧、闭孔神经内侧,二者间隔以髂腰静脉,即髂腰静脉走行于闭孔神经和腰骶干之间。

【临床意义】腰骶干是切除髂总深淋巴结需要显露的重要解剖结构,此区域在电凝止血时,往往只注意保护熟悉的闭孔神经,而容易忽略深处的腰骶干神经。如腰骶干出现损伤,症状较闭孔神经损伤严重。主要表现为下肢行走障碍,晚期出现跛行,小腿肌肉萎缩,足趾不能背屈等症状(图 2-6)。

5. 腹下神经束(hypogastric nerves,HN)

【解剖】上腹下丛尾端在骶岬水平或骶岬下方向下分为左、右腹下神经束,双侧对称。腹下神经在腹膜外结缔组织中下降进入盆腔,走行在髂内动脉的内侧、直肠壶腹两侧。腹下神经束的分支和盆腔内脏神经共同组成盆丛。

【临床意义】腹下神经束主要是交感神经,管理储尿功能。该束神经行走在输尿管系膜背侧,之后紧贴直肠系膜下行。打开冈林直肠侧间隙,可以看到腹下神经束在宫骶韧带外侧,走行于输尿管下方,到达子宫动脉水平与盆腔内脏神经丛

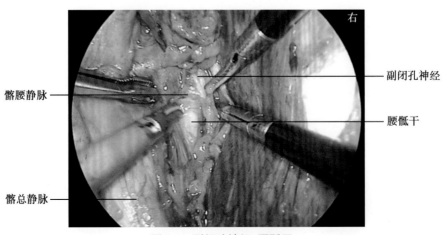

髂腰静脉

髂总静脉

副闭孔神经

腰骶干

右

图 2-6 副闭孔神经、腰骶干

汇合,形成盆丛(图 2-7)。

6. 盆腔内脏神经丛(plevic splanchnic nerves)

【解剖】盆腔内脏神经由 $S_2 \sim S_4$ 骶神经的前支自骶前孔发出,盆腔内脏神经的分支在下腹上丛内上升,发出内脏运动纤维支配乙状结肠、降结肠、结肠左曲和末端横结肠。也有研究指出,盆腔内脏神经自骶前孔发出后分支呈扇形穿过骶前筋膜,向前走行于盆腔、壁筋膜之间,穿过盆腔筋膜壁层后向侧前方走行,在盆腔前侧壁与腹下神经汇合形成盆丛,行程 25~30mm,其起始段位于髂内血管外侧,中末端则走行于髂内血管的内侧。

【临床意义】盆腔内脏神经丛位于子宫深静脉尾侧,QM-C1 型手术需保留该神经,因此子宫深静脉的处理需精细化,避免出血影响术野,不利于神经的辨识。此区域操作及血管的离断注意避免高能量器械的使用,建议应用血管夹。

7. 下腹下丛

【解剖】下腹下丛又称盆丛(pelvic plexus,PP),

该丛在腹膜外结缔组织中,为大而致密的自主神经丛。在女性,盆丛位于直肠、子宫颈和阴道穹窿的外侧,膀胱的后方,延伸入子宫阔韧带底部。其外侧是髂内血管及其分支、肛提肌、尾骨肌和闭孔内肌,后方是骶尾神经丛,前上方是膀胱上动脉和闭锁的脐动脉。因盆腔动静脉分支穿过盆丛达盆腔脏器,使其神经丛的纤维密集程度不一,或称之为不规则的网状结构。由该丛发出的神经纤维,沿髂内动脉的分支和髂内静脉属支伴行,形成次级神经丛,发出输尿管丛(支)、子宫阴道丛(支)、膀胱丛(支)及直肠下丛(支)等,随相应血管分布于输尿管、子宫体、子宫颈、阴道、阴蒂、膀胱及直肠等,直接或间接支配各脏器的功能。

【临床意义】盆丛(图 2-8、图 2-9)是由腹下神经束与盆腔内脏神经丛交汇形成"十字交叉"神经丛(图 2-10),位于阴道旁结缔组织腹外侧。与 QM-C1 型 RH 手术密切相关的膀胱丛和直肠

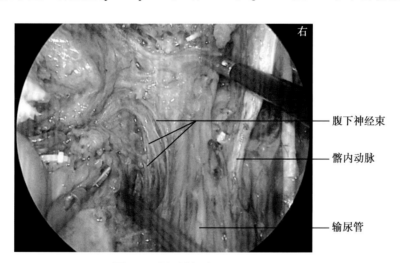

右

腹下神经束

髂内动脉

输尿管

图 2-7　腹下神经束

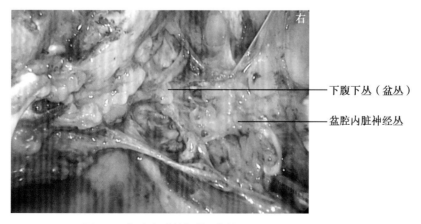

右

下腹下丛(盆丛)

盆腔内脏神经丛

图 2-8　盆腔内脏神经丛、盆丛

丛走行如下：①膀胱丛位于膀胱两侧，来自盆丛，并有 S_3、S_4 的副交感神经纤维分布至此丛内；膀胱壁及内括约肌接受交感和副交感神经的双重支配；副交感神经传出冲动引起膀胱逼尿肌收缩和尿道括约肌松弛，支配排尿功能；交感神经传出纤维对膀胱的主要作用是维持膀胱充盈感，同时使内括约肌的肌紧张性加强，有阻止排尿的功能。②直肠丛来自盆丛的上部，沿直肠下动脉伴至直肠，并有纤维与直肠上丛相连接，纤维向下分布于肛门内括约肌。直肠与肛管的神经支配来自直肠上丛、直肠下丛及肛神经，交感神经的传出纤维使直肠舒张、肛门内括约肌收缩，副交感神经传出纤维使直肠收缩及肛门内括约肌舒张。保留盆腔自主神经的手术，就是辨认出盆腔内脏神经及其子宫支、膀胱支，切断子宫支保留膀胱支，把"十字交叉"变"T 字交叉"（图 2-11）。

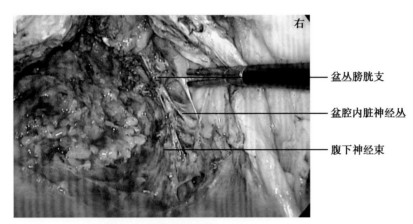

图 2-9　盆腔内脏神经

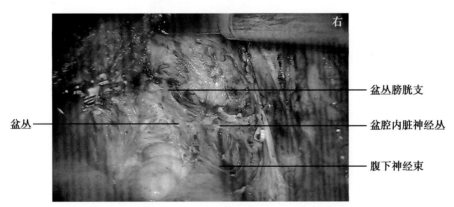

图 2-10　"十字交叉"

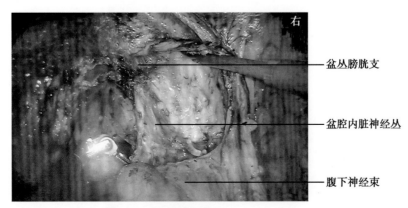

图 2-11　"T 字交叉"

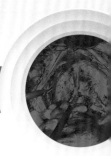

第三章

相关淋巴解剖

一、腹主动脉区域淋巴结

1. 腹主动脉外侧淋巴结

【解剖】沿腹主动脉左侧排列,上达膈肌主动脉裂孔,下至腹主动脉末端与左髂总淋巴结相续。主要收集腹外侧、子宫、卵巢、输卵管等脏器的淋巴液。腹主动脉外侧淋巴结的输出淋巴管形成左腰淋巴干(图3-1、图3-2)。

2. 腹主动脉前淋巴结

【解剖】位于腹主动脉前方,主要收集腹腔及肠系膜上下淋巴液。腹主动脉前淋巴结的输出淋巴管注入腹主动脉外侧淋巴结及腹主动脉腔静脉间淋巴结(图3-3)。

3. 腹主动脉后淋巴结

【解剖】位于腹主动脉后方,第1~4腰椎的前方,主要收集腹壁深淋巴液和主动脉外侧输出的淋巴液。

4. 腹主动脉与下腔静脉间淋巴结

【解剖】位于腹主动脉与下腔静脉之间,一般在肾动脉起点平面下。主要收集子宫、卵巢、输卵管、右肾等脏器的淋巴液(图3-4)。

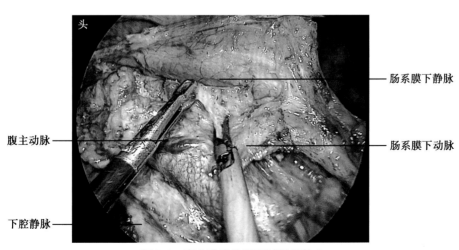

图3-1　腹主动脉外侧区域淋巴结1

腹主动脉

下腔静脉

肠系膜下静脉

肠系膜下动脉

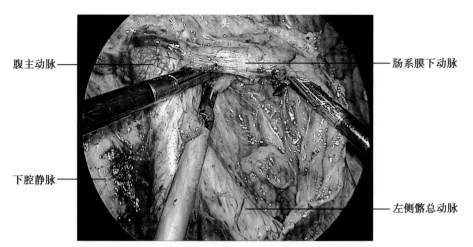

腹主动脉

下腔静脉

肠系膜下动脉

左侧髂总动脉

图 3-2　腹主动脉外侧区域淋巴结 2

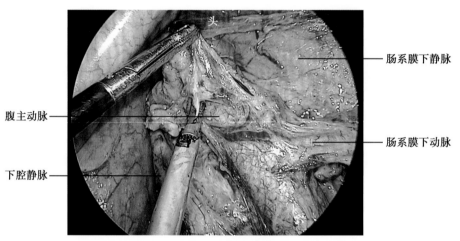

腹主动脉

下腔静脉

肠系膜下静脉

肠系膜下动脉

图 3-3　腹主动脉前区域淋巴结

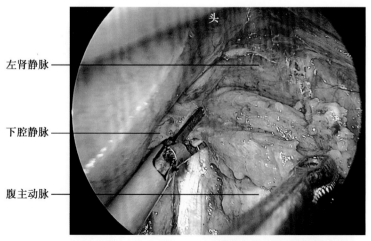

左肾静脉

下腔静脉

腹主动脉

图 3-4　腹主动脉与下腔静脉间区域淋巴结

5. 下腔静脉外侧淋巴结

【解剖】相互成链,位于下腔静脉右侧,上达膈肌,下至下腔静脉起点。主要收集右髂总淋巴结的输出液及子宫、卵巢、输卵管的淋巴液。下腔静脉外侧淋巴结输出淋巴管注入下腔静脉后淋巴结或直接注入右腰淋巴干。

6. 下腔静脉前淋巴结

【解剖】位于下腔静脉前方,右肾动脉起点下方。主要收集右肾、卵巢的淋巴液及髂总淋巴结的输出液。下腔静脉前淋巴结的输出淋巴管注入腹主动脉与下腔静脉间淋巴结及下腔静脉外侧淋巴结(图3-5、图3-6)。

7. 下腔静脉后淋巴结

【解剖】位于下腔静脉后面,上至右肾静脉水平,下达腹主动脉分叉处,主要收集右肾、卵巢的淋巴液。其输出淋巴管形成右腰淋巴干。

【临床意义】子宫颈癌手术中,如盆腔淋巴结阳性、ⅡB~Ⅳ期需行淋巴结分期手术患者,需要切除腹主动脉区域淋巴结,但是不同于卵巢癌和子宫内膜癌,通常只需切除低位腹主动脉区域淋巴结。腹主动脉区域淋巴结可分为7组,在术前影像学检查无特殊提示情况下,通常只切除下腔静脉表面、下腔静脉与腹主动脉之间、腹主动脉前方及腹主动脉左侧的区域淋巴结。其中腹主动脉左侧、肠系膜下动脉头侧区域淋巴结的切除最为困难,且该区域淋巴结相对转移率最高,为了更好地显露并完整切除该区域淋巴结,将侧腹膜向腹、外侧牵拉,可见降结肠系膜与淋巴结交接,于交接处锐性分离即可显露两者之间的间隙,沿着间隙继续向背侧分离,可逐步显露出淋巴结与肾门脂肪之间的间隙,此过程可逐渐显露出肠系膜下静脉、左侧卵巢静脉、左侧输尿管。

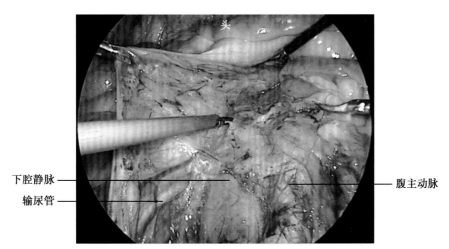

下腔静脉　　　　　　　　　　　　　　　　　　腹主动脉
输尿管

图 3-5　腔静脉前区域淋巴结 1

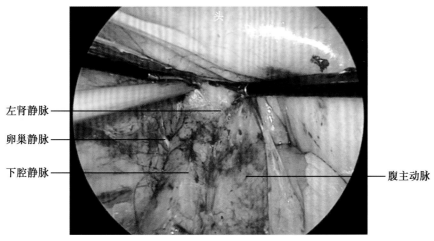

左肾静脉
卵巢静脉
下腔静脉　　　　　　　　　　　　　　　　　　腹主动脉

图 3-6　腔静脉前区域淋巴结 2

二、盆腔淋巴结

1. 髂总淋巴结

【解剖】位于髂总动静脉周围,接受髂外、髂内和骶前淋巴结输出的淋巴管。收纳来自下肢、会阴、外生殖器及盆内脏器的淋巴。

(1)内侧淋巴结:位于髂总动脉内侧或髂总静脉前方(图3-7)。

(2)外侧淋巴结:左侧者位于左髂总动脉与腰大肌之间,右侧者位于右髂总动脉的外侧、右髂总静脉的前方(图3-8、图3-9)。

(3)髂总深淋巴结:位于髂总动、静脉的背侧与髂腰肌内侧。

【临床意义】盆腔淋巴结引流中的上宫颈旁路之一为淋巴管跨越髂内动脉,走行于闭孔区域,继续向头侧穿行至髂内外静脉分叉背侧,达髂总深淋巴结区域。因此彻底切除该区域淋巴结显得尤为重要。该区域解剖复杂,淋巴切除务必谨慎,避免造成闭孔神经、腰骶干、髂总静脉、髂内外静脉等重要解剖结构的损伤(图3-10)。

2. 骶前淋巴结

【解剖】骶前淋巴结位于骶骨前方,多沿骶正中动脉排列,上方不超越骶骨岬。骶前淋巴结接收子宫颈、子宫体下部,阴道上部和直肠肛管黏膜、盆后壁之集合淋巴引流,注入主动脉下淋巴结。主动脉下淋巴结的输出淋巴管注入主动脉前或主动脉旁淋巴结。

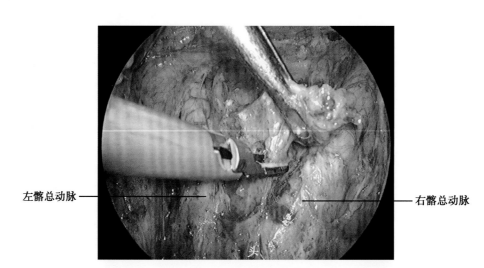

左髂总动脉 ——　　　　　　　　　　　—— 右髂总动脉

头

图 3-7 髂总内侧区域淋巴结

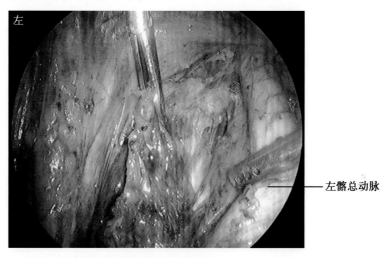

左

—— 左髂总动脉

图 3-8 髂总外侧区域淋巴结(左)

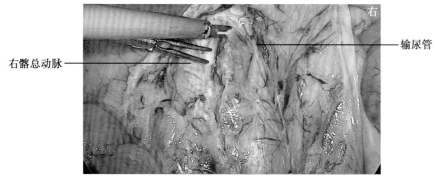

图 3-9 髂总外侧区域淋巴结(右)

右髂总动脉

输尿管

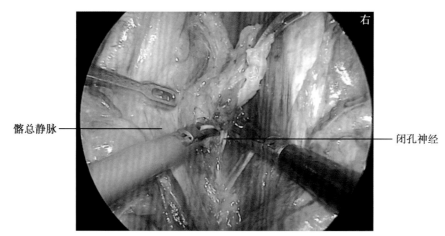

图 3-10 髂总深区域淋巴结

髂总静脉

闭孔神经

【临床意义】有部分学者认为左右髂总动脉之间的区域淋巴结为骶前淋巴结,严格意义上讲应归属于腹主动脉区域淋巴结。如按此处解剖学定义骶前淋巴结,宫颈癌手术应不涉及此区域淋巴结(图 3-11)。

3. 髂外淋巴结

【解剖】沿髂外动静脉排列,可分为外侧群、中间群、内侧群及后群。引流脐以下腹前壁、膀胱、子宫颈、子宫体下部和阴道上部等处的淋巴,并收纳腹股沟浅、深淋巴结的输出淋巴管(下肢、会阴、肛门及外生殖器的淋巴),其输出淋巴管注入髂总淋巴结及髂间淋巴结。(图 3-12)。

4. 髂内淋巴结

【解剖】沿髂内动脉及其分支排列。主要收

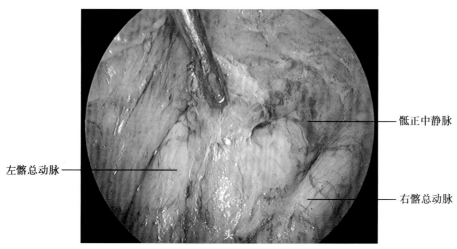

图 3-11 骶前区域淋巴结

左髂总动脉

骶正中静脉

右髂总动脉

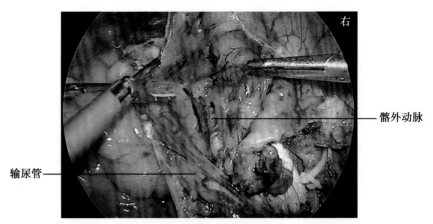

图 3-12 髂外区域淋巴结

纳盆内脏器、会阴及臀部等处的淋巴。包括两组：臀组和骶组。臀组淋巴结汇集直肠、会阴深部区域和臀区淋巴结。骶组淋巴结沿着骶外侧动脉分布，靠近骶骨第 2 和第 3 孔的腹侧，邻近骶丛神经。汇集直肠和子宫颈的淋巴。其中包括子宫旁淋巴结，位于子宫颈的两侧，子宫动脉和输尿管交叉附近，接收子宫颈、子宫体下部的淋巴管，注入髂间淋巴结。

【临床意义】通常盆腔淋巴结切除只切除髂内血管外侧区域淋巴结，而髂内血管内侧区域淋巴结属于淋巴回流的下宫颈旁路引流区域，在QM-C 型及 QM-B2 型手术中，该区域淋巴结需整块或单独切除（图 3-13）。

5. **闭孔淋巴结**

【解剖】沿闭孔动脉分布，多排列于闭孔神经的周围。主要收纳膀胱、输尿管、子宫及阴道的淋巴，注入髂内外淋巴结和髂间淋巴结。是子宫颈癌最常见的转移淋巴结。

【临床意义】它是子宫颈癌最常见的转移淋巴结，也是最常见的前哨淋巴结（sentinel lymph node，SLN）。该区淋巴结切除过程中注意保护闭孔神经（图 3-14）。

6. **腹股沟深淋巴结**

【解剖】位于股管内、股静脉内侧，收集来自子宫体部的淋巴结，经子宫圆韧带及腹股沟浅淋巴结，其输出淋巴管注入髂外及闭孔淋巴结。

【临床意义】如按此处解剖学定义该淋巴结，宫颈癌手术应不涉及此区域淋巴结（图 3-15）。

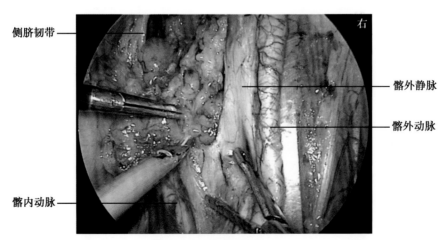

图 3-13 髂内区域淋巴结

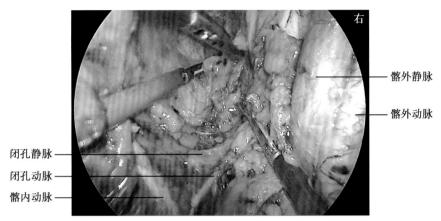

图 3-14 闭孔区域淋巴结

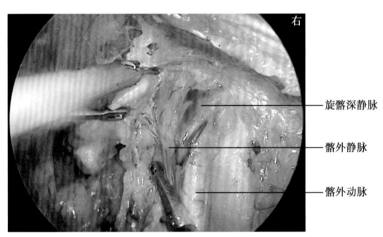

图 3-15 腹股沟深区域淋巴结

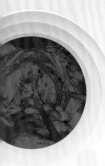

第四章

盆腔血管区域间隙

一、侧腹膜后间隙

【临床意义】该间隙是盆腔淋巴结切除、输尿管显露、骨盆漏斗韧带处理、侧方宫旁组织显露及处理的最佳安全途径。将骨盆漏斗韧带向内侧牵拉,圆韧带向尾侧、腹侧提拉,于髂外动脉与腰大肌间打开侧腹膜即可显露该间隙,逐步锐性分离该间隙,即可显露出骨盆漏斗韧带、输尿管,此时就可以安全地于髂血管表面离断骨盆漏斗韧带,继续沿着该间隙向背侧、尾侧分离可逐步显露出髂内动脉、侧脐韧带,为后续闭孔间隙的显露、侧方宫旁的显露与处理奠定基础(图 4-1)。

二、髂腰肌与髂外血管间隙

【临床意义】该间隙的建立主要是为了显露出髂外动静脉外侧区域淋巴结及髂总血管深部淋巴结。通过将髂总静脉的游离逐步显露出髂内静脉和髂腰静脉,以及该区域的闭孔神经盆段起始部、副闭孔神经、腰骶干等重要解剖结构,在充分显露这些重要解剖结构后将髂总深淋巴结逐步向尾侧游离,最后可以将该区域淋巴结安全地移至髂内外静脉分叉内侧,可以大大降低直接于髂内外静脉分叉内侧处理淋巴结时带来的血管、神经损伤风险(图 4-2)。

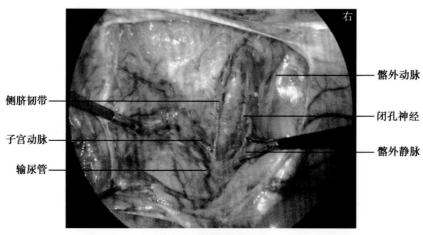

侧脐韧带 —

子宫动脉 —

输尿管 —

— 髂外动脉

— 闭孔神经

— 髂外静脉

右

图 4-1　侧腹膜后间隙

三、闭孔间隙

【临床意义】闭孔间隙主要是显露出闭孔神经、闭孔血管,利于该区域淋巴结切除,避免该区域淋巴结切除时发生不必要的出血及神经损伤。

在临床手术过程中,部分学者习惯先行广泛性子宫切除,后行盆腔淋巴结切除,可利用此间隙内侧界将髂内动脉及侧脐韧带进行游离,后将髂内动脉及侧脐韧带向外侧牵拉,利于侧方宫旁组织显露过程中提供足够的张力(图4-3、图4-4)。

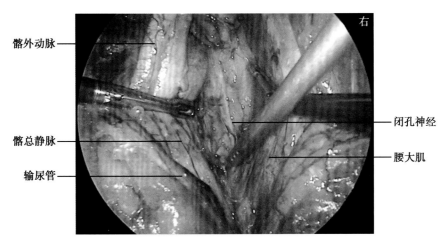

髂外动脉
髂总静脉
输尿管
闭孔神经
腰大肌
右

图 4-2 髂腰肌与髂外血管间隙

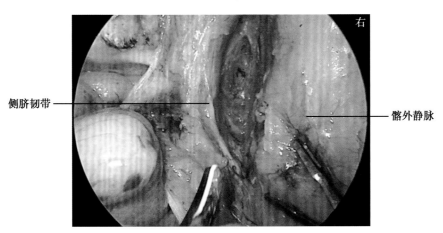

侧脐韧带
髂外静脉
右

图 4-3 闭孔间隙 1

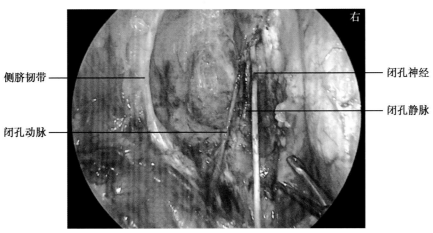

侧脐韧带
闭孔动脉
闭孔神经
闭孔静脉
右

图 4-4 闭孔间隙 2

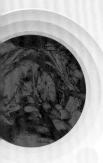

第五章

相关宫颈周围间隙

一、腹侧

1. 膀胱宫颈间隙

【临床意义】该间隙的显露主要是为后续膀胱阴道间隙的显露奠定基础。通常膀胱宫颈间隙容易辨认,打开膀胱反折腹膜后,将膀胱充分向腹侧提拉,于白色疏松结缔组织内锐性游离即可显露该间隙。偶有膀胱反折腹膜粘连严重,此间隙的解剖层次不清楚时,建议从侧方辨认出膀胱侧壁,从外侧向中间打开此间隙(图5-1)。

2. 膀胱阴道间隙

【临床意义】膀胱阴道间隙是膀胱宫颈间隙的延续。C型广泛子宫切除时,需要充分解剖此间隙,将该间隙打深是为了切除足够长度的阴道壁,向两侧将该间隙打宽是为了更好地显露阴道旁间隙,因为良好的阴道旁间隙显露是安全处理膀胱宫颈阴道韧带的基础(图5-2)。

3. 阴道旁间隙

【临床意义】能否将该间隙充分、无血显露是输尿管"隧道"能否无血化处理的一个关键,笔者团队总结了该间隙处理的要点是膀胱阴道间隙必

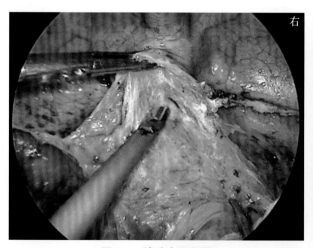

图 5-1　膀胱宫颈间隙

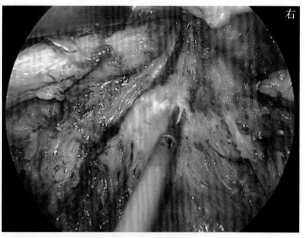

图 5-2　膀胱阴道间隙

须充分打深、打宽,直视输尿管膝部前提下将膀胱向腹侧、外侧提拉,超声刀锐性、小步切开该间隙表面组织,逐步显露该间隙。进入该间隙后,将膀胱后壁向腹侧提拉,锐性分离扩大该间隙,将该间隙与膀胱侧间隙贯通,此时阴道旁间隙及膀胱侧间隙之间组织即为膀胱宫颈阴道韧带深层,离断膀胱宫颈阴道韧带深层后,即完成对腹侧宫旁的处理(图5-3、图5-4)。

二、侧方

1. 膀胱侧间隙

2. 直肠侧间隙

间隙内覆盖腹膜,腹膜下为输尿管,输尿管及其系膜将直肠侧间隙分为内侧的冈林直肠侧间隙和外侧的拉氏直肠侧间隙。

(1)拉氏直肠间隙。

(2)冈林直肠侧间隙。

【临床意义】膀胱侧间隙(图5-5)与拉氏直肠侧间隙(图5-6~图5-8)之间组织为传统的主

韧带外侧界,按照QM-C型要求其为侧方宫旁组织的外侧界。QM-C型手术要求侧方宫旁组织的离断紧贴髂内血管的内侧,故充分游离两者间隙尤为重要。腹下神经位于输尿管系膜内,走行于直肠系膜外侧缘,充分显露冈林直肠侧间隙利于腹下神经的辨识与保留。冈林直肠侧间隙的尾侧界为阴道旁结缔组织,其充分显露有利于后续背侧宫旁骶韧带的显露及处理(图5-9)。

三、背侧

阴道直肠间隙

【临床意义】此间隙的显露与分离可在膜解剖手术理念的指导下进行,因为该间隙的显露是将副中肾管胚原单位与后肠胚原单位分开。该间隙的显露需先打开阴道直肠反折腹膜,即"黄白"交界处,此交界处其实为副中肾管胚原单位与后肠胚原单位的连接处,即膜桥。打开膜桥后,可

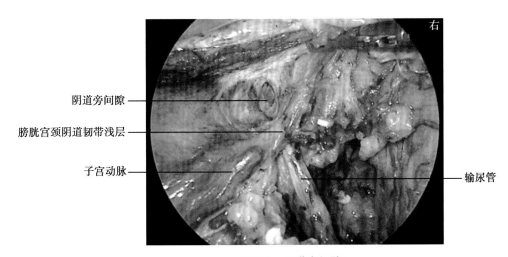

图5-3 阴道旁间隙1

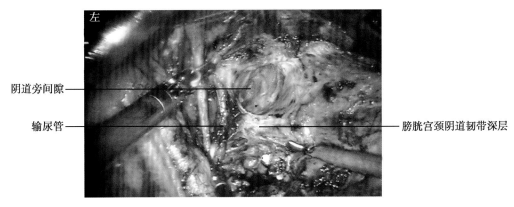

图5-4 阴道旁间隙2

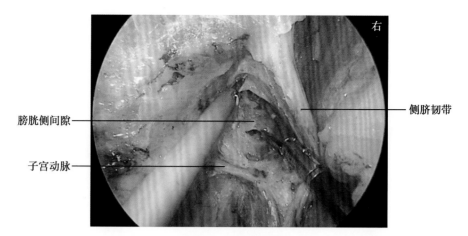

膀胱侧间隙

子宫动脉

侧脐韧带

图 5-5　膀胱侧间隙

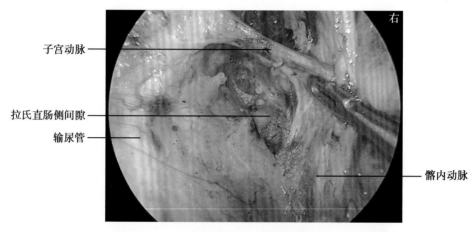

子宫动脉

拉氏直肠侧间隙

输尿管

髂内动脉

图 5-6　拉氏直肠侧间隙

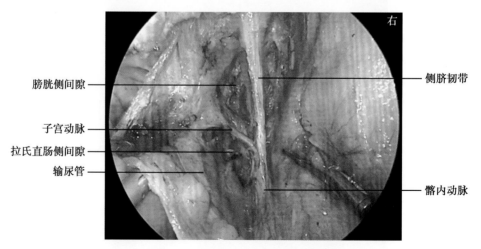

膀胱侧间隙

子宫动脉

拉氏直肠侧间隙

输尿管

侧脐韧带

髂内动脉

图 5-7　膀胱侧间隙、拉氏直肠侧间隙 1

见阴道壁无脂肪附着,呈白色,直肠周围有系膜环绕,呈黄色,给予两个胚原单位反向牵张力,可见两个胚原单位存在潜在间隙,呈白色发丝样结构,于此结构中分离,即可安全充分分离阴道直肠间隙。阴道直肠间隙的显露,不仅要分离阴道与直肠之间的间隙,更重要的是分离直肠侧壁系膜与

骶韧带内缘之间的间隙,因为直肠侧壁系膜是附着于骶韧带内侧中段,QM-C 型手术要求背侧宫旁骶韧带切除平直肠水平(C1 型)或骶骨筋膜水平(C2 型、D 型),因此将直肠侧壁系膜从骶韧带内侧中段充分游离开是安全、足够范围切除背侧宫旁组织的前提(图 5-10)。

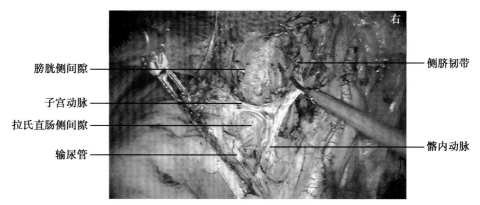

膀胱侧间隙

子宫动脉

拉氏直肠侧间隙

输尿管

侧脐韧带

髂内动脉

图 5-8　膀胱侧间隙、拉氏直肠侧间隙 2

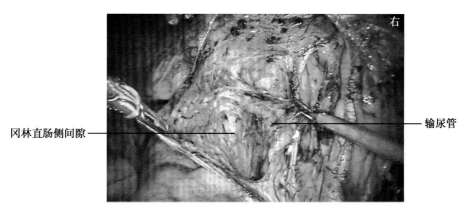

冈林直肠侧间隙

输尿管

图 5-9　冈林直肠侧间隙

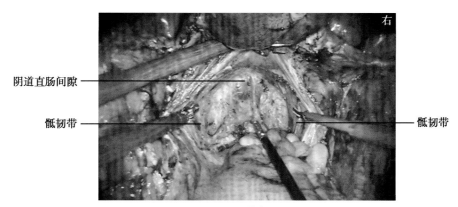

阴道直肠间隙

骶韧带

骶韧带

图 5-10　阴道直肠间隙

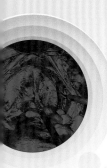

第六章

其他相关重要结构

一、乳糜池

【解剖】位于第1腰椎体的前方,左肾静脉下缘,下腔静脉与腹主动脉之间,由左、右腰干和肠干汇合而成,为来自盆腔、腹腔和下肢的淋巴汇集主干,是胸导管的起始处。

【临床意义】通常在高位腹主动脉旁淋巴结切除时涉及此解剖结构,为了避免其损伤进而出现乳糜漏,手术操作过程中,在左肾静脉回流至下腔静脉处避免过分游离显露。术后发现乳糜漏一般采取支持疗法,低脂、高蛋白、高热量、高维生素饮食,并保持通畅引流。在确诊后一般认为应根据每日漏出量、持续时间、有无减少倾向及患者的全身状态,综合考虑是否再次手术治疗乳糜漏。乳糜漏出液多于 500ml/d 时,需禁食、全胃肠外营养(total parenteral nutrition,TPN),配合中长链脂肪乳剂和生长抑素治疗。若有影像学提示较大淋巴管破口漏出则应手术处理。

二、十二指肠

【解剖】十二指肠是小肠的起部,长约 20~25cm(相当于十二个横指)。上端续于幽门,下端终于十二指肠空肠曲。呈 C 字形包绕着胰头。除始末两端外,绝大部分为腹膜后位,在平第一腰椎与第三腰椎之间紧贴于腹后壁。可分为上部、降部、水平部和升部等四部。

【临床意义】高位腹主动脉区域淋巴结切除时务必将十二指肠远离术野,避免发生损伤(图 6-1)。

三、输尿管

【解剖】输尿管腹部沿腰大肌前方向下内侧斜行,越过生殖股神经,在骨盆入口处移行为输尿管盆部,后者行经髂内血管、腰骶干和骶髂关节前方,向后下行走经脐动脉起始段和闭孔血管、神经内侧,与坐骨棘平面,转向前内穿入膀胱底外上角。输尿管在经子宫阔韧带基底部宫颈外侧约 2cm 处,有子宫动脉在其前上方跨过。

【临床意义】输尿管最容易发生损伤的两个部位分别为跨越髂血管处和输尿管"隧道"处。利用侧腹膜后间隙即可轻松安全显露输尿管跨越髂血管处,充分打开阴道旁间隙,即可充分将输尿管外推,安全处理膀胱宫颈(阴道)韧带浅层,避免发生输尿管损伤(图 6-2~ 图 6-4)。

四、阴道旁结缔组织

【解剖】《铁林迪妇科手术学》中记载,阴道旁结缔组织系为上至主韧带,下至盆底肛提肌,位于阴道侧缘的结缔组织,是连接阴道与骨盆侧壁的韧带,包括腹侧、背侧及侧方的组织,为盆底重要支持结构(Rock JA,2003)。据宋磊教授译著、日本矢吹朗彦教授编写的《新式广泛全子宫切除术:保留神经广泛全子宫切除术的解剖和手术技巧》中记载,阴道旁结缔组织(paracolpium,希腊语为 paracolpos)是根据 Fothrgill(1907)的命名流传下来的,认为其组成包括来自前方、后方及侧方的组织。

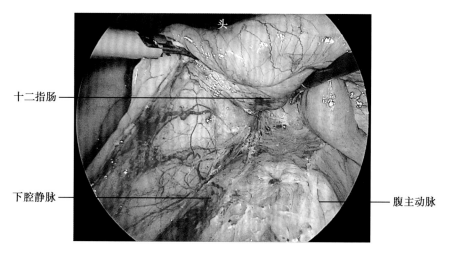

图 6-1　十二指肠

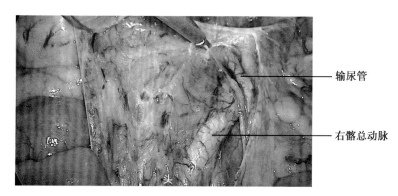

图 6-2　输尿管 1

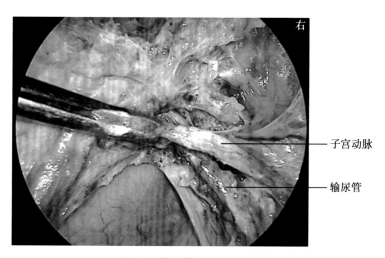

图 6-3　输尿管 2

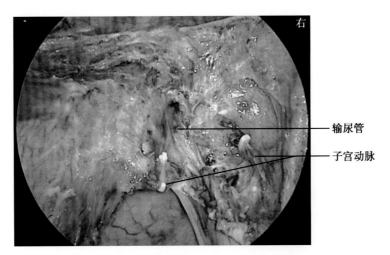

图 6-4 输尿管 3

【临床意义】通过手术实践,笔者团队认为阴道旁结缔组织腹侧(前方)为部分膀胱宫颈(阴道)韧带深层,背侧(后方)为部分背侧宫旁(骶韧带及腹下神经束),外侧方为部分宫旁组织(子宫深静脉及其尾侧的盆腔内脏神经丛)。因此阴道旁结缔组织可以理解为来自三个方向不同组织组成的复合体。该复合体可以理解为以阴道旁组织为核心的三维立体结构,此结构在 QM-C1 型广泛子宫切除术中尤为重要。腹下神经束走行于背侧宫旁骶韧带外侧、盆腔内脏神经丛走行于侧方宫旁组织尾侧,因此背侧宫旁骶韧带与侧方宫旁组织于该复合体交汇处的腹外侧即为神经交汇所形成的"十字交叉"盆丛所在位置。而该复合体也由来自腹侧的部分膀胱宫颈(阴道)韧带深层组成,因此在 C1 型手术中,将膀胱宫颈(阴道)韧带深层及侧方宫旁组织的子宫深静脉作为一个整体向内侧游离掀起,即该复合体内血管层面与神经层面的分离,即可显露"十字交叉"。

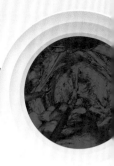

第七章

膜解剖理念下子宫颈癌手术相关临床解剖的再认识

解剖是外科手术的基础,按解剖、层次完成手术是所有手术安全的基础和保障。同时手术技术的进步除了手术医生对疾病认识的不断成熟和反复的技巧训练外,也离不开手术器械的更新和迭代。我们的手术路径经历了开腹、腹腔镜、机器人辅助腹腔镜的变更,同时也让我们对临床解剖有了不同程度的认知。最初的开腹手术大多是建立在平面解剖(层面解剖)的理论基础上,利用我们自然的裸眼的效果来进行手术操作,因为没有术野放大效应以及没有对临床解剖的充分认知,使得我们大多时候局限在平面解剖理论下进行操作;随着腹腔镜设备及器械的诞生,我们利用其清晰、放大的视野、精准控血的能量器械进行手术,我们逐渐认识到原本的平面解剖的脏器之间是存在间隙的,而这些间隙的精准解剖和游离可以使得手术做到精确和无血,从而让我们对间隙解剖有了一个更深刻的认知,也让我们进入到间隙解剖的时代。随着对腹腔镜技术的深入掌控,发现不同间隙之间的脏器有着不同的胚胎发育起源,即不同脏器之间的间隙是存在于两个不同的胚原单位之间的,而不同的胚原单位之间都是由自身在胚胎发育时期形成的膜所包绕,进而初步形成了膜解剖的理念。

新一代的手术设备——机器人辅助腹腔镜手术系统的诞生,使我们可以利用放大 10~15 倍的裸眼 3D 视野,加之灵活旋转甚至可以超越人手极限的旋转角度的手腕系统,使得手术操作起来更加精准,从而实现组织器官的膜间分离,不但实现器官边界的无瘤,更是组织边界的无瘤。现将膜解剖理念指导机器辅助手术系统下宫颈癌手术的应用体会及前景总结如下。

一、膜解剖的理论基础

人体由单细胞的受精卵发育而来,因不同基因时序性表达,细胞经过不断地分裂、分化而形成特定功能区域,不同功能区域细胞之间因亲和性不同而无法混合,逐渐划界出不同的细胞谱系限制区域,这在胚胎发育学上称为隔间。隔间组织均由侧中胚层间充质分化而来,分化呈现为三种表现形式的膜解剖结构:①外层紧贴胚原单位表面分化形成不含细胞的器官深筋膜;②中间层分化形成紧邻器官深筋膜含有脂肪细胞的筋膜层(如肠系膜等);③内层分化形成含有间皮细胞的浆膜层(如腹膜等)。所有脏器及框架结构表面都有一层由中胚层间充质分化而来的筋膜结构,包绕脏器和周围的脂肪组织以及进出脏器的血管、神经和淋巴管等的最外层筋膜结构,即为器官的组织学边界,承载着机体脏器不同功能分区,并分隔、固定脏器于正常解剖位置。

膜解剖理论的基础是筋膜胚胎发育学理论,胚胎发育过程中的胚原是发育成特定组织、脏器的核心,而脏器不同的组织形态和位置由发育过程中形成的系膜、邻近筋膜及其衍生的融合筋膜间隙隔间成不同的胚原单位,其表现出来的"边界效应"是由遗传组织学的规则决定。膜解剖理念下的手术就是以组织器官胚胎发育过程中所形成的系膜与邻近筋膜及其衍生的融合筋膜间隙为解剖入路进行手术操作,最终完成器官的切除。

二、子宫颈癌手术相关组织胚胎学理论

女性生殖道在胚胎发育过程中与副中肾管(又称米勒管)胚原单位、泌尿生殖窦胚原单位相关。胚胎生长至9周,双侧副中肾管胚原单位头段形成两侧输卵管,中段和尾段在中线合并形成子宫体、子宫颈及阴道穹窿上段阴道。阴道上下段的组织来源不同,阴道上段来自副中肾管,下段来源于泌尿生殖窦。副中肾管最尾端与尿生殖窦背侧相接处构成副中肾管结节,该处的尿生殖窦上皮细胞及副中肾管尾端细胞同时增殖,形成一实质性圆柱状体,称为阴道板,约在胎儿12周末中隔消失成为单一内腔形成子宫阴道管。

胚胎生长至第3~4周,内胚层被卷入胚体内后形成原肠,其头段称前肠,尾段称后肠,与卵黄囊相连的中段称中肠。后肠末段的膨大部分为泄殖腔。胚胎生长至第4~7周时,在尿囊与后肠之间形成尿直肠隔逐渐向尾端生长,将泄殖腔一分为二,形成腹侧的泌尿生殖窦和背侧的原始直肠。泌尿生殖窦最终分化为泌尿生殖系统,原始直肠最终分化为直肠和肛管上段。

三、膜解剖在子宫颈癌手术中的应用

子宫颈癌是最常见的妇科恶性肿瘤之一,在全球女性发病率和死亡率中排列第四。在宫颈癌手术过程中要精准掌握切除范围、严格遵循无瘤原则、有序完整地切除淋巴结,同时在病灶处理上尽量减少肿瘤组织的暴露,从而减少腹腔种植的概率。基于膜解剖"边界效应"这一解剖理论,期望宫颈癌手术系膜边界内相关组织的完整切除,从而达到根治性广泛性全子宫切除,并在减少肿瘤细胞的暴露的基础上,更好地完整切除肿瘤可能侵犯的相关组织。基于盆腔脏器不同胚原单位分化理论,宫颈癌根治性子宫切除术即副中肾管胚原单位脏器的完整切除。利用隔间的膜解剖不仅可以达到胚原单位的完整切除,同时可以减少出血及降低毗邻隔间脏器副损伤的发生。

针对宫颈癌手术范围,Querleu 和 Morrow 于 2008 年共同提出了宫颈癌手术 QM 分型,将盆腔器官、血管及神经等固定解剖结构作为标志,于 2017 年重新修订,并被纳入美国国立综合癌症网络(National Comprehensive Cancer Network,NCCN)宫颈癌手术指南,成为当今宫颈癌手术分型的新标准。QM 新分型根据其腹侧、背侧及侧方宫旁组织的切除范围分型。A 型手术为最小根治手术,于输尿管与宫颈之间切除侧方宫旁组织,其范围介于筋膜外子宫切除与 B 型手术之间。B 型手术在输尿管水平切除侧方宫旁组织,膀胱宫颈(阴道)韧带及骶韧带只做部分切除,根据是否切除宫旁淋巴结,B 型分为 B1 型和 B2 型(切除宫旁淋巴结)。C 型手术为广泛性子宫切除术,目前应用最为普遍,侧方宫旁组织在髂内水平切除,腹侧宫旁组织切除到膀胱水平,背侧宫旁组织切除到直肠或骶骨水平。根据是否保留盆腔自主神经,C 型分为 C1 型(保留盆腔自主神经)及 C2 型。D 型手术为侧盆扩大根治术,即要求宫旁组织切除至侧盆壁。

膜解剖理论的临床应用就是通过手术技巧识别、暴露膜解剖平面,进入正确的膜平面进行分离,保证胚原单位系膜的完整性,避免医源性癌细胞扩散,并根据需手术切除的范围进行分离和切除。故膜解剖平面的辨识尤为重要,其主要有 2 种表现形式:①筋膜间隙:为脏器系膜界面之间潜在可拓展的间隙,间隙内可见呈白色发丝连接状态的疏松结缔组织,此间隙的显露需要足够、适当的张力来建立。②融合筋膜:此处融合致密而

坚韧，难以分离，膜解剖称为"膜桥"，常见于器官系膜与腹膜下筋膜融合交汇处，切开后即进入下方疏松的筋膜间隙。如传统解剖学的膀胱子宫反折腹膜和直肠子宫反折腹膜。

间隙解剖是膜解剖具体的显现方式，器官与器官或周围筋膜之间均有筋膜结构相连相隔。广泛性子宫切除术，即副中肾管胚原单位脏器的完整切除，其与相邻的泌尿生殖窦胚原单位、输尿管芽胚原单位及后肠胚原单位之间的系膜形成的间隙相隔。表现为副中肾管胚原单位腹侧与泌尿胚原单位的系膜分化形成的膀胱宫颈间隙和膀胱阴道间隙，与输尿管芽胚原单位的系膜分化形成的阴道旁间隙；在侧方与泌尿生殖窦胚原单位的系膜形成了膀胱侧间隙和与后肠胚原单位系膜形成了直肠侧间隙；直肠侧间隙又被输尿管芽胚原单位系膜分为内侧的冈林间隙和外侧的拉氏间隙；在后方与后肠胚原单位系膜形成了阴道直肠间隙，以上间隙均为融合筋膜间隙。因器官的血管、神经和淋巴管等均位于隔间系膜内，利用膜解剖游离上述血管的融合筋膜间隙，从组织胚胎学发育的角度出发，按照 QM 分型所要求切除范围足够且组织学边界完整的子宫。使得存在肿瘤同源性原始胚胎组织一并完整切除。

四、机器人辅助腹腔镜手术系统应用于宫颈癌手术的可行性

2018 年 10 月 31 日，发表在《新英格兰医学杂志》上的美国安德森癌症中心子宫颈癌腹腔镜手术（laparoscopic approach to cervical cancer，LACC）的试验研究给子宫颈癌的微创手术治疗带来了困难。由此引发了子宫颈癌手术各方面更深层次、详尽地探讨。虽然目前 NCCN 指南仍然是推荐开腹作为子宫颈癌根治术的标准入路，但是国内专家基于中国国情和子宫颈癌微创手术的研究得出的结果并未完全与 LACC 试验结论一致，因此中国的专家共识认为在严格遵循无瘤原则的基础上，对 FIGO 分型ⅠB1，局部肿瘤≤2cm、无危险因素的患者适用腹腔镜或机器人辅助系统的微创手术，并强调手术操作过程中注意无瘤原则及控制并发症，当然由技术成熟的医生担任术者也尤为重要。因此以膜解剖理念指

导，结合机器人手术系统的技巧优势，成熟的外科医生将会使子宫颈癌的广泛切除手术达到最佳的预后效果。

五、机器人系统在基于膜解剖的子宫颈癌手术中的优势

膜解剖中融合筋膜间隙或多或少均可见到发丝样的疏松结缔组织，而这种发丝结构需通过清晰放大的成像系统可完美显露，且具有水化的特点，故这样的天使发丝所指示的神圣平面的显露需要辅助高质量显像系统，并尽量保持无血的视野。机器人辅助腹腔镜手术系统突破了腹腔镜技术的一些限制，大大提高了手术的精度和可行性，相较于传统腹腔镜手术，机器人手术系统操作精细稳定、更加微创、图像清晰、减缓术者疲劳等优势。主要表现在：①操作精细稳定：机器人手术系统借助智能化机械臂及 3D 显像系统，术者可视术野图像与操控手柄在同一方向，眼手协调自然；灵活旋转甚至可超越人手极限的旋转角度的手腕系统，机械手体积小且灵活度高，按比例缩小操作的动作幅度，且可滤除生理震动，提高手术精准度，降低了误操作的风险。②图像清晰：高清 3D 显像设备的应用使术野呈现真实三维效果，清晰辨认膜平面解剖结构，辨识血管及淋巴管，且能达到 10~15 倍的手术视野放大倍数，进一步提升手术精准度，减少出血与副损伤。③减轻术者疲惫：术者全程在远处操控台，无需穿手术衣长期站立于患者旁，并可自行调整镜头，有效地减少配合差异，多方面优化体力的节约，减少了因疲劳而出现差错的概率。

六、膜解剖理念下子宫颈癌手术要点

广泛性子宫切除术用膜解剖理念解释可简化为副中肾管胚原单位内组织器官（子宫及输卵管）的完整切除，也包含阴道上段以及骶前筋膜与膀胱深筋膜之间的结缔组织，同时也包括在该胚原单位边缘的筋膜融合间隙内的部分盆腔自主神经丛及分支、子宫动脉主干或分支及子宫静脉主干或属支以及周围脂肪组织等。间隙解剖是膜解剖

的体现形式,切开膜桥,进入系膜与系膜床之间的
融合间隙,拓展间隙,保持膜的完整性,解剖出泌
尿生殖窦胚原单位、副中肾管胚原单位、后肠胚原
单位及输尿管芽胚原单位(图 7-1、图 7-2),即实施
膜解剖理念下的手术。

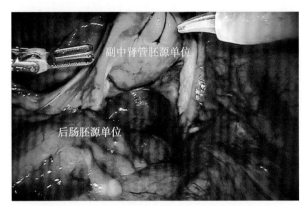

图 7-1 副中肾管胚原单位与后肠胚原单位 1

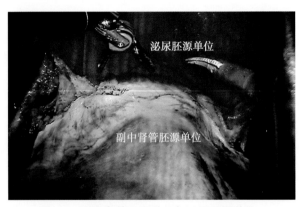

图 7-2 副中肾管胚原单位与泌尿胚原单位 2

打开输尿管芽胚原单位与副中肾管胚原单位
拉氏间隙、膀胱侧间隙及冈林间隙(图 7-3),分离
子宫动脉及膀胱上动脉,子宫动脉为副中肾管胚
原单位组织,髂血管内侧离断,膀胱上动脉为泌尿
生殖窦胚原单位组织,游离并保留,可作为两胚原
单位隔间解剖标识。

利用"膜桥"分离副中肾管胚原单位与原肠
胚原单位,因子宫直肠反折处为器官系膜与腹膜
下筋膜融合交汇处,融合致密而坚韧,称为"邓氏
筋膜",内部结构难以分离,容易发生膜解剖平面
的混淆,故也可选择分离直肠侧方间隙(图 7-4),
两端对接,再分离直肠前方与子宫之间"膜桥",
横断邓氏筋膜前叶后,进而逐步拓展间隙至所需
切除范围水平(图 7-5)。

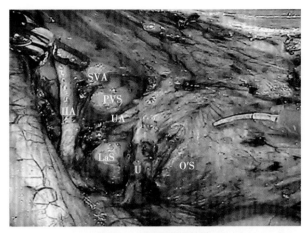

图 7-3 宫颈周围间隙

PVS,膀胱侧间隙;LaS,拉氏间隙;O'S,冈林间隙;
UA,子宫动脉;IIA,髂内动脉;U,输尿管;SVA,膀胱上动脉

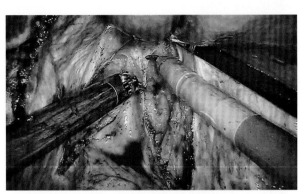

图 7-4 直肠侧方间隙

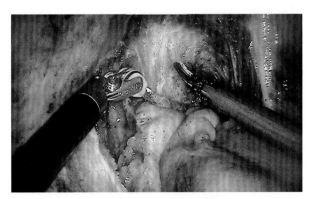

图 7-5 子宫直肠间隙

打开泌尿生殖窦胚原单位与副中肾管胚原单
位间融合筋膜,同样采用两侧向中间对接的方式
(图 7-6),可以利用膀胱上动脉等解剖标志更好地
找到不同胚原单位间的融合筋膜,找对平面后,逐
渐拓展间隙(图 7-7),充分打开膀胱宫颈阴道间隙。
充分游离膀胱宫颈(阴道)韧带,可见走行于其内
汇入子宫深静脉的膀胱上静脉(图 7-8),紧贴膀胱

深筋膜切断膀胱宫颈(阴道)韧带,充分游离输尿管芽胚原单位并外推,注意来自子宫动脉的输尿管滋养血管。正确层面的游离输尿管芽胚原单位,对于更好地保留膀胱血管下方背侧的下腹下神经丛至关重要,因膀胱静脉丛的变异及分支较多(图7-9),于膜解剖的间隙解剖法可以避免能量器械对膀胱血管丛的过度处理,最大限度减轻并避免了能量器械对自主神经(图7-10、图7-11)功能的损伤。

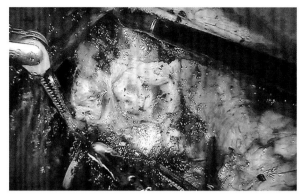

图7-9　膀胱静脉丛

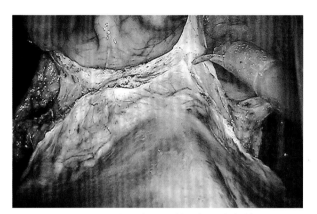

图7-6　泌尿生殖窦胚原单位与副中肾管胚原单位间融合筋膜

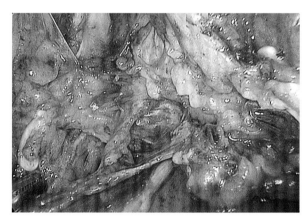

图7-10　盆丛

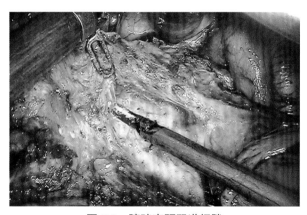

图7-7　膀胱宫颈阴道间隙

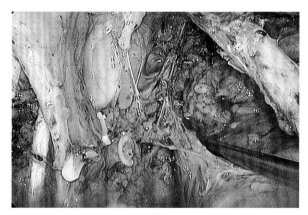

图7-11　保留盆腔自主神经术后

七、展望

妇科手术特别是宫颈癌手术已经迈入亚微观的膜解剖时代。机器人辅助手术系统的优势,膜解剖理念的应用,手术范围的规范化以及技术娴熟的医生,四者结合,相得益彰,实现患者受益最大化。不同胚原单位之间"庖丁解牛"式的间隙入路手术,可能会成为子宫颈癌手术的主流术式。

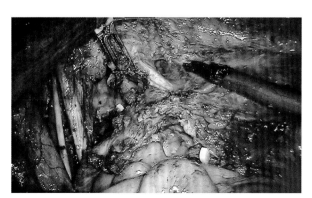

图7-8　膀胱上静脉

机器人辅助腹腔镜下精准微创手术与膜解剖理念的有机结合,严格按 QM 分型要求的手术范围精准实施手术,是实现组织胚原层面的器官广泛切除,不仅能达到器官边界的无瘤化,更是组织胚原性的无瘤,同时也最大限度地实现围手术期的加速康复,最大限度地减少并发症的发生,同时也带给患者良好的预后。未来我们将致力于探索进一步降低手术难度的手术技巧,缩短术者的学习曲线,使手术更加规范化和同质化,以期更多的患者能够得到理想的手术效果。

第二部分

QM分型指导下的子宫颈癌广泛性子宫切除手术图解

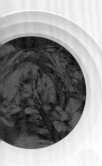

第八章

QM-A 型广泛性子宫切除术

适用于ⅠA1期、不伴有脉管癌栓患者的一种手术治疗方式,此类患者是在锥切之后诊断为ⅠA1期,切缘阴性病例。笔者团队采取宫底缝合悬吊子宫的方式来进行手术(鳞癌无跳跃性转移,但腺癌具有跳跃性转移的可能,我们无法保证宫颈内是否有残余癌灶,此方法可以减少对子宫颈的挤压),阴道环切时,因阴道壁切除较短,无法行环形缝合封闭阴道达到百分之百无瘤,故笔者团队在环切阴道前使用灭菌蒸馏水 200ml 反复冲洗阴道,尽量做到无瘤原则。

一、悬吊子宫

可吸收缝线于宫底"8"字缝合2针(图 8-1A、B),腹壁耻骨联合上方做一 0.5cm 切口,建立腹壁穿刺器通道,以腹腔镜持针器自该通道进入腹腔钳夹宫底缝合线提拉子宫(图 8-1C~F)。

【手术操作体会与注意事项】缝合时笔者团队的体会是要偏向后壁进针,宫底部出针,这样后壁上抬的力量就会变大,为后续背侧宫旁的处理创造良好的暴露条件。

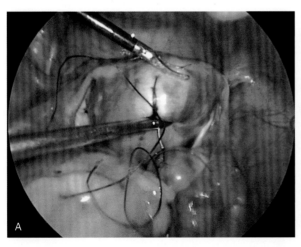

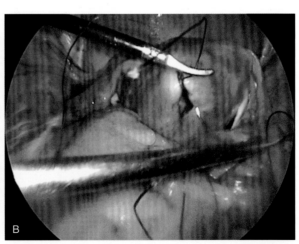

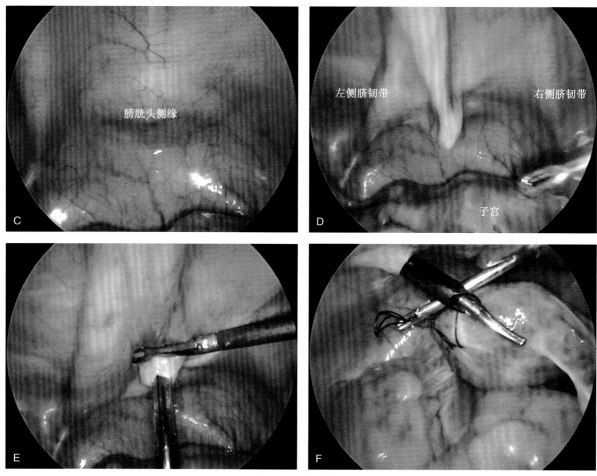

图 8-1　悬吊子宫

耻骨联合上切口于体表无固定投影位置,笔者团队采用的方法是在腹腔镜下于腹腔内确定膀胱位置,进而通过反复按压腹壁以确定腹壁穿刺孔位置,穿刺器穿刺至腹膜层后,因腹膜弹性过大,不易穿出腹膜,助手可用无损伤钳扶持穿刺部位腹膜,协助穿刺。

二、侧腹膜后间隙显露

1. 向对侧牵拉子宫,向腹侧、尾侧牵拉圆韧带,向内侧牵拉骨盆漏斗韧带,显露出盆腔段侧腹膜(图 8-2A、B)。

【手术操作体会与注意事项】笔者团队认为靠近卵巢侧牵拉骨盆漏斗韧带,可以更好地展示侧腹膜后间隙腹侧面。

2. 自骨盆漏斗韧带与髂血管交汇处,沿骨盆漏斗韧带外侧超声刀锐性切开侧腹膜,首先沿腰大肌表面向尾侧切开,达圆韧带与侧腹膜交汇处(图 8-3A、B)。

【手术操作体会与注意事项】骨盆漏斗韧带、输尿管通常于髂总血管表面交汇,于此处切开侧腹膜,可以将间隙内重要解剖结构充分暴露,避免血管、输尿管损伤,以及因解剖变异而导致的副损伤。

3. 自圆韧带与侧腹膜交汇处,沿圆韧带向宫角处锐性切开侧腹膜,向内侧牵拉侧腹膜即可显露出"三角形"的侧腹膜后间隙(图 8-4A、B)。

三、侧腹膜后间隙重要解剖结构显露

1. 侧腹膜后间隙浅层可见如发丝样的疏松结缔组织,自头侧向尾侧、自腹侧向背侧锐性分离(图 8-5A、B)。

【手术操作体会与注意事项】在这些疏松结缔组织中间部分分离,可以走行在正确的间隙内,不易发生对内侧输尿管和外侧血管热辐射损伤,也不易出血。

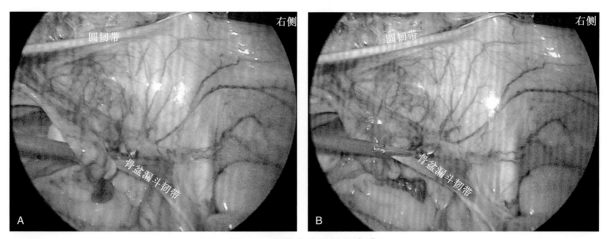

图 8-2 显露出盆腔段侧腹膜

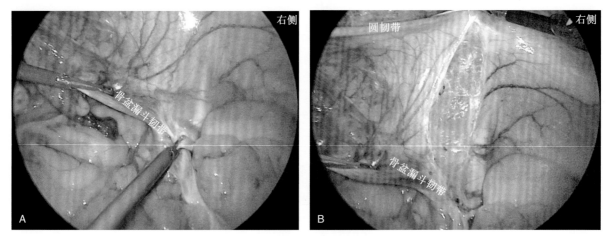

图 8-3 沿腰大肌打开侧腹膜

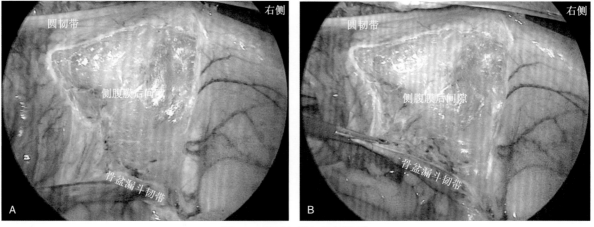

图 8-4 沿圆韧带打开侧腹膜

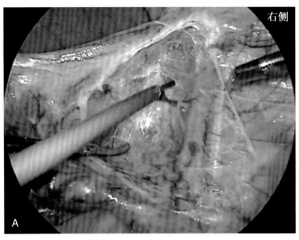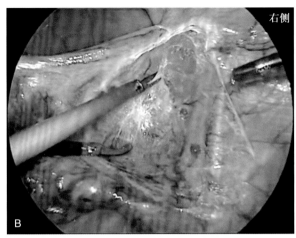

图 8-5 锐性打开侧腹膜后间隙

2. 继续将侧腹膜及骨盆漏斗韧带向内侧牵拉,给予侧腹膜后间隙足够的张力,助手使用无损伤钳向外侧轻压髂外动、静脉,继续锐性扩大侧腹膜后间隙。可显露出髂内动脉(尾侧延续为侧脐韧带)(图 8-6A~F)。

【手术操作体会与注意事项】锐性分离至发丝样疏松结缔组织消失,可见黄色脂肪组织,即达到侧腹膜后间隙中的血管、输尿管层面(即子宫动脉、髂内动脉、输尿管平面),此层面处理要分清各个解剖结构,避免发生出血及副损伤。

3. 向外侧牵拉侧脐韧带,向内侧牵拉骨盆漏斗韧带及侧腹膜,此时可以看到髂内动脉、子宫动脉、输尿管三个重要的解剖标志,进入此三个解剖标识平面,显露子宫动脉起始段(图 8-7A~D)。

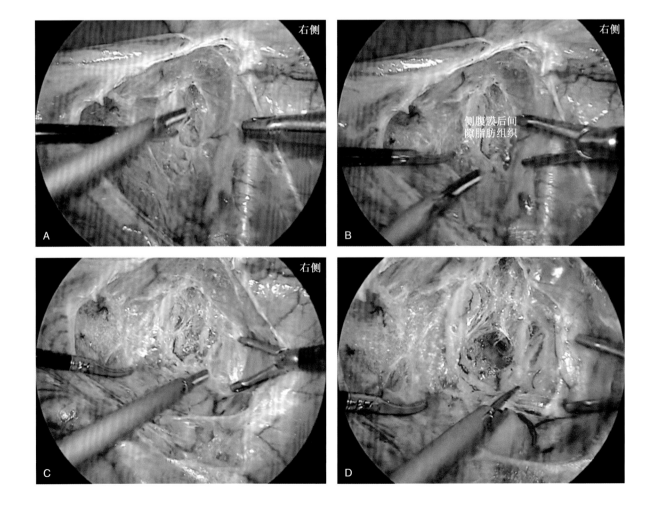

侧腹膜后间隙脂肪组织

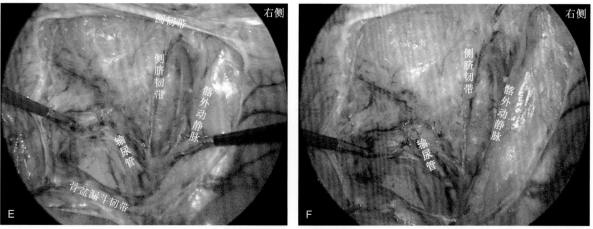

图 8-6　显露出髂内动脉

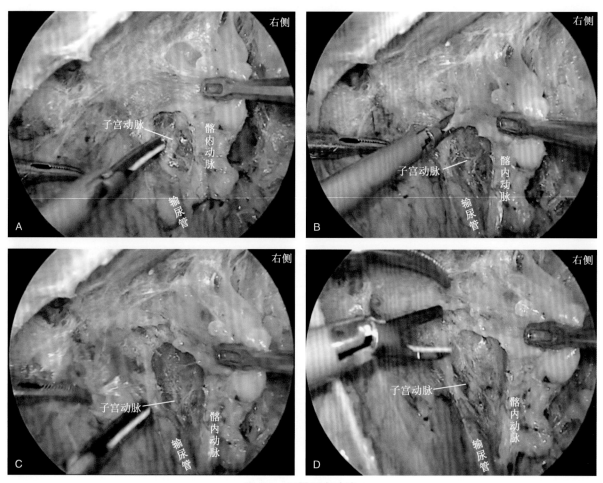

图 8-7　显露子宫动脉

【手术操作体会与注意事项】若子宫动脉显露困难,可通过锐性分离拉氏间隙及膀胱侧间隙进行寻找。

四、附件处理

1. 离断骨盆漏斗韧带,切除患侧附件(图

8-8A~D)。

2. 为减少附件对术中遮挡,可切除输卵管、离断卵巢固有韧带。

【手术操作体会与注意事项】离断骨盆漏斗韧带位置,选择在骨盆漏斗韧带与髂血管交叉处,此处输尿管、骨盆漏斗韧带、输尿管三个解剖结构关系最紧密,离断骨盆漏斗韧带时尽量将其充分

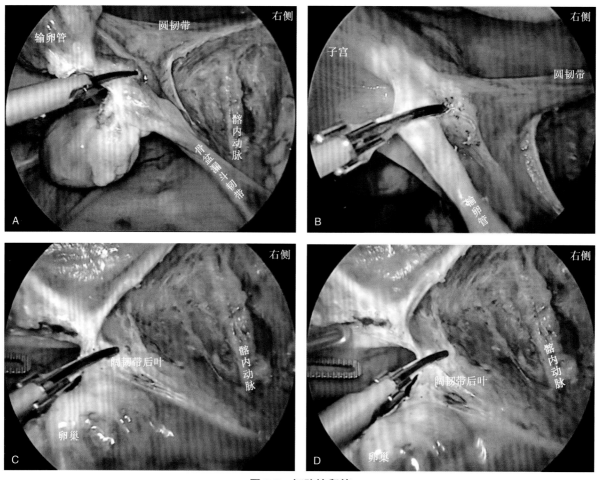

图 8-8　切除输卵管

裸化,这样无论是血管夹夹闭骨盆漏斗韧带或者双极凝闭骨盆漏斗韧带都可以避免误伤输尿管、热辐射损伤输尿管。离断骨盆漏斗韧带的目的在于,后续对子宫动脉的游离和解剖需要更大的张力,以便更大程度地向内侧牵拉侧腹膜。

五、腹侧宫旁处理

1. 离断圆韧带,锐性打开膀胱反折腹膜(图 8-9A~D)。

【手术操作体会与注意事项】向腹侧、尾侧提拉反折腹膜,于黄白交界处离断反折腹膜。

2. 显露膀胱宫颈间隙及膀胱阴道间隙,将膀胱及反折腹膜向腹侧、尾侧牵拉,保持膀胱与宫颈、阴道之间间隙的张力,于白色疏松结缔组织中间逐步锐性予以离断,显露出两个间隙(图 8-10)。

【手术操作体会与注意事项】分离此间隙时如偏向宫颈容易发生出血,或者进入宫颈筋膜导致宫颈外膜结构不完整,从胚胎源性膜解剖理念

上思考,易造成肿瘤播散。如偏向膀胱容易发生膀胱副损伤,A 型手术要求阴道切除长度<1cm,因此膀胱阴道间隙无需显露过大,显露穹窿下1.5cm 阴道壁即可。

六、游离子宫动脉及输尿管

1. 将子宫动脉自起始处分离至与输尿管交汇处

【手术操作体会与注意事项】此操作过程中要保持足够的张力及充分利用间隙解剖。分离过程中向内侧牵拉侧腹膜及输尿管,向腹侧牵拉子宫动脉、游离子宫动脉背侧,使子宫动脉起始段完全游离。

QM-A 型手术要求子宫动脉的离断位于其横跨输尿管处,因横跨处两者关系紧密,故直接于横跨处分离两者之间关系发生出血及输尿管损伤风险较高。因此笔者团队习惯从子宫动脉的起始处进行游离。

从起始段继续向尾侧游离子宫动脉到达子宫动脉和输尿管交汇处,此时向内侧、背侧牵拉侧腹膜及输尿管,向腹侧牵拉子宫动脉,采用钝、锐结合的方式游离两者之间的间隙(图 8-11A~F),此时游离的只是输尿管的外侧部分,可显露出输尿管的外侧及腹侧。

可继续锐性分离输尿管外侧疏松结缔组织(图 8-11G~J),进一步充分分离输尿管与子宫动脉之间的间隙,为后续输尿管游离及膀胱宫颈(阴道)韧带处理奠定基础。

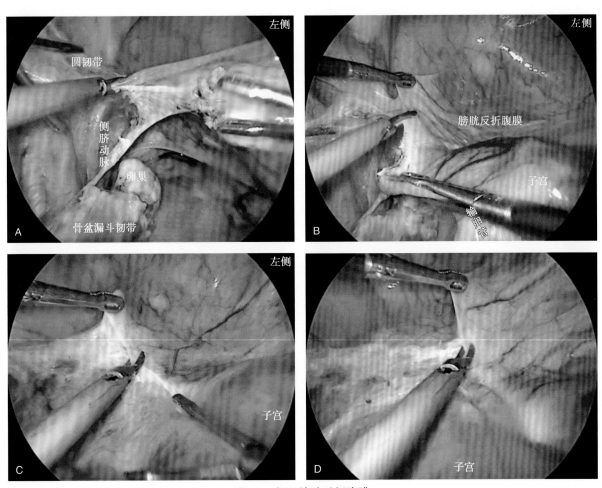

图 8-9　打开膀胱反折腹膜

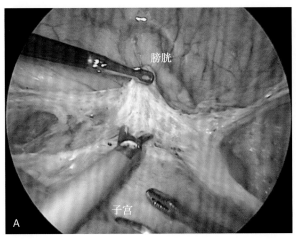

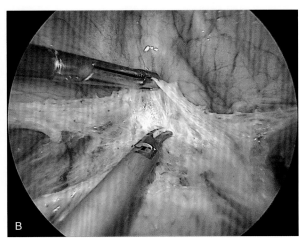

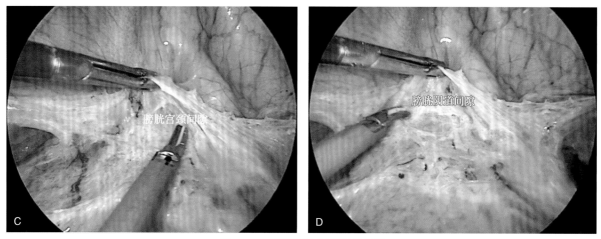

图 8-10 显露膀胱宫颈阴道间隙

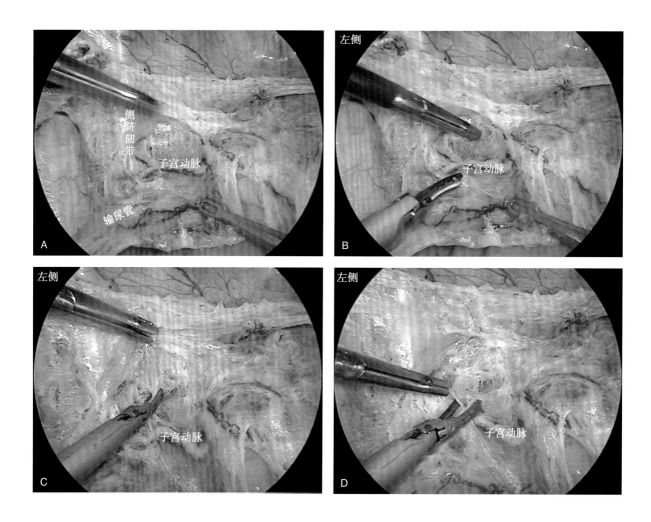

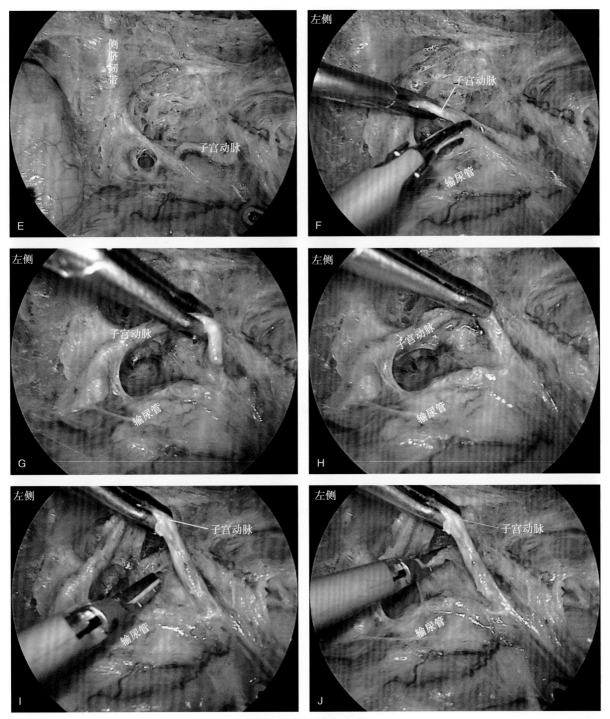

图 8-11 游离子宫动脉

2. 游离输尿管内侧

【手术操作体会与注意事项】Denis Querleu 在广泛性子宫切除术 QM 分型原文中提到,QM-A 型手术要求打开输尿管"隧道",而安全打开"隧道"前提是充分显露输尿管,除了上述输尿管外侧的显露之外,充分显露输尿管腹侧及内侧亦尤为重要。游离输尿管的腹侧及内侧时,将侧腹膜向内侧、背侧牵拉,将输尿管及其周围系膜向腹侧

及外侧牵拉,紧贴侧腹膜锐性分离二者间隙(即冈林间隙的腹侧方),游离至输尿管内侧显露即可(图 8-12)。

3. 游离输尿管至"隧道"入口,向腹侧、外侧提拉子宫动脉,向内侧、背侧牵拉侧腹膜及输尿管,钝性、锐性结合分离;同时将输尿管向"隧道"入口方向游离(将输尿管向外侧牵拉,子宫动脉向腹侧牵拉,此时也可以将侧腹膜向内侧、背侧牵拉,钝性、锐性结合游离输尿管至"隧道"入口处)(图 8-13)。

【手术操作体会与注意事项】笔者团队在对输尿管"隧道"的理解上认为,输尿管游离过程中需要环周立体游离(内侧、外侧、腹侧、背侧),这样才能充分将输尿管从"隧道"中游离出来。但 QM-A 型手术无需处理膀胱宫颈(阴道)韧带深层,故输尿管背侧无需游离。

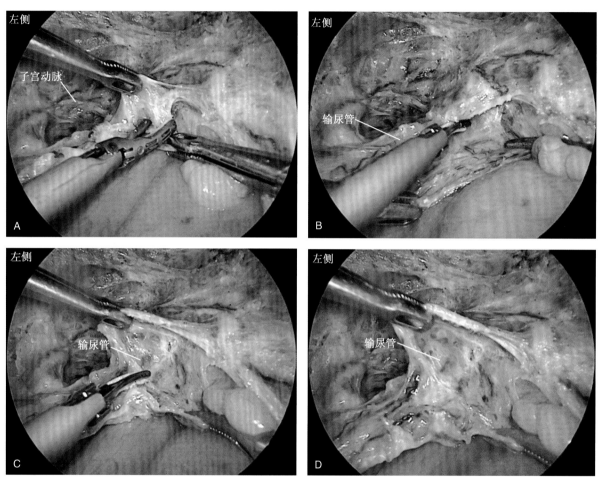

图 8-12　游离输尿管内侧

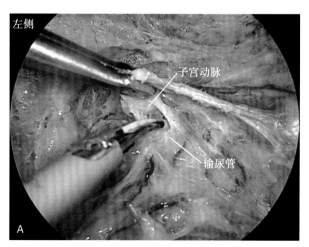
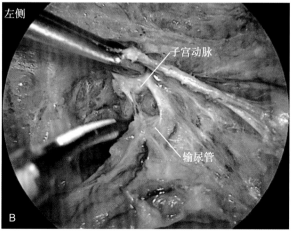

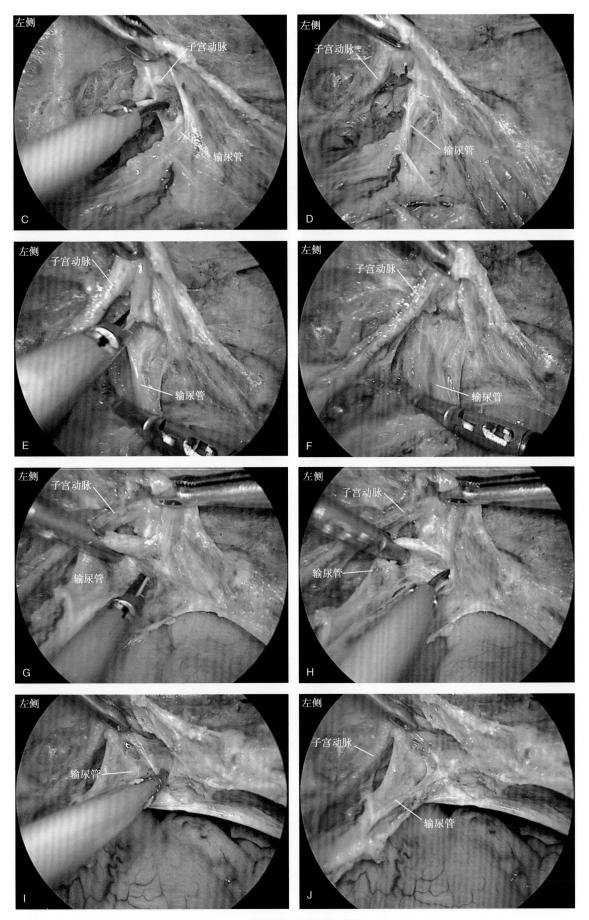

图 8-13 游离输尿管至"隧道"入口

七、离断子宫动脉

【**手术操作体会与注意事项**】QM-A 型手术要求于输尿管横跨处切断子宫动脉，因此前期对子宫动脉及输尿管的解剖游离尤其重要，可极大地降低切断子宫动脉时对输尿管误损伤的风险。

但上述游离子宫动脉及输尿管操作步骤对手术技巧要求较高，不利于推广。可在显露子宫动脉的基础上，于横跨输尿管处局部游离、夹闭子宫动脉，冷器械切断子宫动脉后继续游离输尿管。

如图 8-14 所示，左侧采取的是先处理好膀胱宫颈（阴道）韧带浅层，多适用于保留生育功能患者子宫动脉、输尿管、膀胱宫颈（阴道）韧带浅层的处理。

如图 8-15 所示，右侧采取先离断子宫动脉后处理膀胱宫颈（阴道）韧带浅层。

八、腹侧宫旁的处理

1. 向侧方扩大膀胱宫颈阴道间隙，将膀胱向腹侧、外侧牵拉，超声刀锐性向外侧扩大膀胱宫颈阴道间隙，显露输尿管"隧道"出口（图 8-16）。

【**手术操作体会与注意事项**】膀胱宫颈（阴道）韧带浅层即输尿管"隧道"腹侧。QM-A 型手术要求打开输尿管"隧道"，即靠近宫颈处离断膀胱宫颈（阴道）韧带浅层。笔者团队在处理膀胱宫颈（阴道）韧带浅层及深层时比较习惯利用阴道旁间隙，因为输尿管"隧道"出口即阴道旁间隙，输尿管"隧道"入口即所谓的"腋窝间隙"，上述两个间隙打开后，即可看到膀胱宫颈（阴道）韧带浅层位于两个间隙之间。

2. 膀胱宫颈（阴道）韧带浅层的处理，输尿管钳两叶分别置于阴道旁间隙与"腋窝间隙"内，

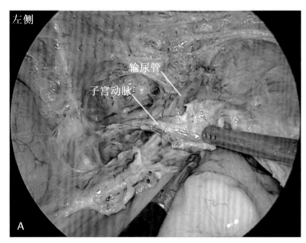
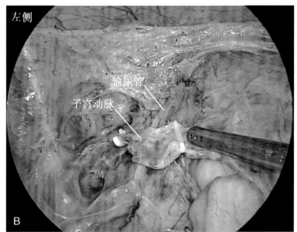
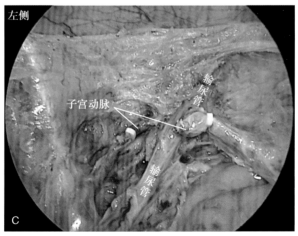

图 8-14　于横跨输尿管处离断子宫动脉（左侧）

钳夹膀胱宫颈（阴道）韧带浅层并向外侧、腹侧提拉，于输尿管内侧以超声刀离断膀胱宫颈（阴道）韧带浅层。

【手术操作体会与注意事项】因QM-A型手术不要求外推输尿管，故不必充分打开阴道旁间隙。此时隧道出口段输尿管并未和宫旁完全分

离，为避免输尿管发生损伤，笔者团队习惯将输尿管钳置于两个间隙内，于输尿管内侧离断膀胱宫颈（阴道）韧带浅层。

处理膀胱宫颈（阴道）韧带时，输尿管尾侧并未与宫旁分离开，易发生输尿管损伤（图8-17、图8-18）。

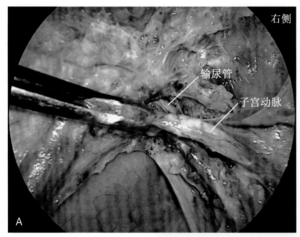
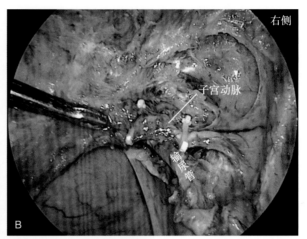
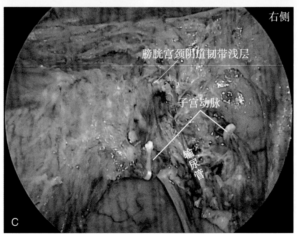

图8-15 于横跨输尿管处离断子宫动脉（右侧）

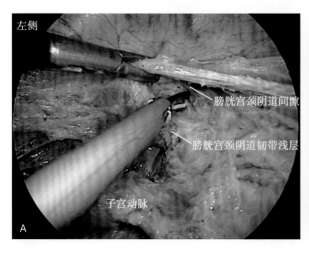
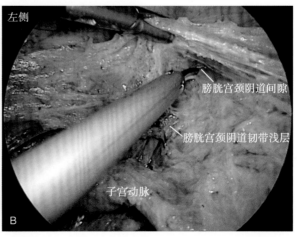

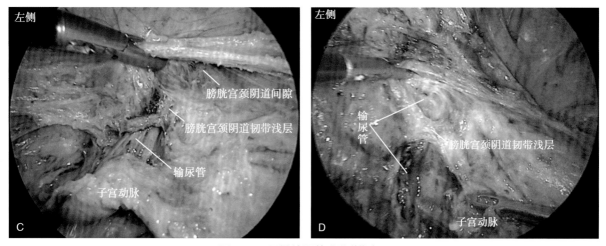

图 8-16　显露输尿管"隧道"出口

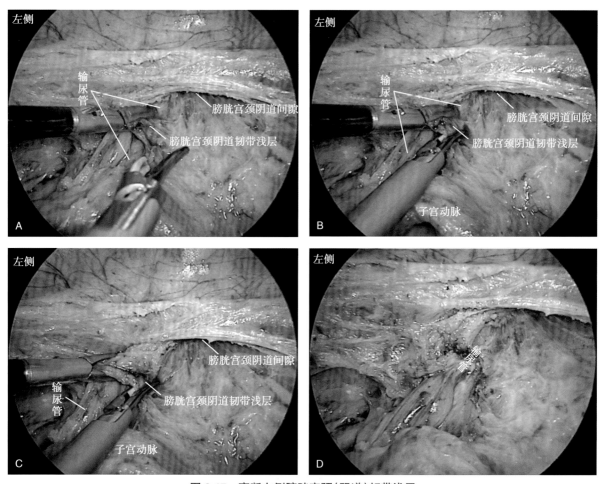

图 8-17　离断左侧膀胱宫颈（阴道）韧带浅层

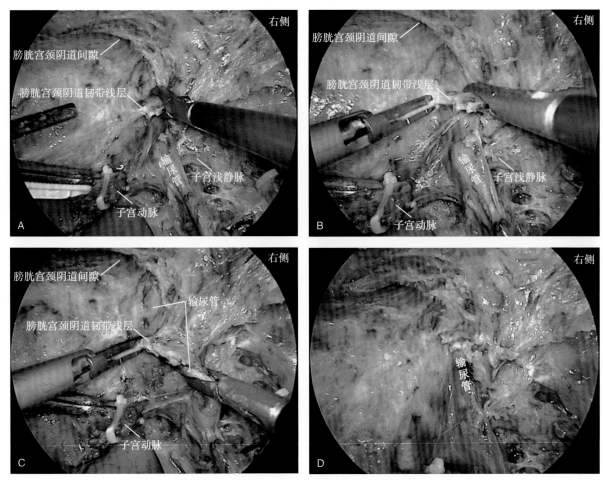

图 8-18　离断右侧膀胱宫颈(阴道)韧带浅层

九、背侧宫旁的处理

打开直肠反折腹膜,约 5mm 处离断背侧宫旁(图 8-19)。

【手术操作体会与注意事项】QM-A 型手术背侧宫旁的处理要求最小切除,约 5mm 即可。为避免发生直肠损伤,习惯打开直肠反折腹膜。

十、离断侧方宫旁

双极电凝及超声刀凝闭、离断宫旁组织。

【手术操作体会与注意事项】A 型手术要求只切除宫旁组织(图 8-20、图 8-21),不切除阴道旁组织,宫旁组织于输尿管和宫颈之间切除即可,并且在打开膀胱宫颈(阴道)韧带浅层后不需要将输尿管外推,由于微创技术需要使用能量器械,因此

这个部位的处理建议应用输尿管钳钳夹输尿管并向外侧牵拉,避免输尿管损伤。

十一、环切阴道

于穹窿下约 1cm 处,单极或超声刀环切阴道。

【手术操作体会与注意事项】此类患者大多是子宫颈锥切术后,阴道充血明显,因此环形切开阴道前,笔者团队习惯双极电凝处理阴道壁表面的血管(图 8-22),环切阴道(图 8-23)时可减少出血。环切阴道前以 200ml 灭菌蒸馏水反复冲洗阴道,遵守无瘤原则。

十二、缝合阴道断端

可吸收线连续缝合阴道断端(图 8-24)。42℃蒸馏水 3 000ml 充分冲洗创面。

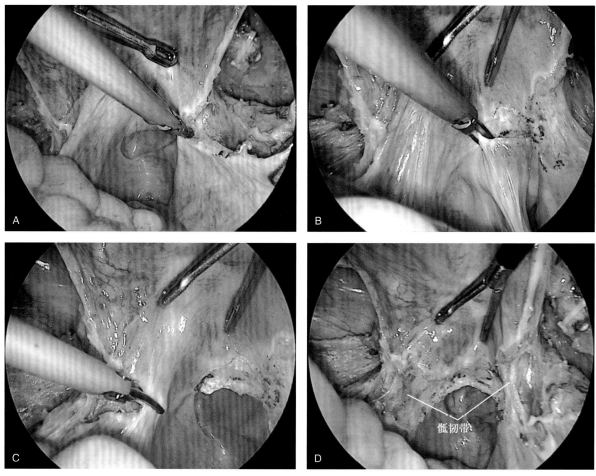

图 8-19　打开直肠反折腹膜

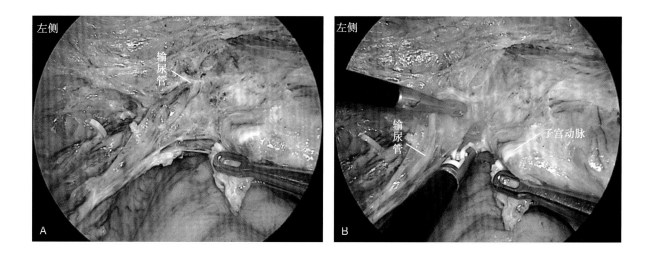

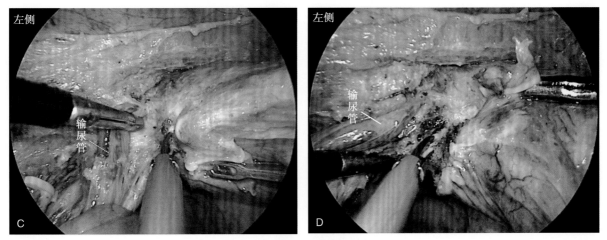

图 8-20 离断左侧宫旁组织

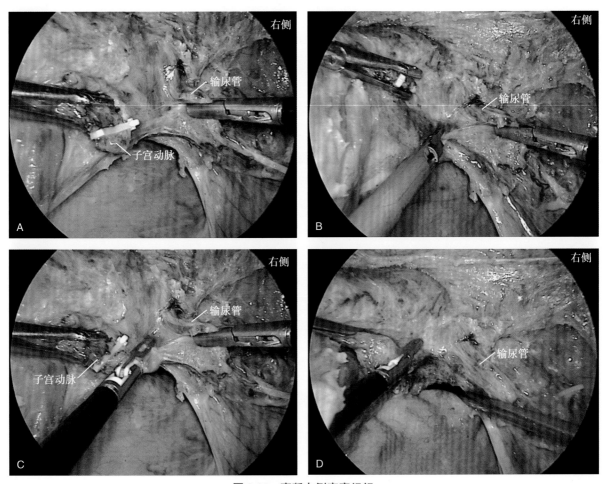

图 8-21 离断右侧宫旁组织

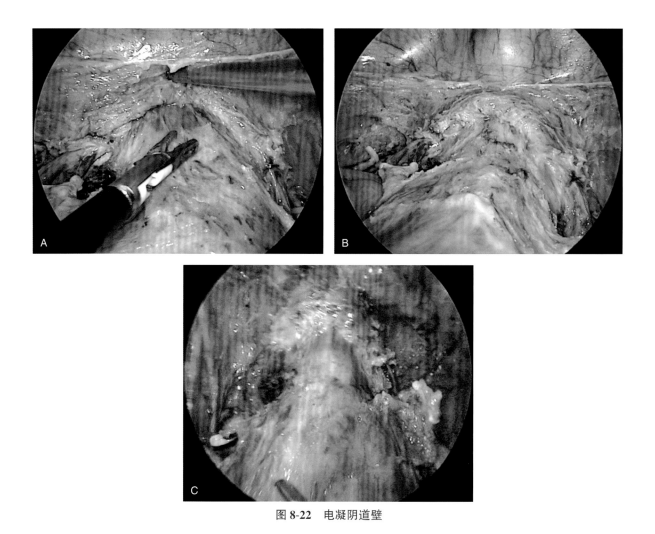

图 8-22 电凝阴道壁

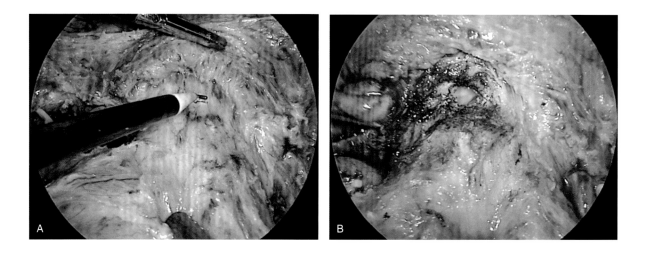

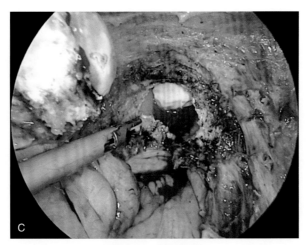

图 8-23 环切阴道

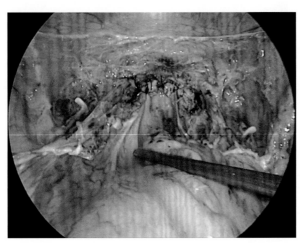

图 8-24 缝合阴道断端

QM-A 型广泛性子宫切除术(腹腔镜)见视频 8-1;QM-A 型广泛性子宫切除术(机器人)见视频 2。

视频 8-1   视频 8-2

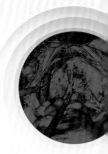

第九章

QM-B1/B2 型广泛性子宫切除术

B1 型广泛子宫切除术

适用于ⅠA1期伴有脉管癌栓、ⅠA2期患者的一种手术治疗方式，此类患者大多是在锥切之后诊断为ⅠA1期，切缘阴性病例。研究指出子宫颈鳞状细胞癌跳跃性转移概率较低，但是子宫颈腺癌具有跳跃性转移的可能，我们不能确保宫颈内无残余癌灶，因此笔者团队仍采取悬吊子宫的方式来进行此手术，避免可能因举宫引起的医源性肿瘤播散。阴道环切时，行环形缝合封闭阴道，同时使用灭菌蒸馏水200ml反复冲洗阴道，努力做到无瘤原则。

一、显露侧腹膜后间隙

将骨盆漏斗韧带向内侧牵拉，于骨盆漏斗韧带、髂总血管、输尿管交汇处锐性切开侧腹膜，沿着髂血管与腰大肌间隙切开至圆韧带与侧腹膜交汇处，自圆韧带与侧腹膜交汇处，沿着圆韧带向宫角处锐性切开侧腹膜，即可显露出侧腹膜后间隙（图9-1A~F）。

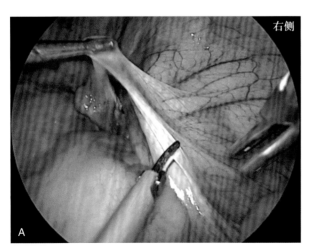 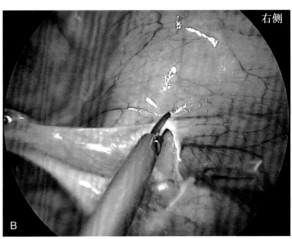

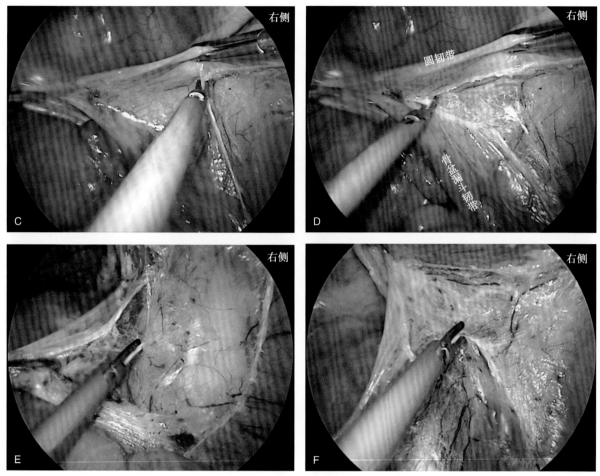

图 9-1 打开侧腹膜后间隙

二、处理附件与子宫圆韧带

打开侧腹膜后间隙，充分直视输尿管前提下，将骨盆漏斗韧带向腹侧提拉，锐性裸化骨盆漏斗韧带，血管夹夹闭骨盆漏斗韧带，超声刀锐性切断（图 9-2A~F）。继续紧贴骨盆漏斗韧带剪开侧腹膜至宫角处，于靠近盆壁处切断圆韧带（图 9-3A~D）并将其锐性分离至靠近宫角处（图 9-4A、B）。

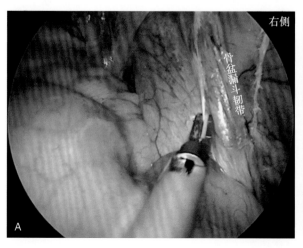

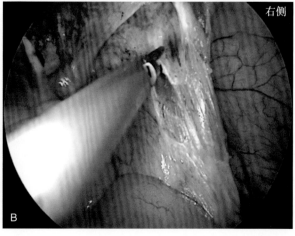

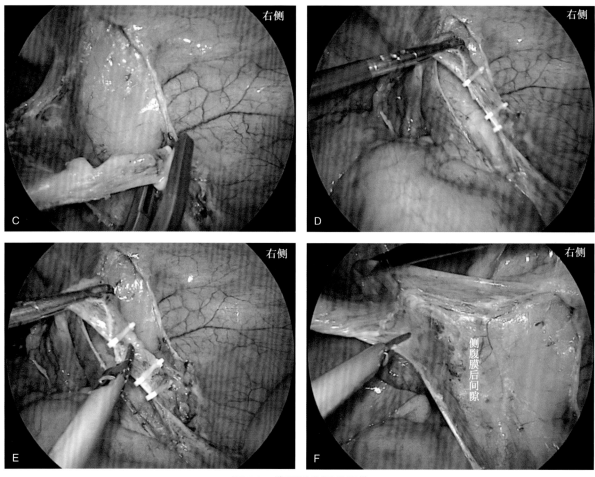

图 9-2 离断骨盆漏斗韧带

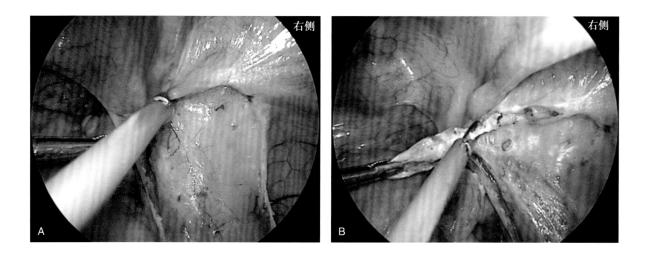

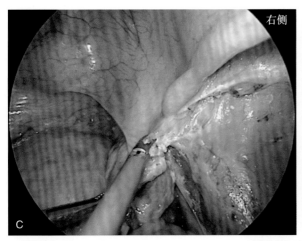
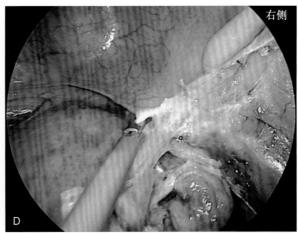

图 9-3 离断圆韧带

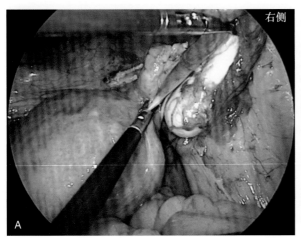
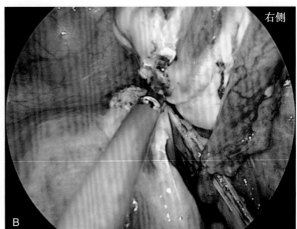

图 9-4 切除附件

三、悬吊子宫

对于相对较大的子宫腺肌症合并粘连病例,宫底缝合可吸收缝线悬吊提拉子宫张力不足,提拉效果欠佳,笔者团队习惯切除双侧附件后,采用布带于子宫峡部结扎,随后取耻骨联合上切口置入持针器提拉结扎布带悬吊子宫(图 9-5A~D)。

四、显露侧方宫旁重要解剖结构

1. 显露闭孔间隙,将侧腹膜向内侧牵拉,超声刀锐性分离侧腹膜后间隙,游离出髂内动脉,先沿着髂内动脉外侧缘游离处闭孔间隙(图 9-6A~F)。

【手术操作体会与注意事项】游离闭孔间隙的目的在于可以充分将髂内动脉向外侧牵拉,为后续侧方宫旁处理提供足够张力。

2. 显露子宫动脉,向外侧牵拉髂内动脉,向内侧牵拉侧腹膜,锐性分离显露出子宫动脉走行。对于不容易辨识子宫动脉走行的患者,可以采用超声刀锐性分离输尿管与髂内动脉之间间隙,即子宫动脉头侧拉氏直肠侧间隙与尾侧膀胱侧间隙,直至充分显露出子宫动脉的走行(图 9-7A~D、9-8A~D)。

【手术操作体会与注意事项】B 型手术要求于输尿管水平切除侧方宫旁组织,笔者团队认为直接于输尿管上方离断子宫动脉,输尿管损伤风险增加,可将拉氏直肠侧间隙与膀胱侧间隙稍作分离,显露部分子宫动脉近心端,为安全离断子宫动脉奠定基础。

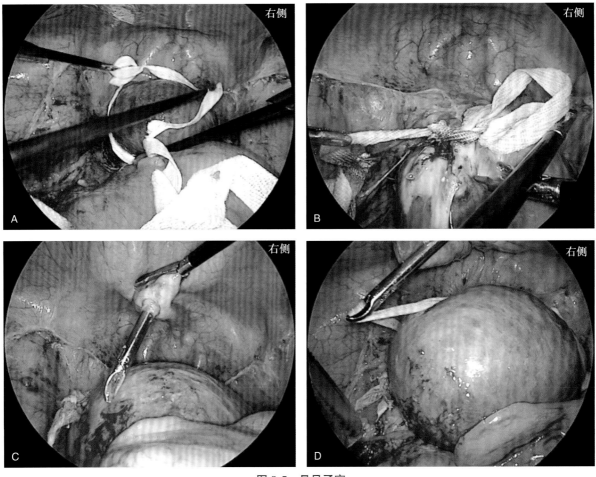

图 9-5　悬吊子宫

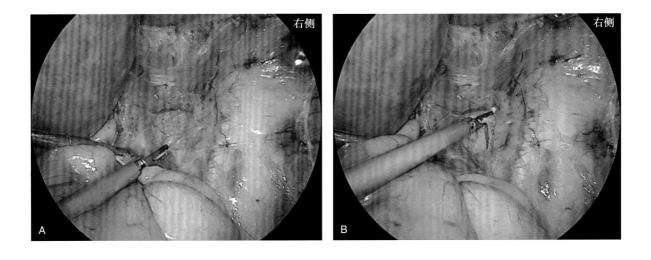

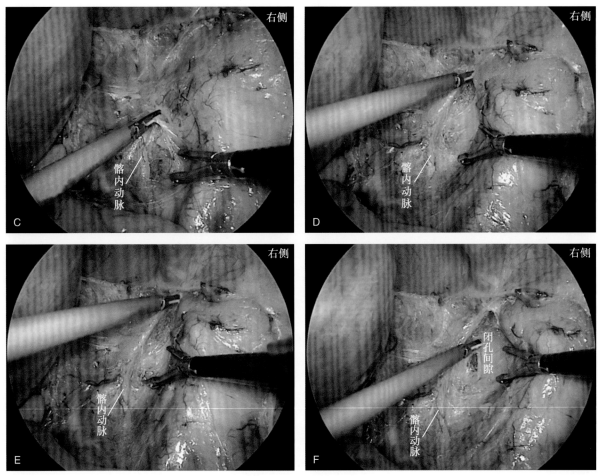

图 9-6 显露闭孔间隙

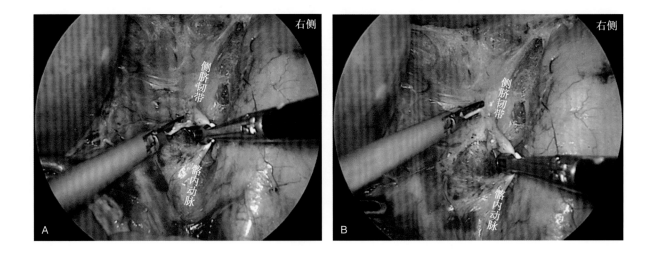

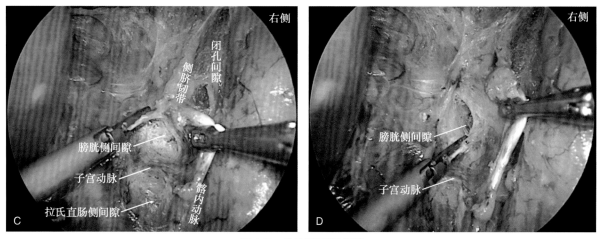

图 9-7　分离膀胱侧间隙

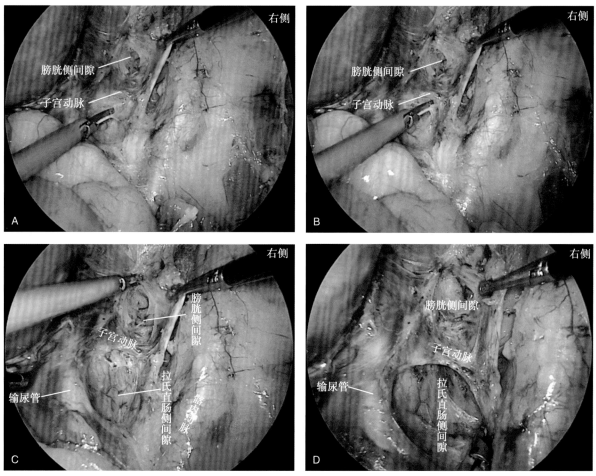

图 9-8　分离拉氏直肠侧间隙

3. 显露冈林直肠侧间隙,向内侧牵拉侧腹膜,向外侧牵拉输尿管,超声刀锐性分离侧腹膜与输尿管间冈林直肠侧间隙,并逐步向背侧与尾侧扩大,尾侧游离至靠近宫旁处(图 9-9A~F)。

【手术操作体会与注意事项】冈林直肠侧间隙打开过程中需保持输尿管系膜的完整性,即使不经意间将输尿管系膜打透,仍要向背侧继续打深,将腹下神经丛从直肠侧壁的腹膜中分离出来,即冈林直肠侧间隙的外侧为输尿管及其系膜和腹下神经丛。

五、背侧宫旁处理

B 型手术要求背侧宫旁骶韧带的切除范围是直肠反折腹膜水平,笔者团队习惯先将直肠侧壁系膜从骶韧带内侧缘稍做锐性游离,这样既可以

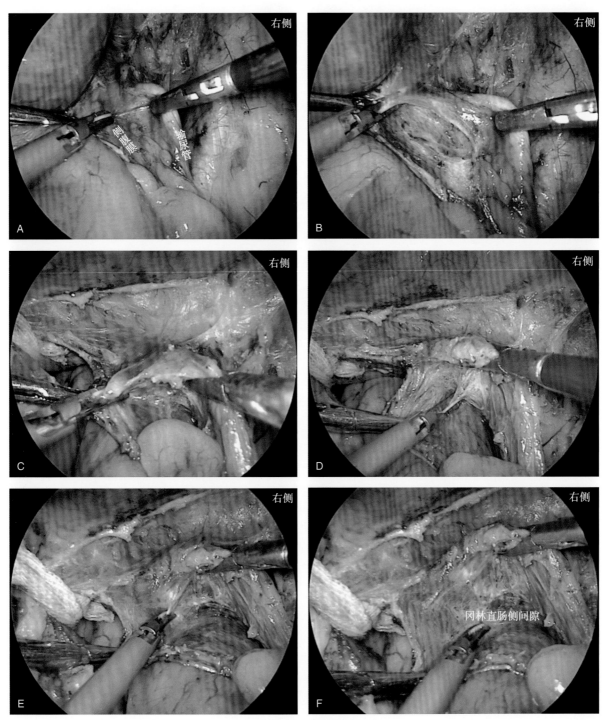

图 9-9 分离冈林直肠侧间隙

保证直肠反折腹膜水平切除范围,又可在离断骶韧带时不易伤及肠管,同时也可以避免从正中部位打开直肠反折腹膜时进入错误间隙,导致分离困难。一旦经正中部位进入错误间隙,可通过两侧的正确间隙,重新定位正中部位直肠前壁与阴道后壁之间的间隙。如图 9-10~ 图 9-14 所示。

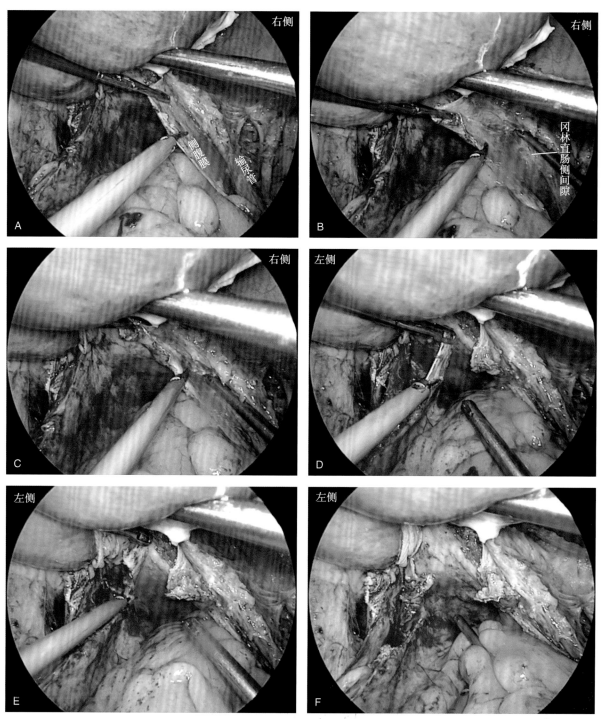

图 9-10 打开两侧侧腹膜

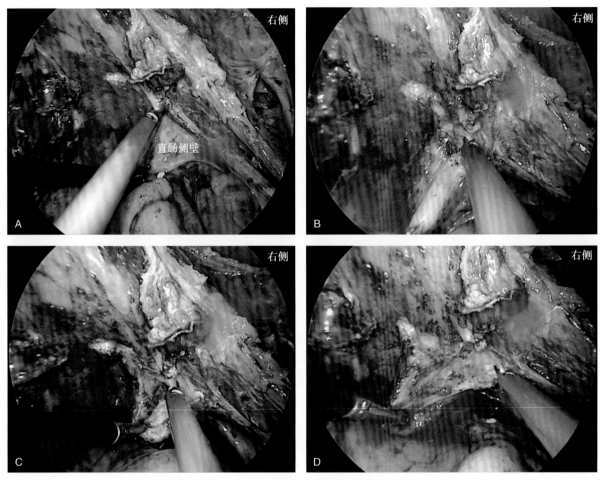

图 9-11 游离右侧直肠侧壁

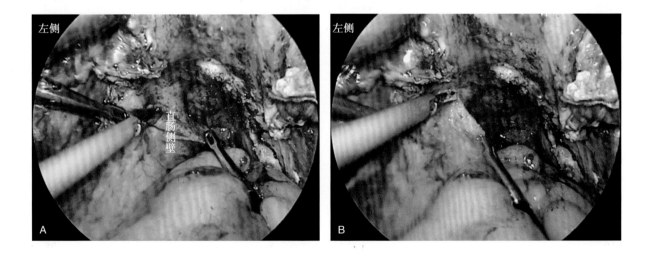

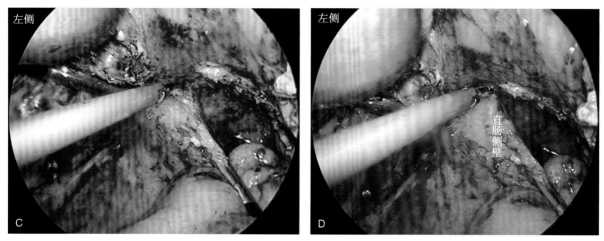

图 9-12　游离左侧直肠侧壁

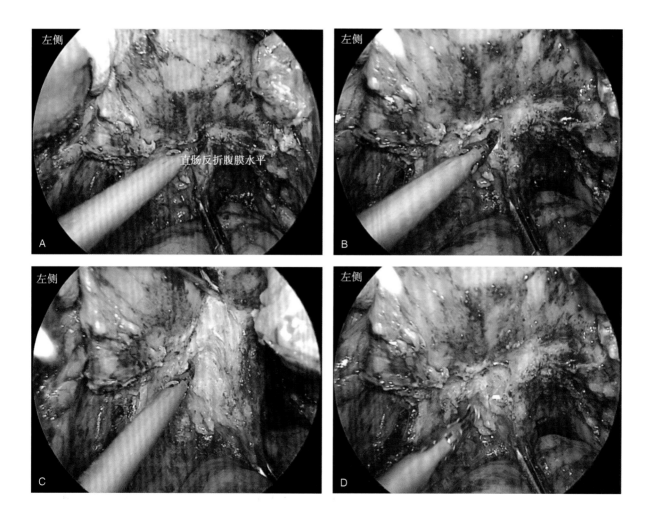

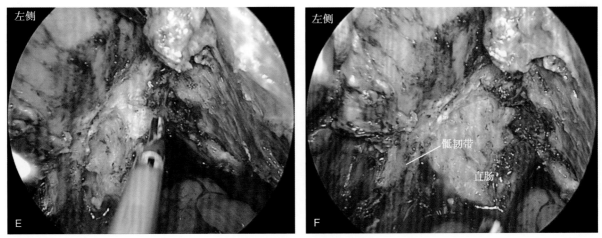

图 9-13 打开直肠阴道间隙

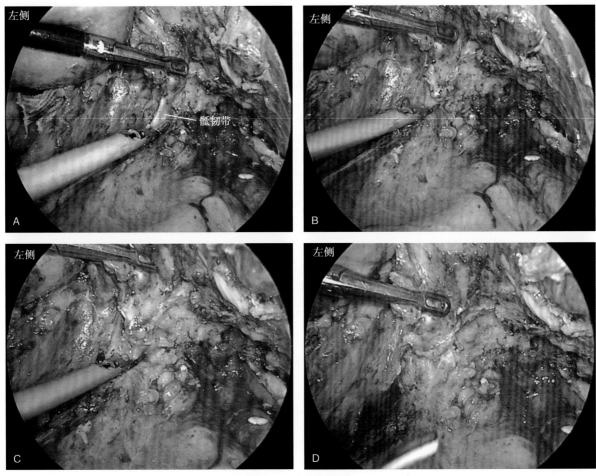

图 9-14 离断骶韧带

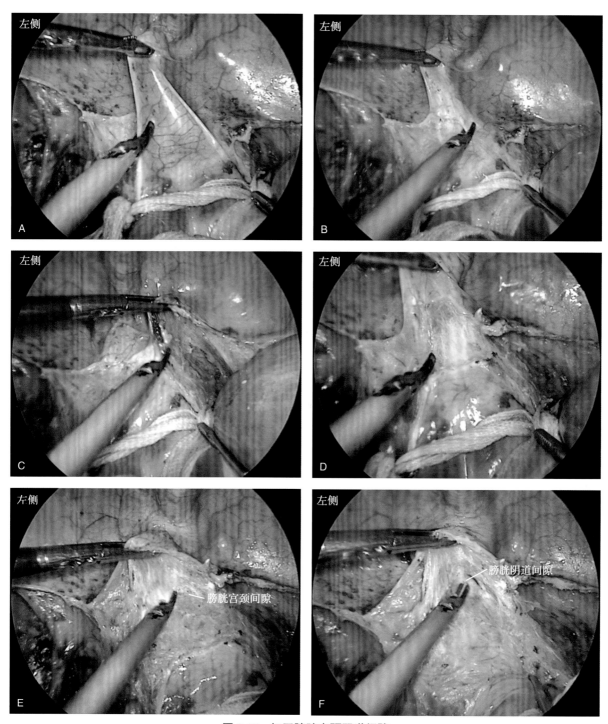

图 9-15 打开膀胱宫颈阴道间隙

六、显露膀胱宫颈间隙及膀胱阴道间隙

将子宫向头侧提拉,膀胱反折腹膜向腹侧、尾侧提拉,超声刀于"黄白"交界处锐性切开,继续将膀胱向腹侧、尾侧提拉,超声刀锐性分离后显露出膀胱宫颈间隙与膀胱阴道间隙(图 9-15)。

七、处理子宫动脉

对抗式牵拉子宫动脉及输尿管,钝锐结合将子宫动脉与输尿管充分游离开(图 9-16A~J),于子宫动脉跨越输尿管处行血管夹夹闭后离断(图 9-17A~D、9-18A~F)。

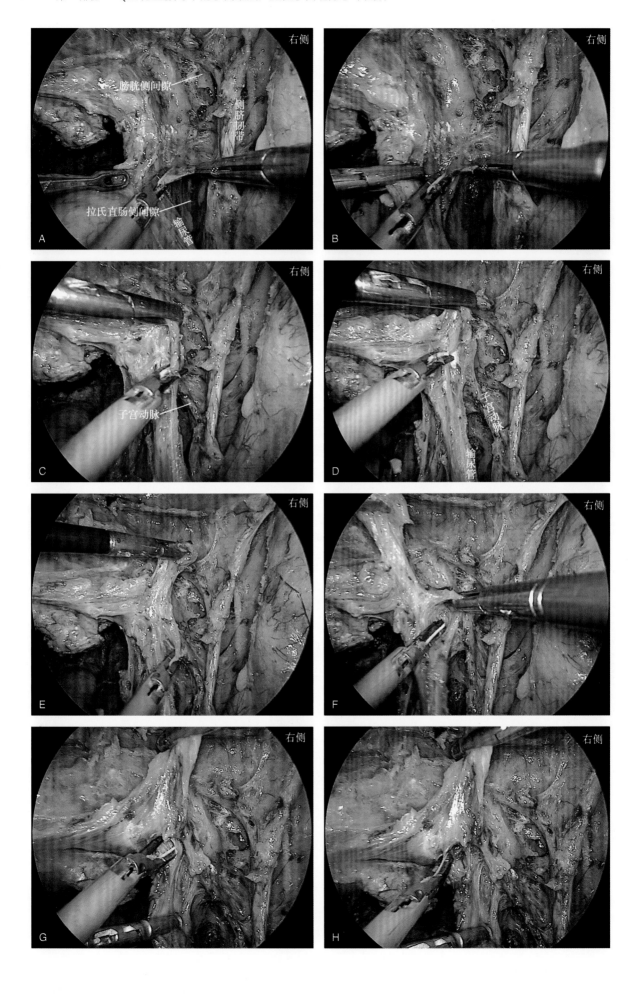

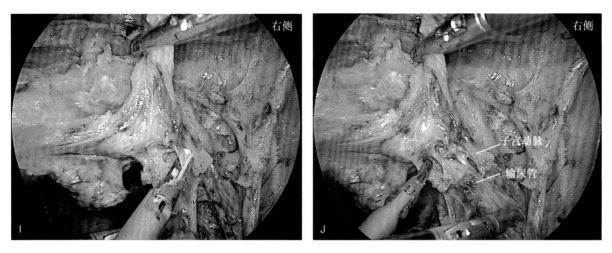

图 9-16　分离子宫动脉

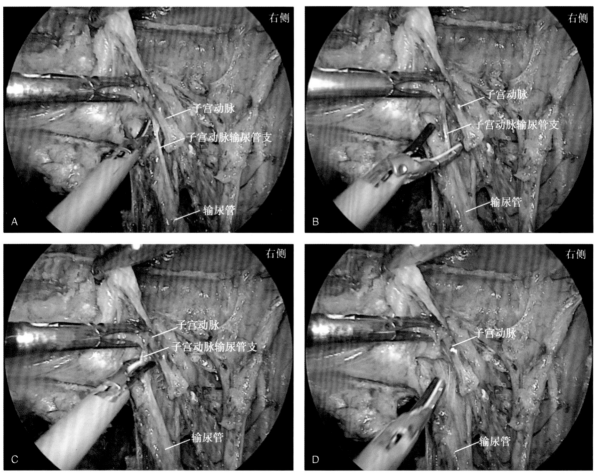

图 9-17　离断子宫动脉输尿管支

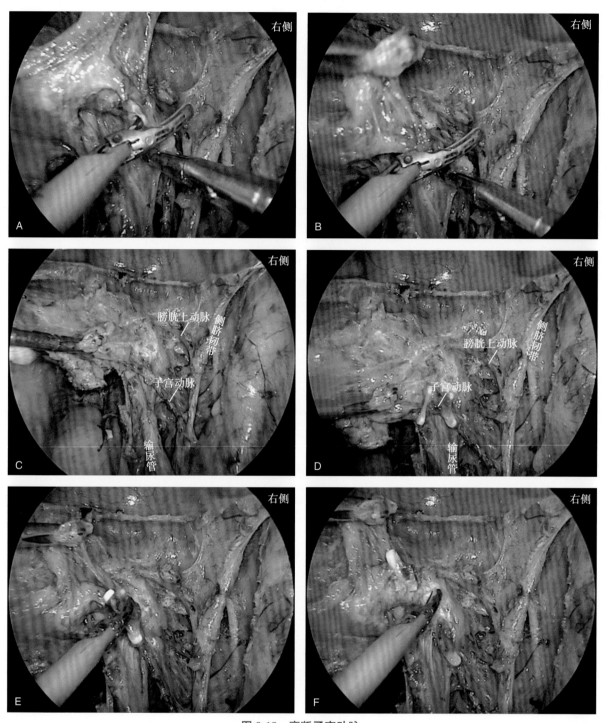

图 9-18 离断子宫动脉

【手术操作体会与注意事项】直接于输尿管水平离断子宫动脉,往往是不安全的,因两者交汇处关系紧密,直接离断子宫动脉易发生输尿管损伤,且此处富含子宫动脉输尿管滋养支血管,一旦发生出血,会致间隙层次不清,进一步增加输尿管损伤风险。

八、显露阴道旁间隙

将膀胱向腹侧、尾侧牵拉,超声刀锐性横向扩大膀胱阴道间隙,显露阴道旁间隙(图 9-19A~L)。

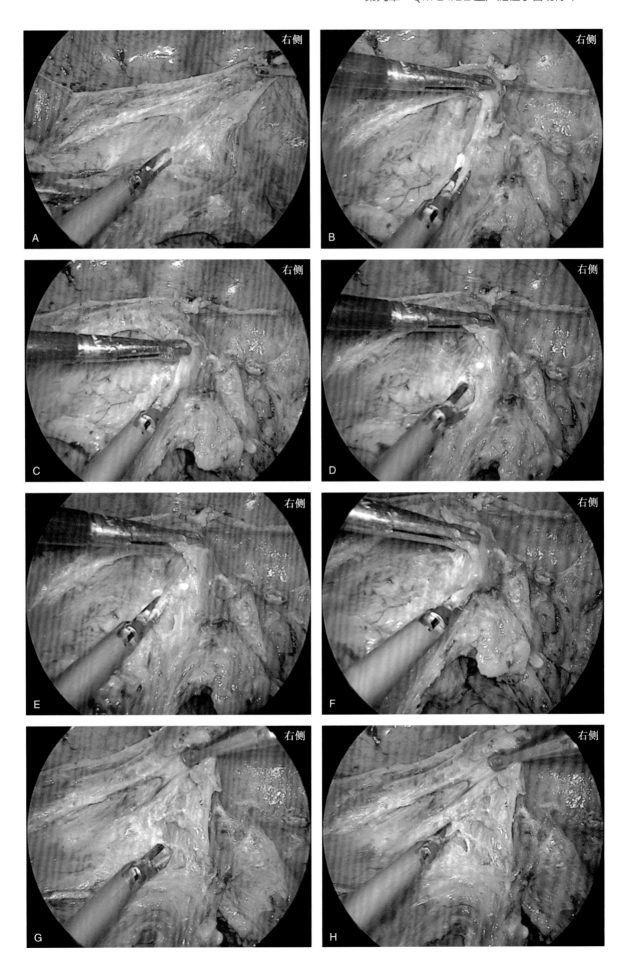

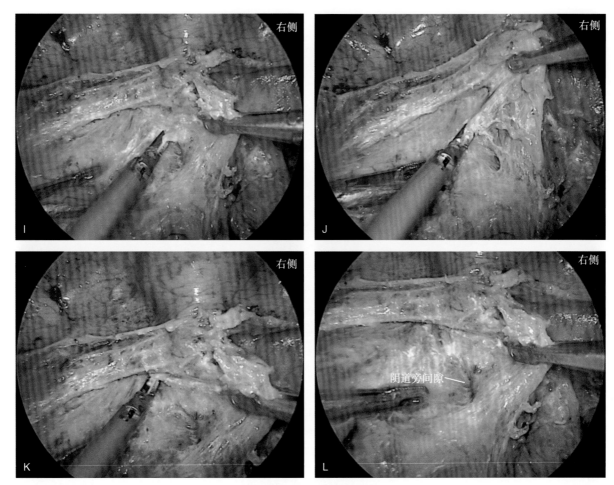

图9-19　分离阴道旁间隙

【手术操作体会与注意事项】

1. 此步骤尤为重要,取决于膀胱宫颈(阴道)韧带是否可以安全处理。笔者团队在膀胱宫颈(阴道)韧带处理上习惯利用此间隙,可以在直视输尿管"隧道"入口和出口的前提下,安全离断膀胱宫颈(阴道)韧带浅层,即使离断过程中有出血,也可以从容不迫地进行缝合、电凝止血,不必担心输尿管的损伤。

2. B型手术无需离断膀胱宫颈(阴道)韧带深层,因此阴道旁间隙无需显露过深,显露至输尿管"隧道"出口即可。

3. 此处血管丰富,跨步太大容易发生出血,利用超声刀前方1/4~1/3刀头小步切割、分离。

九、离断膀胱宫颈(阴道)韧带浅层

将输尿管与膀胱向外侧牵拉,子宫动脉断端向内侧牵拉,此时输尿管走行似屈曲的"膝部",膝部的腹、内侧即为膀胱宫颈(阴道)韧带浅层膝上部内侧叶,避开输尿管,予以离断(图9-20A~G)。

【手术操作体会与注意事项】详见膀胱宫颈(阴道)韧带解剖。

十、显露部分宫旁及阴道旁结缔组织

钳夹输尿管并充分向外牵拉,超声刀锐性扩大阴道旁间隙,显露部分宫旁及阴道旁结缔组织(图9-21A~J)。

【手术操作体会与注意事项】

1. 扩大阴道旁间隙不仅可以显露出需切除的部分阴道旁结缔组织,更可以将输尿管充分外推,离开输尿管床。

2. 侧方宫旁组织的切除范围位于膀胱宫颈间隙与冈林间隙之间;腹侧宫旁组织切除位于横向扩大后的膀胱阴道间隙与冈林间隙之间。

3. 阴道旁结缔组织的切除在 QM 分型手术中虽未提及,但笔者团队认为,要实现腹侧宫旁及侧方宫旁组织的 B 型标准切除,需将部分阴道旁结缔组织显露并切除,其切除范围位于横向扩大后的膀胱阴道间隙与冈林间隙之间。

4. 侧方宫旁、腹侧宫旁及阴道旁结缔组织的

离断均位于两两间隙之间(如上述第 2、3 内容),尚未离断宫旁及阴道旁结缔组织时发现上述间隙均已"消失"。原因是将上述间隙按标准显露后,显露的实际为阴道旁结缔组织及骶主韧带复合体的融合体。

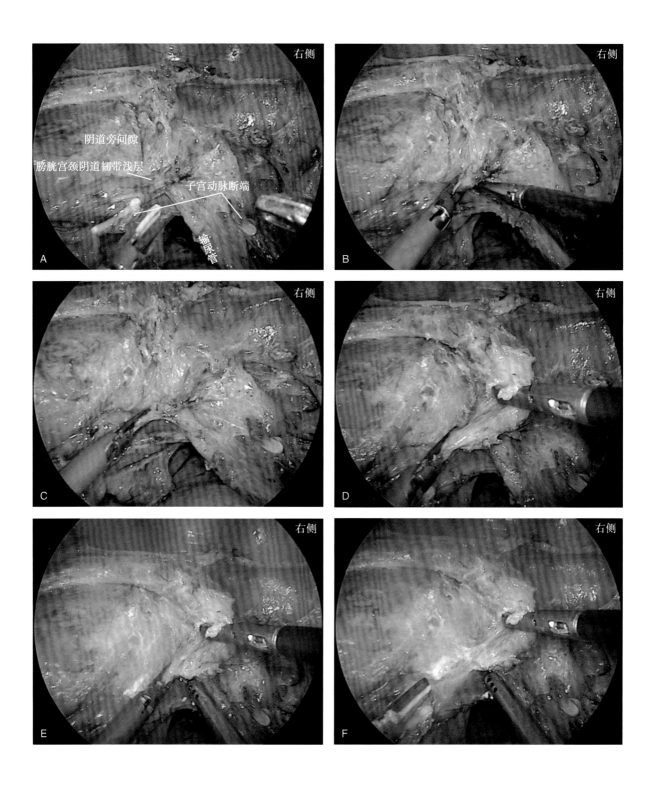

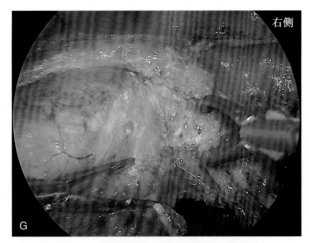

图 9-20 离断膀胱宫颈(阴道)韧带浅层

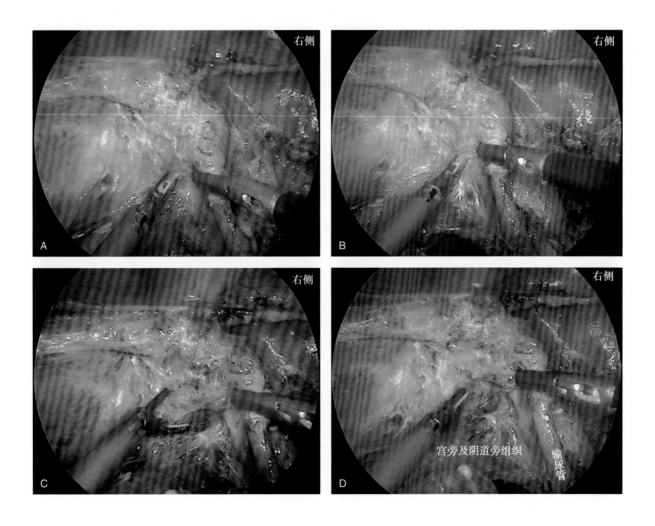

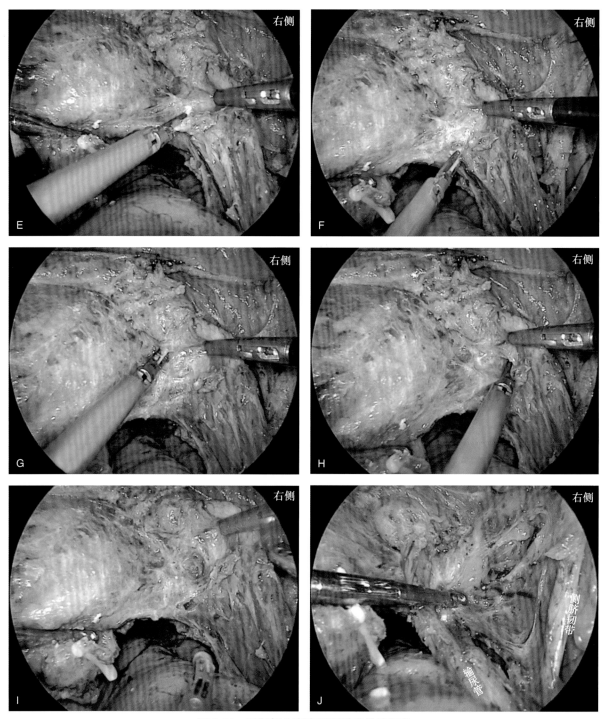

图 9-21　显露部分宫旁及阴道旁结缔组织

十一、离断部分宫旁及阴道旁结缔组织

在输尿管床中点处、垂直于侧方宫旁组织离断部分侧方宫旁组织后,逐步向尾侧离断部分腹侧宫旁及阴道旁结缔组织,尽可能以垂直阴道方向切断阴道旁结缔组织至阴道附近(图 9-22A~J)。

十二、阴道处理

1. 封闭阴道,环切阴道后自阴道完整取出子宫。

2. 可吸收线环形缝合封闭阴道(图 9-23),灭菌蒸馏水反复冲洗封闭阴道(图 9-24A、B),于子宫颈或病灶下 2cm 环切阴道(图 9-25A、B)。

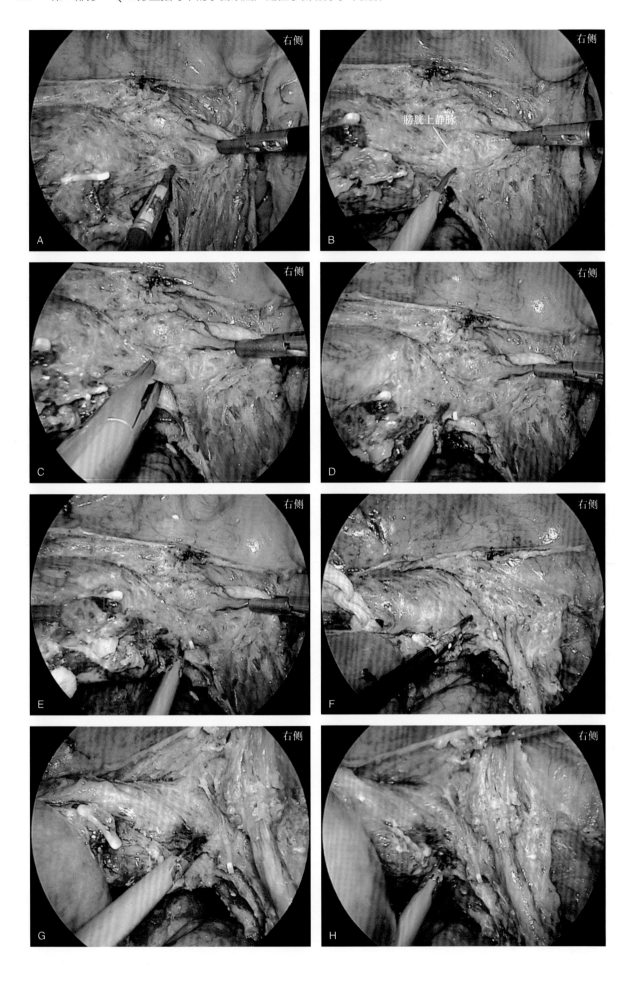

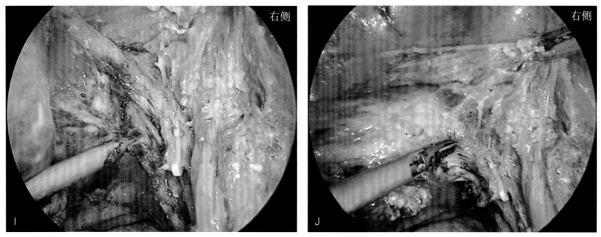

图 9-22　离断部分宫旁及阴道旁结缔组织

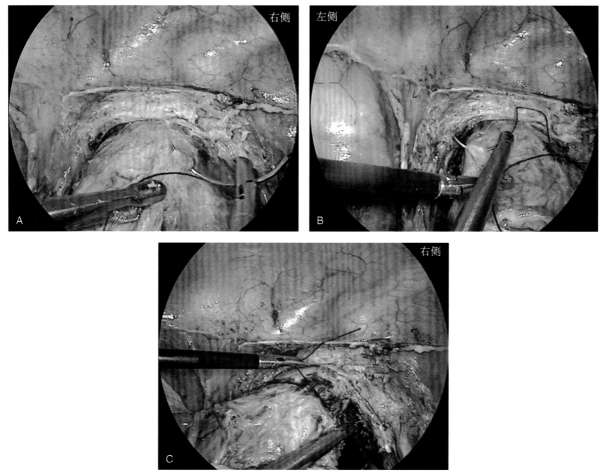

图 9-23　封闭阴道

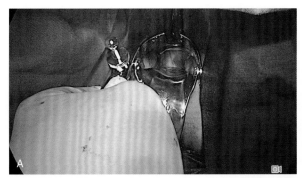
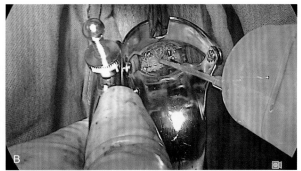

图 9-24　蒸馏水冲洗阴道

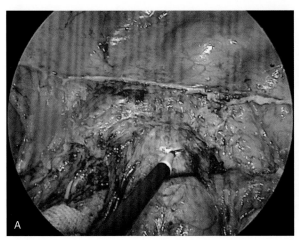
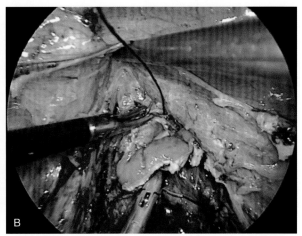

图 9-25　环切后缝合阴道

【手术操作体会与注意事项】

1. 42℃灭菌蒸馏水反复冲洗封闭阴道，环扎阴道以隔离子宫颈癌灶，再离断阴道并缝合。经阴道取出子宫的过程中注意保持子宫完整，避免切割、破坏。

2. B 型手术要求切除长度为 1cm，对于子宫颈肥大的患者，环形缝合不能封闭阴道，亦可考虑经阴式环切阴道，取出子宫。

QM-B1 型广泛性子宫切除术见视频 9-1。

B2 型广泛子宫切除术：B2 型广泛子宫切除术区别于 B1 型广泛子宫切除术，在于仅需单独切除宫旁淋巴结，其技术要点和图解详见第三部分第十五章。

视频 9-1

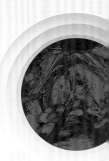

第十章

QM-C1 型广泛性子宫切除术

一、子宫悬吊

可吸收缝线于宫底"8"字缝合 2 针(图 10-1A、B),腹壁耻骨联合上方做一 0.5cm 切口,腹壁穿刺器建立通道,以腔镜持针器自该通道进入腹腔钳夹宫底缝合线提拉子宫(图 10-1C~F)。

【手术操作体会与注意事项】

缝合时笔者团队的体会是要偏向后壁进针,宫底部出针,这样后壁上抬的力量就会变大,为后续背侧宫旁的处理创造良好的暴露条件。

耻骨联合上切口于体表无固定投影位置,笔者团队采用的方法是在腹腔镜下于腹腔内确定膀胱位置,进而通过反复按压腹壁以确定腹壁穿刺孔位置,穿刺器穿刺至腹膜层后,因腹膜弹性过大,不易穿出腹膜,助手可用无损伤钳扶持穿刺部位腹膜,协助穿刺。

二、侧腹膜后间隙显露

不同于 QM-A 型及 B 型手术,C 型广泛子宫切除需要将侧腹膜后间隙充分打开,为后续处理侧方宫旁及盆腔淋巴结切除奠定基础。

1. 向内侧牵拉骨盆漏斗韧带,向腹侧、尾侧牵拉圆韧带,即可显露出侧腹膜后间隙腹侧面的侧腹膜。

2. 于骨盆漏斗韧带与髂血管交汇处锐性打开侧腹膜,沿腰大肌表面向尾侧端锐性切开,达圆韧带与侧腹膜交汇处,同时向头侧端扩大腹膜切口,为后续淋巴结切除及附件处理奠定基础。

3. 自圆韧带与侧腹膜交汇处,沿圆韧带向宫角处锐性切开侧腹膜,即可显露出侧腹膜后间隙。

【手术操作体会与注意事项】

1. 锐性打开侧腹膜前,牵拉骨盆漏斗韧带时,笔者团队认为在卵巢头侧端 1~2cm 牵拉效果更好,可充分显露出骨盆漏斗韧带盆腔段。

2. 超声刀锐性分离该间隙内的白色疏松结缔组织,进入脂肪层平面,即可显露侧方宫旁及髂血管区重要解剖结构。如遇肥胖患者,笔者团队的经验是先处理附件。可以通过牵拉阔韧带后叶,提供足够的张力进行间隙的处理。

肥胖患者手术难度加大,一例体重指数 38kg/m²、体重 113kg 的肥胖患者,其间隙处理的经验和要点如图 10-2A~J 所示。此时可向内侧腹侧牵拉骨盆漏斗韧带,助手将髂外血管向外侧轻压,超声刀锐性分离脂肪组织间隙,分离时可发现此例患者肥胖,牵拉张力不足以安全、无血化分离间隙,因此笔者团队先行附件处理。

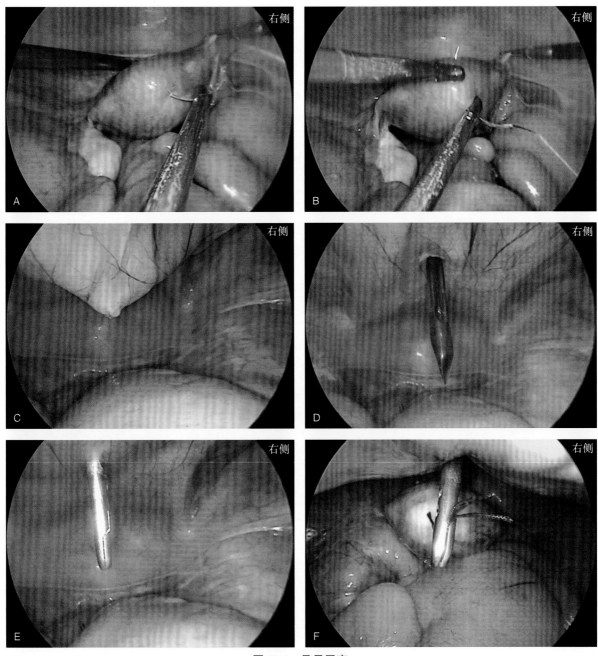

图 10-1　悬吊子宫

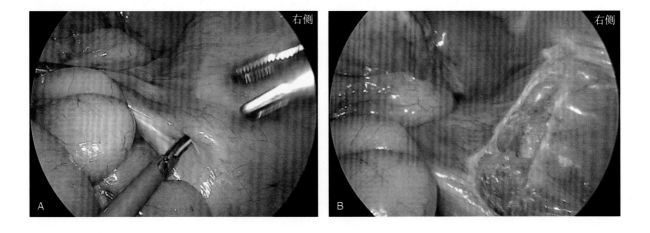

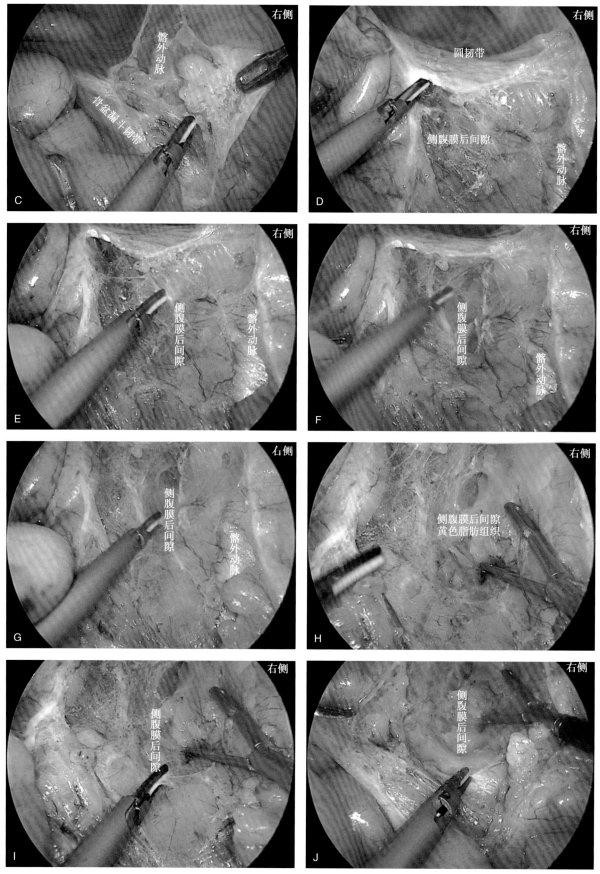

图 10-2 显露侧腹膜后间隙

三、附件处理

附件切除相对简单不再赘述。保留卵巢处理如图 10-3、图 10-4、图 10-5 所示。

将骨盆漏斗韧带向腹侧牵拉,于骨盆漏斗韧带与髂血管交汇处锐性剪开骨盆漏斗韧带表面腹膜,直视输尿管或者侧腹膜薄化至可透视对侧的前提下,紧贴骨盆漏斗韧带向宫角方向切断侧腹膜,而后紧贴输卵管自伞端向宫角方向切断输卵管,紧贴宫角切断卵巢固有韧带,将卵巢置于髂窝。

【手术操作体会与注意事项】

不要将部分输卵管伞遗留在卵巢表面,务必紧贴输卵管凝闭系膜血管,减少对卵巢血供影响。

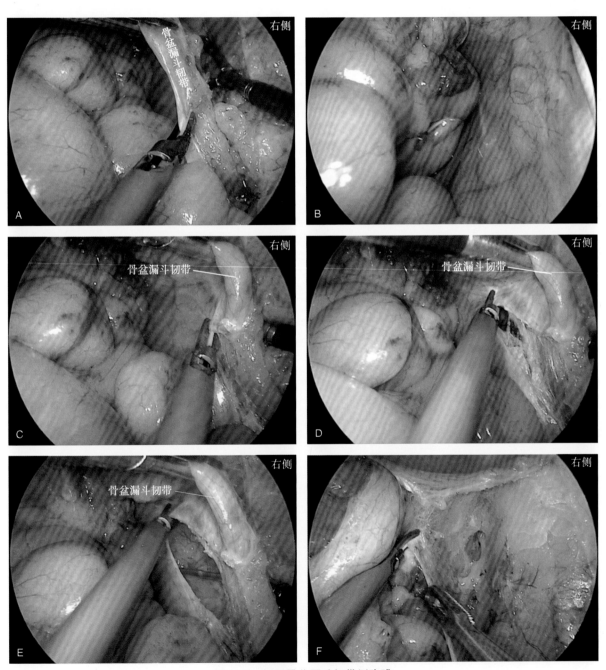

图 10-3 打开骨盆漏斗韧带侧腹膜

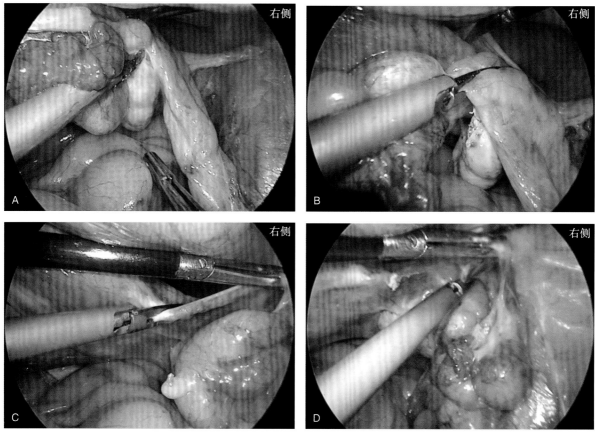

图 10-4　切除输卵管

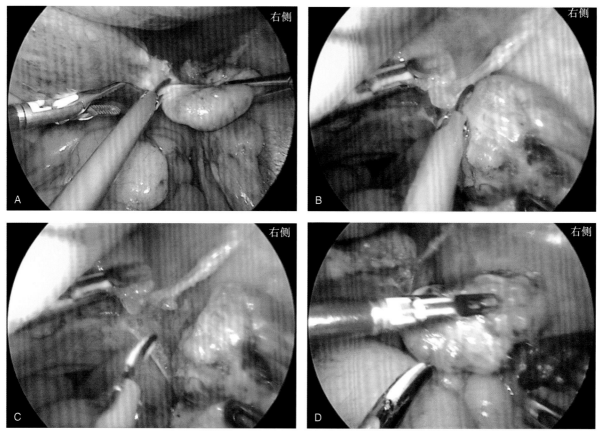

图 10-5　离断卵巢固有韧带

四、显露闭孔间隙

继续扩大侧腹膜后间隙,为侧方宫旁处理奠定基础。向内侧牵拉侧腹膜,超声刀在间隙内锐性分离,仔细辨认重要解剖结构,避免血管及输尿管损伤(图 10-6A~J)。

【手术操作体会与注意事项】

肥胖患者很难直接暴露髂内动脉、输尿管、子宫动脉平面,需要分离其表面的脂肪组织。这些覆盖解剖结构的脂肪组织间似乎没有"天然的"间隙,可以通过观察脂肪组织形态上的细微差别进行鉴别,有经验的术者从胚胎源性角度分析,这些脂肪组织可能存在两种来源:一种是髂血管区域淋巴脂肪组织的延续,另一种是输尿管周围附着的脂肪组织。通过对抗式牵拉,可以发现两者之间存在的间隙,超声刀在两者之间的间隙中钝锐结合分离(于头侧分离该区域离子宫动脉较远,可避免分离过程中误伤子宫动脉),易于显露下方的髂内动脉。此时沿着间隙继续分离髂内动

脉及其延续至远端的侧脐韧带,向内侧牵拉髂内动脉,并继续紧贴髂内动脉外侧缘向背侧、尾侧游离即可显露闭孔间隙。笔者考虑沿髂内动脉外侧游离相对安全,由于髂内动脉外侧分支血管较少,通常仅有一支向盆壁侧发出的闭孔动脉,而内侧分支较多,且位置通常不固定。尤其子宫动脉分支往往在髂内动脉表面,易造成损伤,导致术野模糊。并且分离开这个间隙后,通过向外侧牵拉侧脐韧带,可为后续侧方宫旁处理提供足够张力。

五、侧方宫旁处理

1. 显露子宫动脉,向内侧牵拉侧腹膜及输尿管,向外侧牵拉侧脐韧带,于输尿管和侧脐韧带之间的间隙锐性分离,逐步显露出子宫动脉(图 10-7A~D)。

2. 显露膀胱侧间隙,于子宫动脉尾侧端分离输尿管与侧脐韧带之间的间隙,逐步解剖出膀胱侧间隙(图 10-8A~F)。

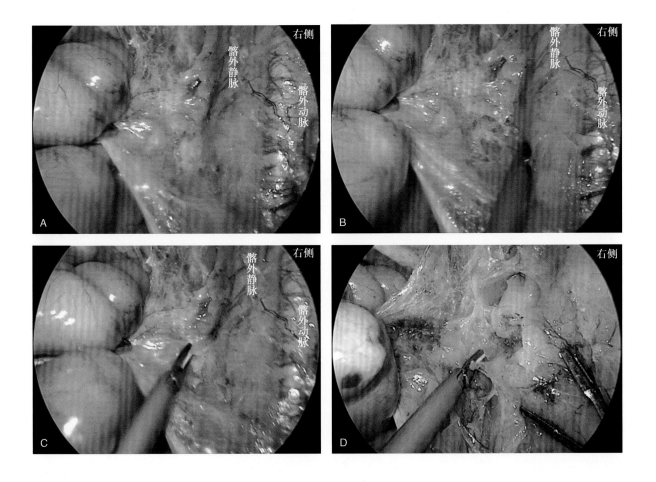

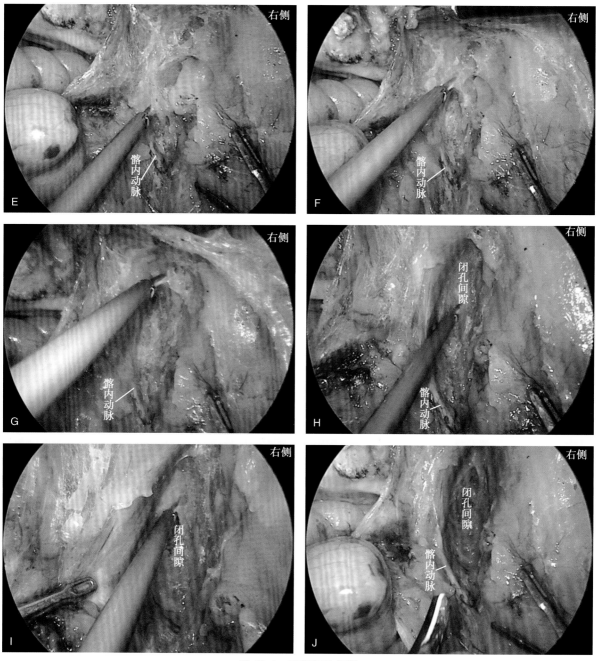

图 10-6 显露闭孔间隙

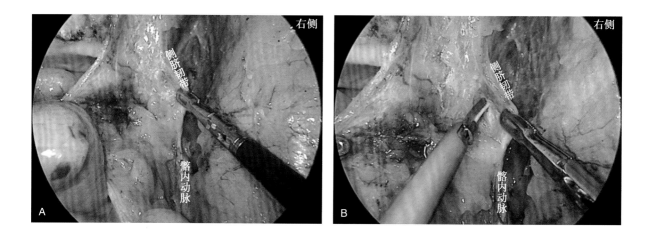

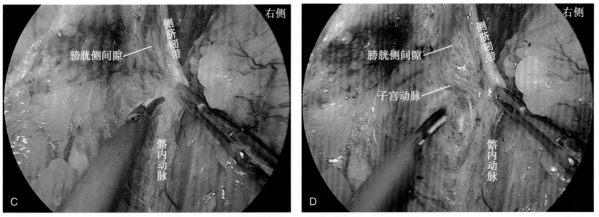

图 10-7　显露出子宫动脉

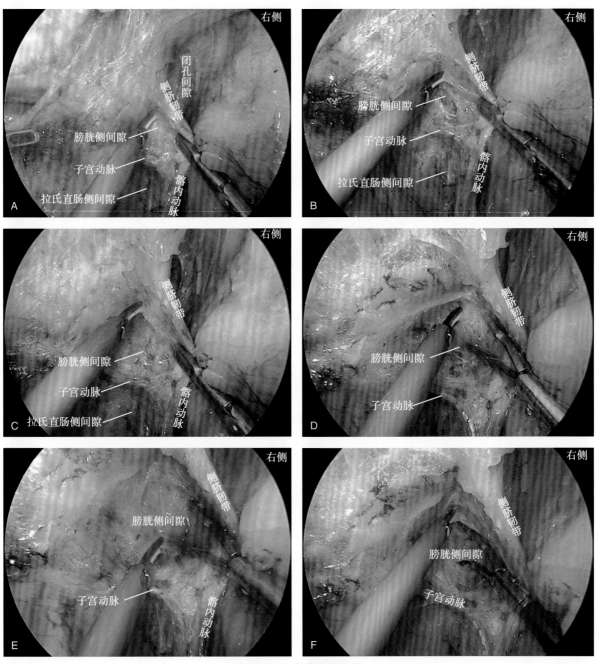

图 10-8　分离膀胱侧间隙

3. 显露拉氏直肠侧间隙,于子宫动脉头侧分离髂内动脉与输尿管,显露出拉氏直肠侧间隙(图 10-9A~F)。

【手术操作体会与注意事项】

笔者团队习惯先分离膀胱侧间隙,因该间隙内输尿管与髂内动脉距离较拉氏直肠侧间隙宽,分离过程中不易发生输尿管损伤,且髂内动脉与输尿管之间互相反向牵拉后,可形成足够的张力,易于分离。

拉氏直肠侧间隙的分离风险相对较高,由于

该间隙外侧的髂内动脉、髂内静脉与内侧的输尿管及直肠侧壁关系紧密,若操作不当,容易发生输尿管及髂内动脉的损伤。操作要点在于向内侧充分牵拉侧腹膜,向外侧牵拉髂内动脉,保持足够的张力,将该间隙先打宽、再打深。分离过程中不必急于寻找子宫浅静脉、子宫深静脉等重要解剖结构,尤其在肥胖患者手术过程中,耐心仔细地将膀胱侧间隙及拉氏直肠侧间隙充分打开,即可显露出两者之间的子宫动脉、子宫静脉等重要解剖结构。

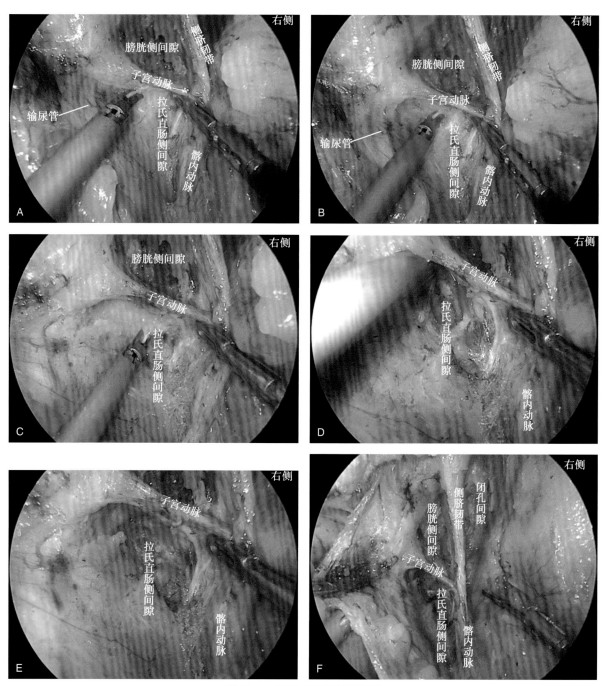

图 10-9 分离拉氏直肠侧间隙

六、显露冈林间隙

向内侧牵拉侧腹膜,向外侧牵拉输尿管,锐性分离两者之间的间隙。

不保留神经的 C2 型手术仅作输尿管的游离,向内侧牵拉侧腹膜,向外侧牵拉输尿管,锐性分离两者之间的间隙,分离至输尿管背侧系膜显露出 2cm 左右,此时离断系膜不会影响输尿管血

运或者伤及输尿管(图 10-10A~J)。

【手术操作体会与注意事项】保留神经功能的 Q-M C1 型手术,需要充分解剖出冈林间隙。笔者团队体会,冈林间隙头侧尽量打宽,最好直至髂内动脉分叉水平,可以为神经的精确辨认提供有力证据;尾侧尽量靠近骶韧带、主韧带、阴道旁结缔组织交汇处;背侧达直肠侧壁水平;外侧尽量保留输尿管及其背侧系膜的完整性。此间隙的游离相对并不复杂,因为该区域内无血管走行,超

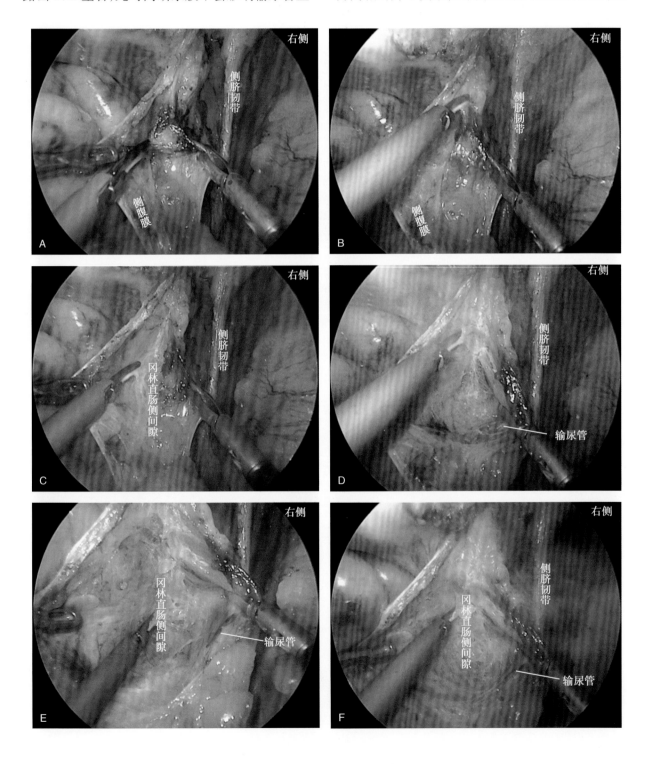

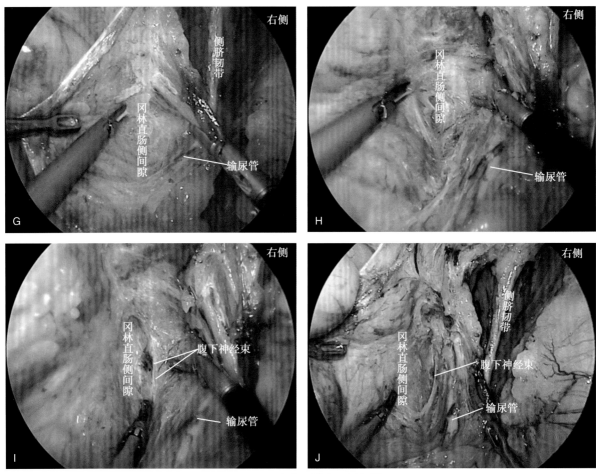

图 10-10 分离冈林直肠侧间隙

声刀于间隙内疏松的白色结缔组织结构中锐性分离就可以逐渐显露出腹下神经束。

七、侧方宫旁组织的离断

牵拉暴露膀胱侧间隙及拉氏直肠侧间隙,在两者间隙之间紧贴髂内血管内侧,利用血管夹逐一夹闭侧方宫旁组织血管,并逐一切断(图 10-11~图 10-13)。

【手术操作体会与注意事项】

1. C1 型手术要求侧方宫旁紧贴髂内血管内侧将子宫动脉、子宫浅静脉、子宫深静脉进行离断,此过程中也可能遇见直肠中动脉及数支(2~4 支)从不同方向汇入髂内静脉的子宫深静脉及其他变异血管等。

2. C1 型手术离断子宫深静脉后尽量不继续向背侧分离,因为盆腔内脏神经位于子宫深静脉背侧,尤其是在子宫深静脉汇入髂内静脉处最易显露,继续能量器械锐性分离,容易发生神经损伤。笔者团队在这一步只处理侧方宫旁血管部,神经部的显露留在后面神经保留时进行。

3. 血管夹处理侧方宫旁血管是相对安全可靠的。其一,闭合及离断血管时相较能量器械不易发生周围神经损伤,尤其是在子宫深静脉的处理上,因为其背侧的盆腔内脏神经丛是系统保留盆腔自主神经功能的关键所在。其二,血管夹夹闭后,组织剪刀离断。尤其是在子宫深静脉的处理上,即使是超声刀这种低能量器械,在切断此处血管时也会发生血管挛缩,容易导致血管夹的安全距离不足,甚至操作过程中血管夹可能因受热发生融化,造成夹闭的血管夹脱落,引起出血,致使 C1 型手术失败。

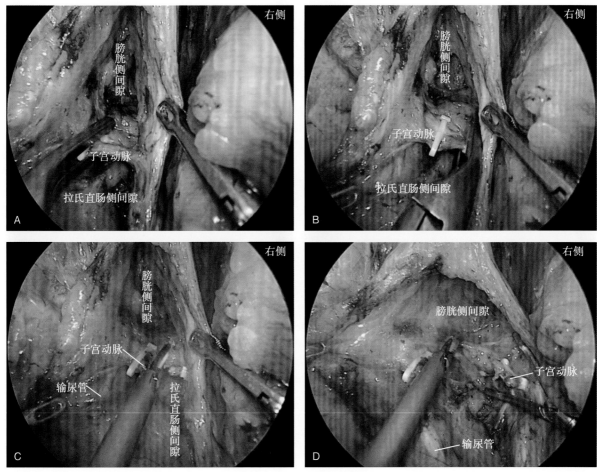

图 10-11　离断子宫动脉

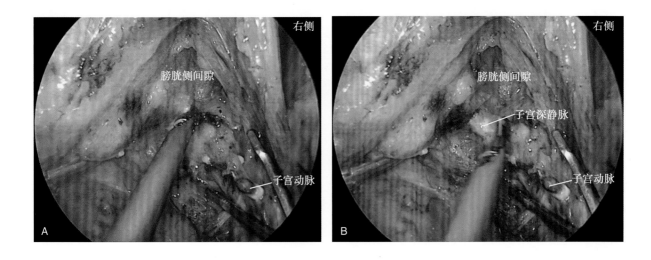

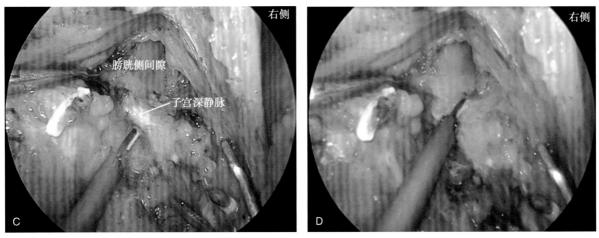

图 10-12 游离子宫深静脉

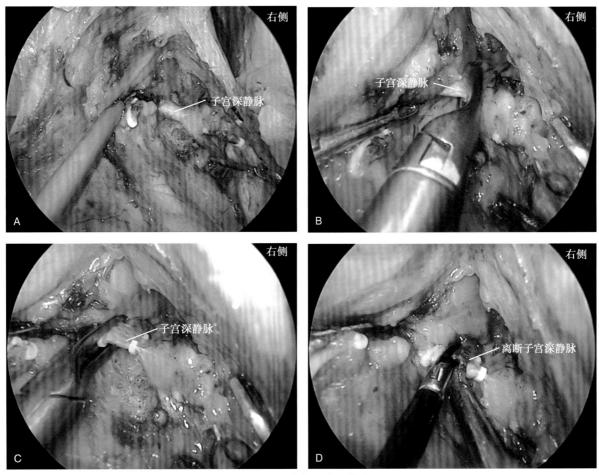

图 10-13 离断子宫深静脉

八、背侧宫旁的显露

将侧腹膜向外侧牵拉,直肠侧壁向内侧牵拉,超声刀锐性分离,至直肠侧壁水平(图 10-14A~F)。向头侧牵拉直肠,向腹侧、尾侧牵拉子宫,锐性打开直肠反折腹膜,锐性分离阴道直肠间隙(图 10-15A~H)。

【手术操作体会与注意事项】

1. 笔者团队习惯于从侧方入路打开阴道直肠间隙,C1 型手术骶韧带的切除范围要求于直肠水平切除,直肠侧壁通常是附着于骶韧带的内侧中段,且腹膜部分往往有明显的"黄白"分界线,分离开两者间隙并向背侧分离至直肠侧壁水平。再从阴道直肠间隙正中入路打开直肠反折腹膜，将阴道直肠间隙打深，并向两侧打宽，再与侧方入路间隙汇合，即可将直肠侧壁与骶韧带中段安全分离开，避免直肠侧壁的损伤，将直肠变为"水平状态"，并且在骶韧带处理时可达到足够、安全的切除范围。

2. 在间隙的打开与分离过程中，可以从膜解剖的理念来思考。优势体现在：①间隙打开时，腹膜位置可于两胚原单位融合处的"膜桥"，即腹膜"黄白"交界处；②间隙分离时，锐性分离间隙内的白色疏松结缔组织（位于两个不同胚原单位之间）。

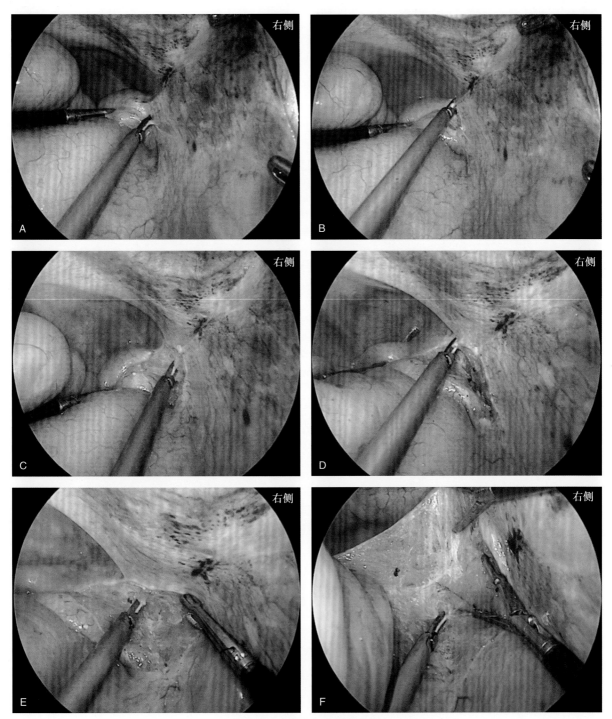

图 10-14 分离直肠侧壁间隙

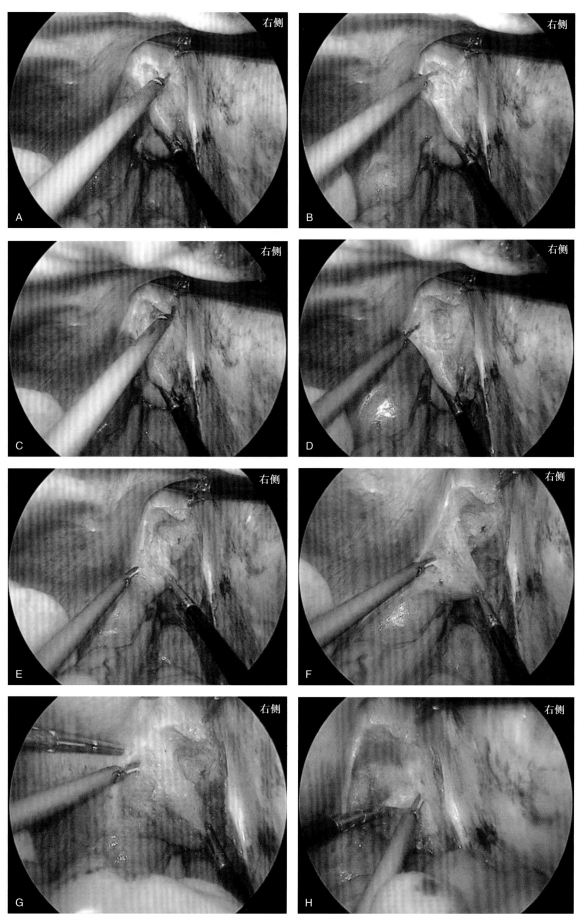

图 10-15 分离阴道直肠间隙

九、腹侧宫旁的处理

1. 显露膀胱宫颈间隙与膀胱阴道间隙,向腹侧、尾侧牵拉膀胱反折腹膜,超声刀于"黄白"交界处锐性切开,继而锐性游离白色的疏松结缔组织,显露出膀胱宫颈间隙与膀胱阴道间隙

(图 10-16A~J)。

【手术操作体会与注意事项】

膀胱阴道间隙可以不必直接打到足够深与宽,因为此时骶韧带并没有完全离断,因此该间隙处理上容易因子宫提拉张力不足而显露困难,尤其体现在肥胖及阴道骶骨型骶韧带患者上。

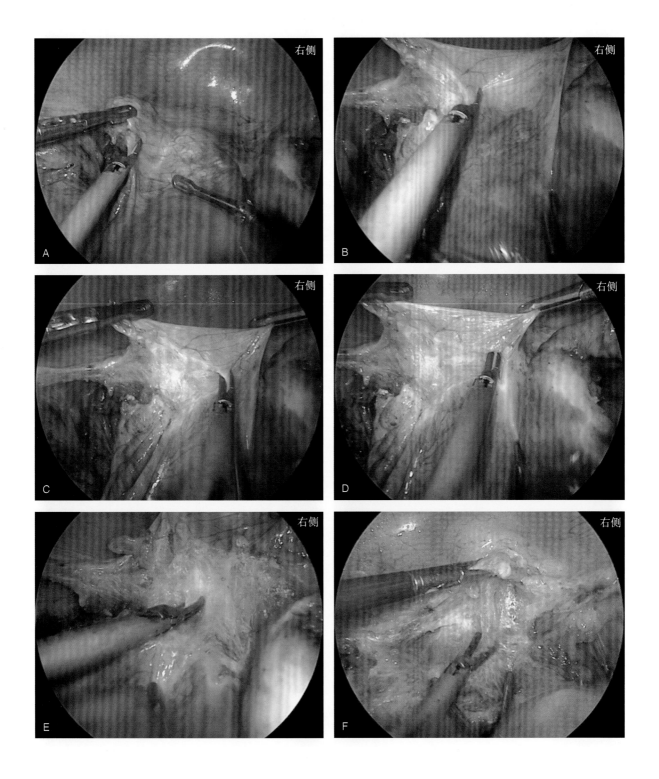

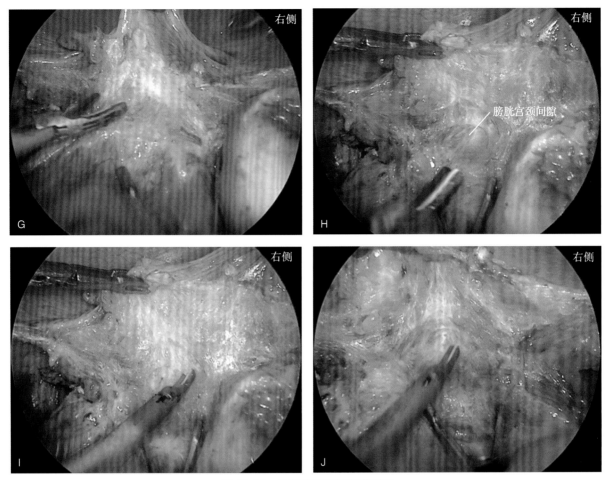

图 10-16 分离膀胱宫颈阴道间隙

2. 离断骶韧带、侧方宫旁血管后,子宫可以充分提拉,在显露阴道膀胱间隙上有足够大张力。此时可继续向腹侧、尾侧提拉膀胱,超声刀锐性向尾侧分离两者间隙(图 10-17A～F),为切除足够长度阴道壁作准备(C 型手术要求阴道壁的切除长度是距离病灶下缘 2cm,笔者团队理解的 2cm 是自然状态下的 2cm,而不是被牵拉延长后的 2cm 阴道壁,阴道表面无具体的投影,笔者团队的方法是利用解剖标志来定位,膀胱宫颈(阴道)韧带深层处理完毕后,显露出需要离断的阴道旁结缔组织,需以垂直阴道的方向离断阴道旁结缔组织,笔者团队以此标志来标记阴道壁切除长度,术后测量立体标本自然状态下阴道壁在 2～2.5cm)。

3. 游离子宫动脉

(1)处理子宫动脉膀胱支:延续腹侧间隙的处理,将子宫动脉向外侧牵拉,膀胱向腹侧、尾侧牵拉锐性分离,进一步向两侧游离膀胱角和子宫动脉腹侧方组织(图 10-18～图 10-21)。

【手术操作体会与注意事项】此部位需要注意两个解剖结构,"隧道"入口处的输尿管与由子宫动脉向膀胱方向发出的分支血管(有文献称为子宫动脉膀胱支)。子宫动脉膀胱支外侧组织相对致密,其内侧组织相对疏松,容易分离出来。子宫动脉膀胱支内背内侧通常是隧道入口处的输尿管,故当分离、离断子宫动脉膀胱支时,需要采取钝性为主的方式来由内向外分离、解剖子宫动脉膀胱支,分离后予以血管夹夹闭、超声刀离断。

【注】子宫动脉膀胱支在国内外现有解剖专著及文献中很少提及，笔者团队在临床无血化手术的反复实践中认为此血管对于安全、无血化处理输尿管"隧道"至关重要。在查阅大量专著及文献中发现，《新式广泛全子宫切除术：保留神经广泛全子宫切除术的解剖和手术技巧》一书中曾提及此血管。子宫动脉膀胱支管径通常与子宫动脉主干相似，故在显露输尿管"隧道"入口过程中如不对此血管进行单独处理，易发生出血，导致间隙模糊、"隧道"处理困难。也有少部分患者此血管管径较为纤细，术者在处理分离子宫动脉及输尿管"隧道"入口时易被忽视。

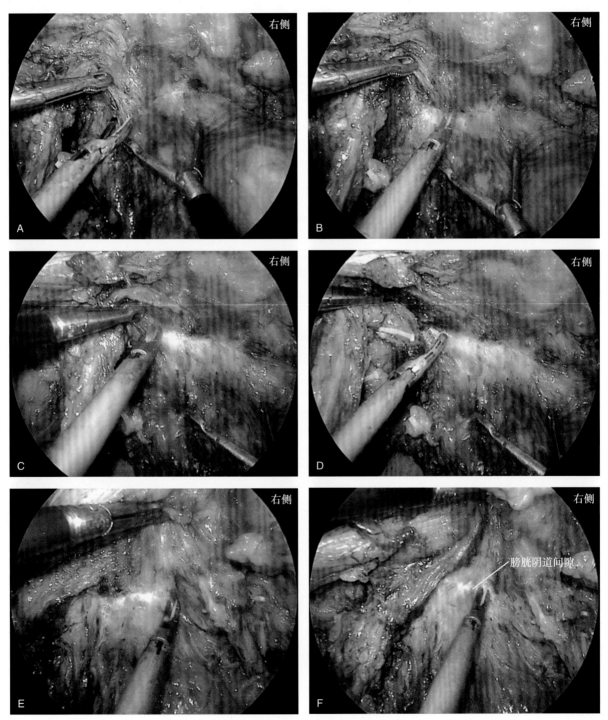

图 10-17 扩大膀胱阴道间隙

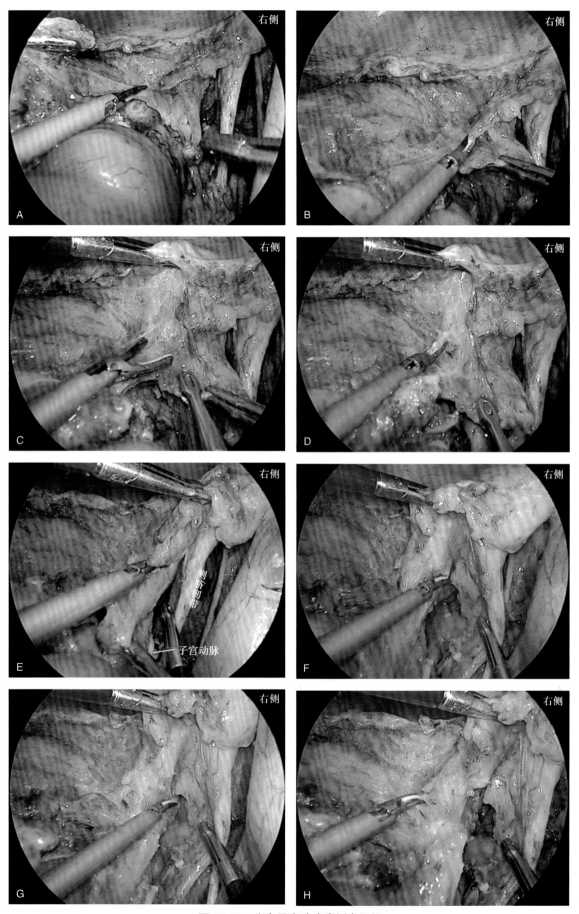

图 10-18　分离子宫动脉腹侧方组织

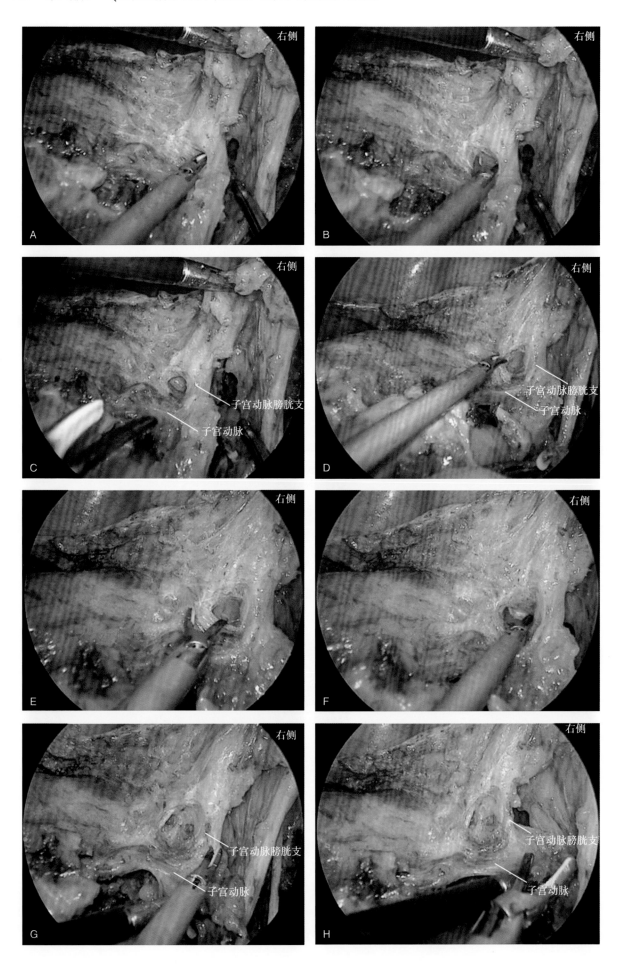

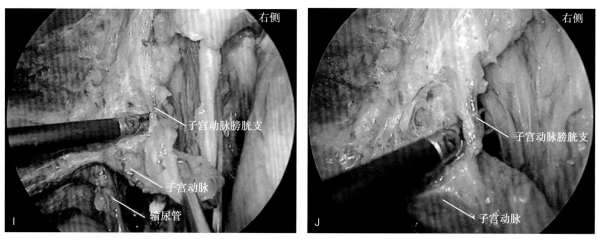

图 10-19 游离子宫动脉膀胱支

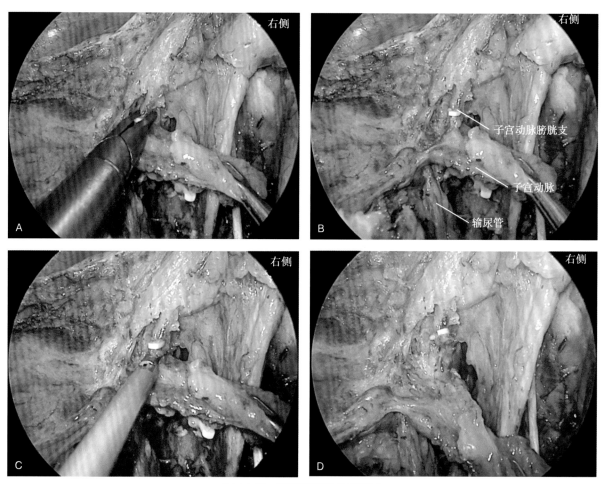

图 10-20 离断子宫动脉膀胱支

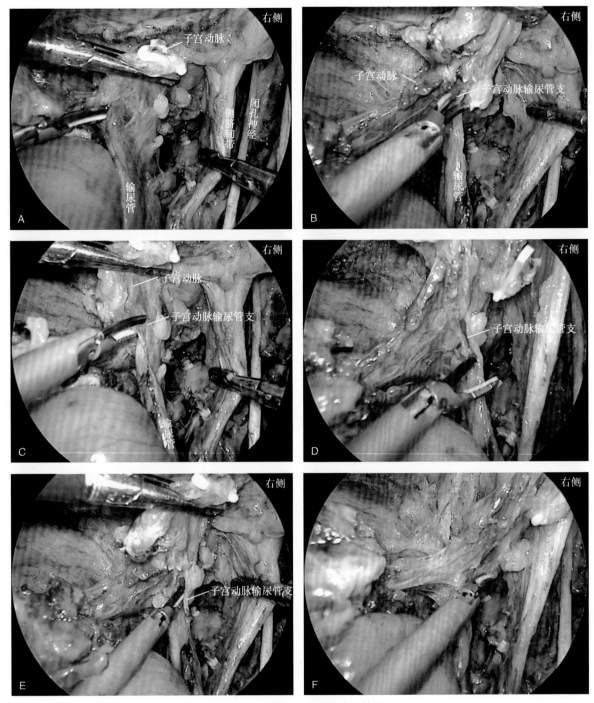

图 10-21　离断子宫动脉输尿管支

（2）分离输尿管与子宫动脉：反向提拉输尿管与子宫动脉，钝、锐游离相结合直至将输尿管游离至隧道入口位置（图 10-22A~H）。

【手术操作体会与注意事项】游离过程中可以见到多支子宫动脉输尿管滋养支，务必靠近子宫动脉将其锐性离断，这样可以避免能量器械处理带来的热辐射损伤，同时要避免超声刀锐性切割后立即紧贴输尿管进行钝性分离，笔者团队在此步骤采取以下几种方法来避免热损伤：①锐性切割后自然冷却 3~5 秒；②超声刀功能叶置于子宫浆膜层 2~3 秒帮助热量散退，此方法在机器人手术中使用较多；③取出腹腔常温生理盐水冷却，此办法在开腹及腹腔镜手术中使用较多。

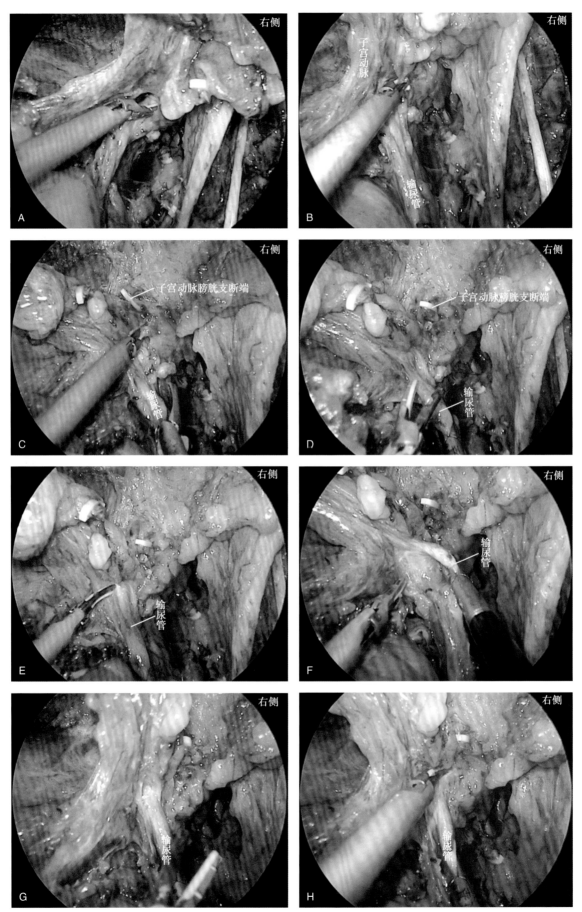

图 10-22　离断输尿管至隧道入口

笔者团队在输尿管"隧道"的理解上认为,输尿管游离过程中需要环周立体游离(内侧、外侧、腹侧、背侧),这样才能充分将输尿管从"隧道"中游离出来。QM-C1 型手术要求系统保留盆腔自主神经,而腹下神经位于输尿管背侧系膜内,故对输尿管背侧暂不游离。

4. 显露阴道旁间隙(寻找输尿管"隧道"出口),向外侧提拉输尿管,向腹侧、尾侧提拉膀胱,向头侧、背侧提拉子宫,形成张力,超声刀锐性将已经分离开的膀胱阴道间隙向侧方扩大。逐步分离过程中可显露输尿管,继续将输尿管向腹侧提拉,再次钝、锐结合分离输尿管和膀胱与阴道旁结缔组织的间隙,显露阴道旁间隙(图 10-23A~L)。

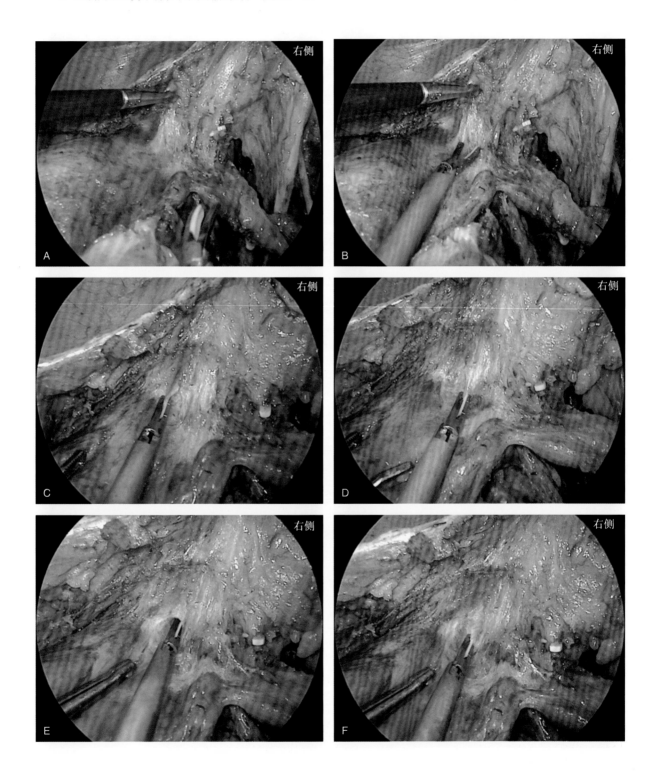

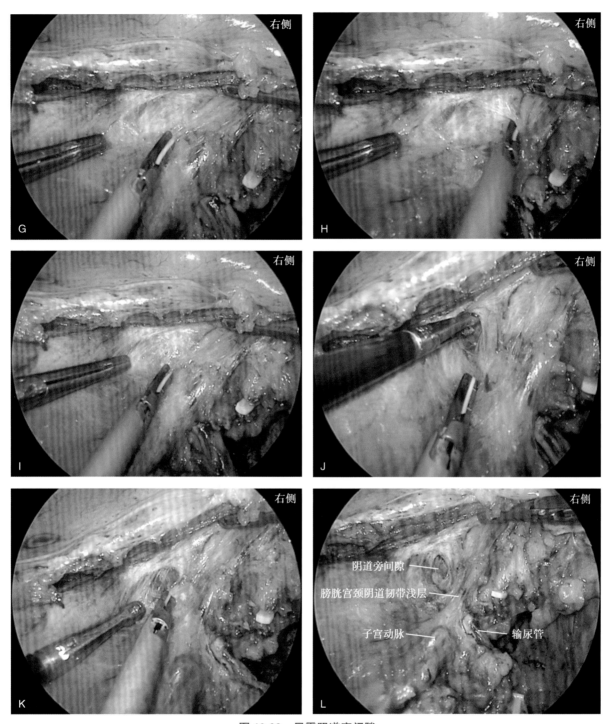

图 10-23　显露阴道旁间隙

【手术操作体会与注意事项】

（1）此步骤尤为重要，取决于膀胱宫颈（阴道）韧带是否可以安全处理。笔者团队在膀胱宫颈（阴道）韧带处理上习惯利用此间隙，可以在直视输尿管"隧道"入口和出口的前提下，安全离断膀胱宫颈（阴道）韧带浅层，即使离断过程中有出血，也可以从容不迫地进行缝合、电凝止血，不必担心输尿管的损伤。

（2）C1 型手术阴道旁间隙切忌达到背侧最深处（即阴道旁间隙与膀胱侧间隙相通），以避免要保留的神经被离断。

5. 膀胱宫颈（阴道）韧带浅层处理，向腹侧牵拉膀胱，输尿管钳将隧道入口处输尿管向外侧、腹侧牵拉，超声刀靠近宫颈凝切膀胱宫颈（阴道）韧带（图 10-24A～I）。

图中标注：阴道旁间隙　膀胱宫颈阴道韧带浅层　子宫动脉　输尿管

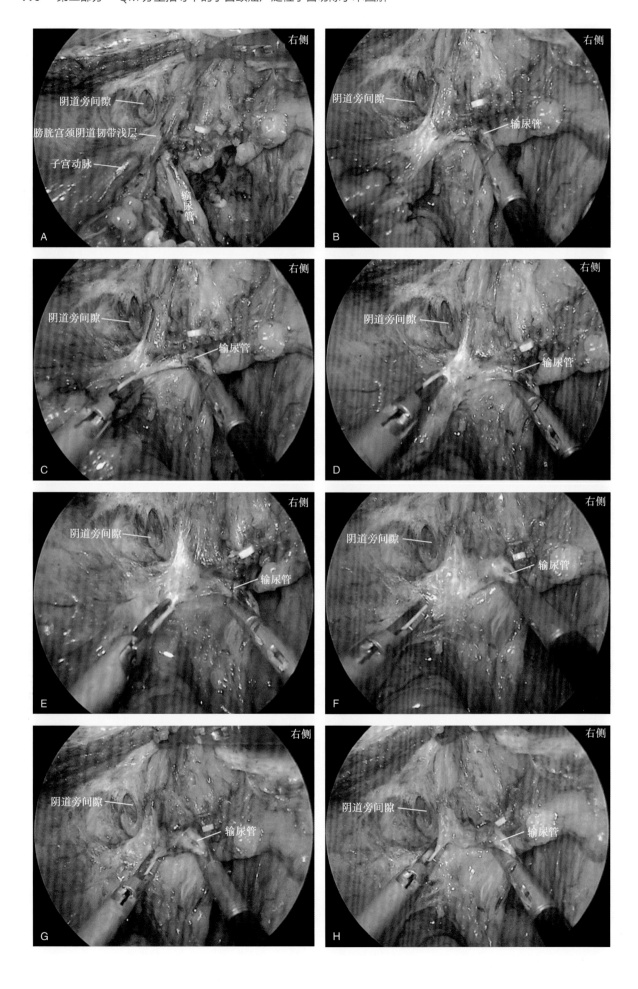

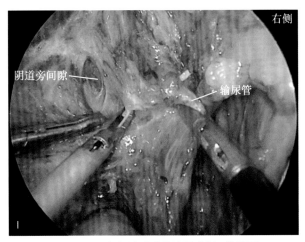

图 10-24　离断膀胱宫颈（阴道）韧带浅层

【手术操作体会与注意事项】

膀胱宫颈（阴道）韧带浅层处理过程中务必将输尿管充分外推、提拉，避免在能量器械凝切过程中出现输尿管损伤。

若凝切膀胱宫颈（阴道）韧带浅层出现出血，子宫侧可采取电凝止血，输尿管侧可予以可吸收线缝合止血。

6. 膀胱宫颈（阴道）韧带深层处理，关注膀胱上静脉丛，以输尿管钳将输尿管向腹侧、外侧牵拉，显露输尿管下方系膜、腹下神经丛、膀胱宫颈（阴道）韧带深层。于腹下神经丛与输尿管之间或子宫深静脉子宫侧断端腹侧水平打开输尿管系膜（图 10-25A~F），继续向尾侧方分离，超声刀锐性分离膀胱宫颈（阴道）韧带深层，显露出汇入子宫深静脉的膀胱上静脉丛，逐一离断膀胱上静脉丛属支，通常为 2~3 支（图 10-26A~H）。

【手术操作体会与注意事项】

（1）膀胱上静脉属支的离断需先打开输尿管系膜至膀胱宫颈（阴道）韧带处，对于腹下神经丛明显的病例，可于腹下神经丛与输尿管之间打开输尿管系膜；对于腹下神经丛不明显的病例，为了避免误伤腹下神经丛（腹下神经丛位于输尿管背侧系膜内约 1.5~2cm 处），可以通过寻找子宫深静脉的子宫侧断端，于其腹侧打开输尿管系膜。

（2）膀胱上静脉属支应充分裸化，血管夹夹闭后予以离断，避免出血及能量器械使用，发生神经损伤。

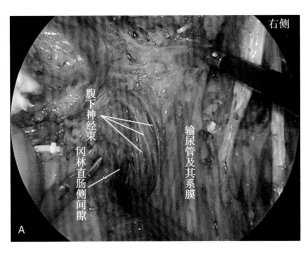

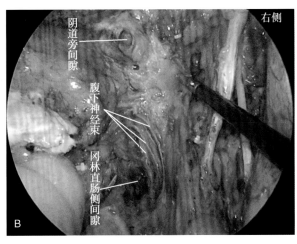

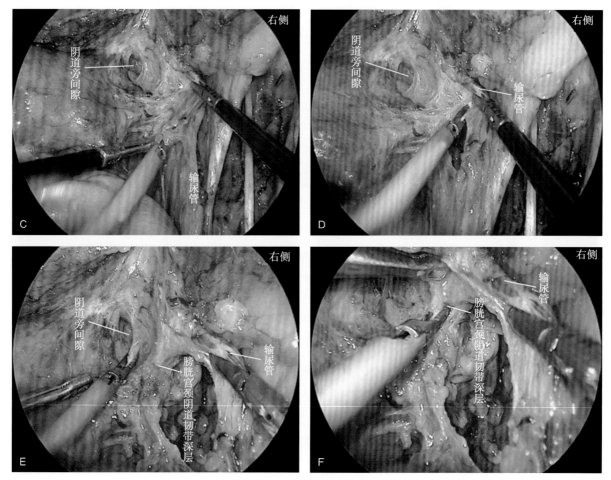

图 10-25 打开输尿管系膜

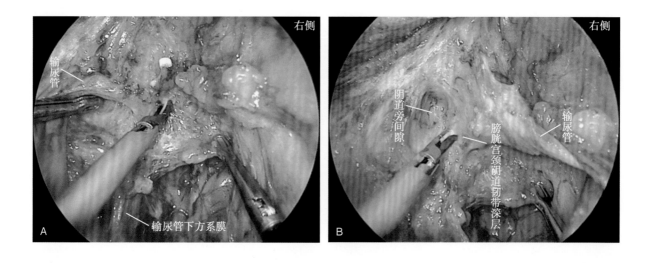

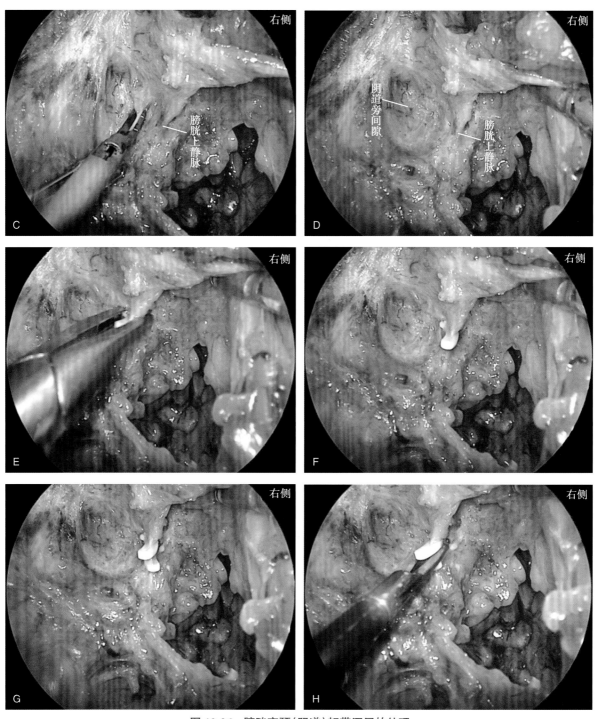

图 10-26　膀胱宫颈（阴道）韧带深层的处理

注意：膀胱宫颈（阴道）韧带深层及其内的膀胱上静脉丛处理在保留神经手术上尤为重要，处理务必全程无血，以便实现直视下安全保留神经。若膀胱上静脉为多支，可不必直接全部逐一离断，可以在将神经显露外推后再进行逐一离断，这样的优势是可以最大限度地实现无血化系统保留盆腔自主神经。

7. 神经的分离和保留

（1）简易保留盆腔自主神经：将子宫深静脉子宫侧断端向腹侧、内侧提拉，紧贴子宫深静脉下缘向尾侧方分离其与下方神经的关系，并于子宫深静脉背侧离断阴道旁结缔组织，同时也逐步将膀胱宫颈（阴道）韧带深层残余部分进行离断，并将盆丛神经的子宫支、直肠支、宫颈支予以逐步离断,外推保留膀胱支,垂直阴道方向离断阴道旁结缔组织及背侧骶韧带(图 10-27~图 10-29)。

(2)系统保留盆腔自主神经

展示一例左侧系统保留盆腔自主神经的步骤,为了步骤的连贯性,从阴道旁间隙的建立开始描述。

1)阴道旁间隙显露:将子宫向头侧、内侧水平牵拉,将膀胱角部的膀胱和腹膜向腹侧和尾侧牵拉,形成张力,可以见到膀胱后壁与阴道及阴道旁结缔组织之间白色的疏松结缔组织,利用钝、锐结合的方式,将已经显露好的膀胱阴道间隙进一步向外侧扩大(图 10-30、图 10-31)。

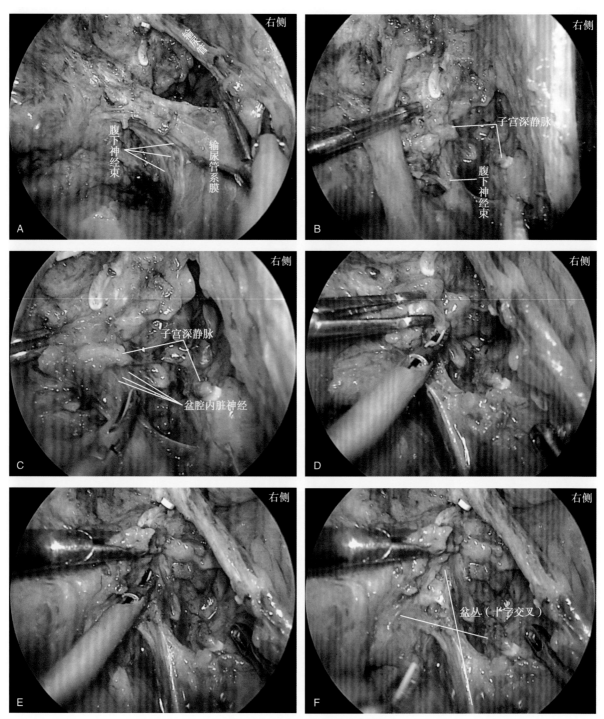

图 10-27　盆腔自主神经的分离

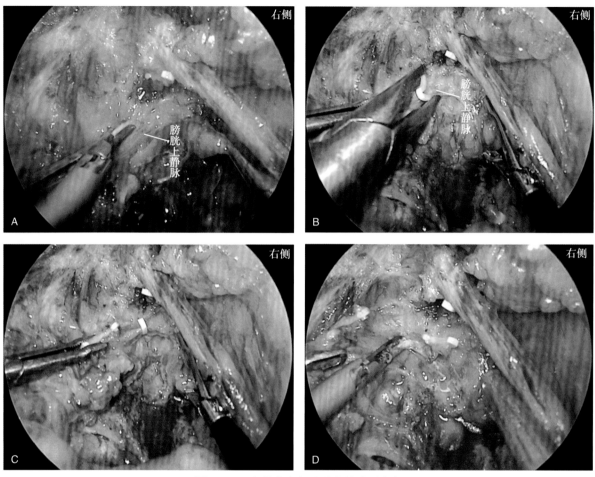

图 10-28　血管夹夹闭膀胱上静脉后离断

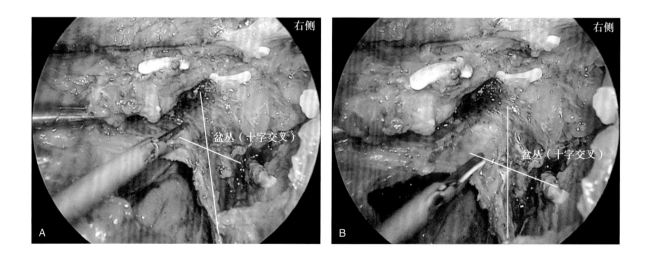

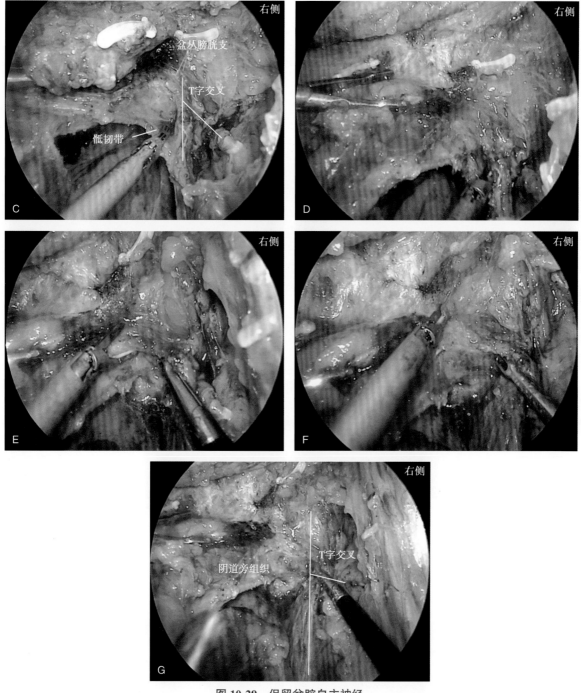

图 10-29　保留盆腔自主神经

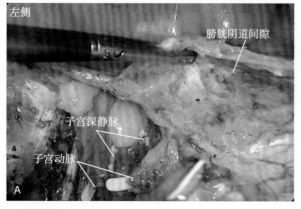
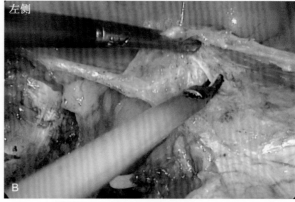

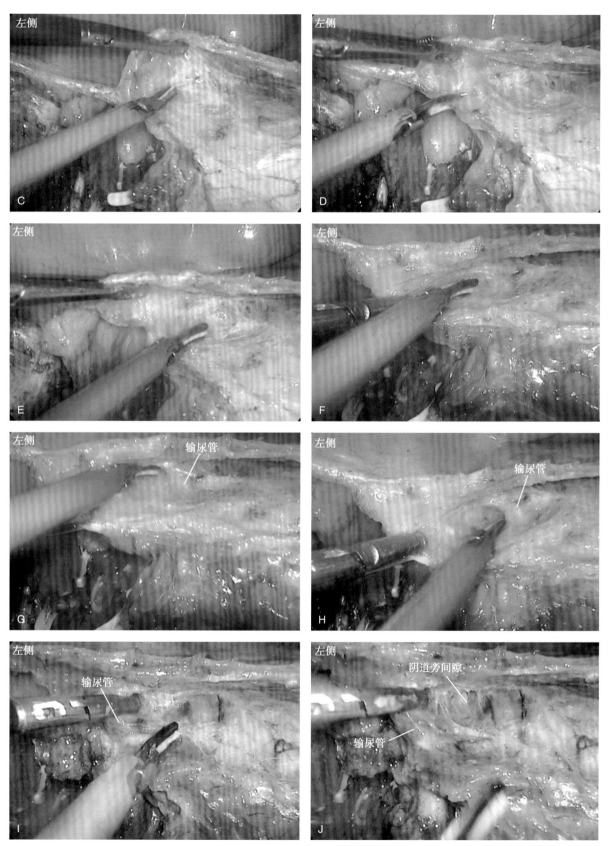

图 10-30 显露阴道旁间隙

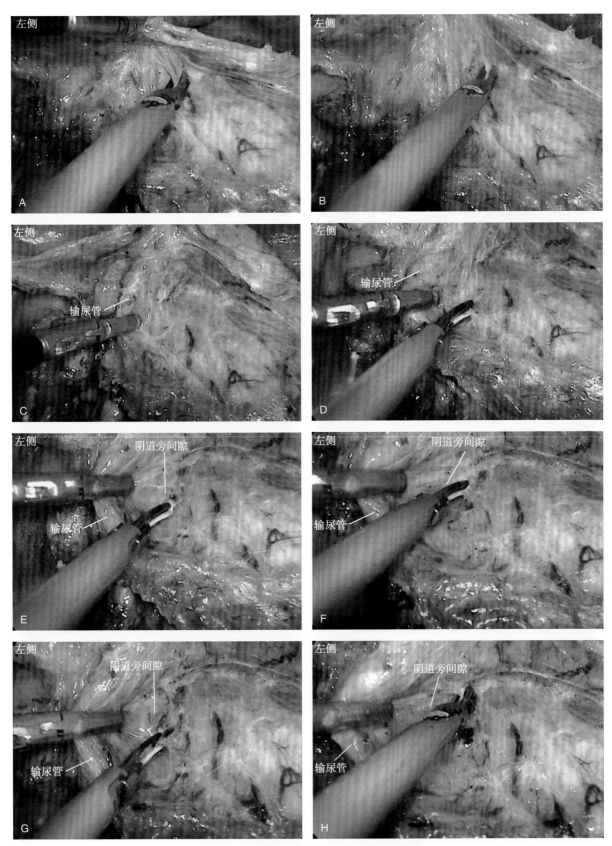

图 10-31 分离输尿管与阴道旁结缔组织间隙

【手术操作体会与注意事项】

笔者团队对此过程的经验是,每次超声刀都是刀头 1/5 甚至更小的锐性切割,要不停地调整膀胱后壁与阴道及阴道旁结缔组织之间的张力,这样在分离过程中可以安全地走行在正确的间隙中。

当分离到接近输尿管的时候,容易游离至输尿管的腹侧,从而误伤输尿管。笔者团队习惯于在阴道旁间隙处理过程中,不仅要打足够深,更要打足够宽,这样可以利用此间隙尾侧端膀胱后壁与阴道旁结缔组织间的间隙,反向向头侧扩大,很容易就显露出输尿管与阴道旁结缔组织之间的间隙。

逐步显露出输尿管后,将输尿管连同膀胱后壁向腹侧、外侧牵拉,超声刀锐性分离阴道旁间隙。不可直接将阴道旁间隙分离至盆底与膀胱侧间隙贯通,如果贯通,极有可能离断要保留的盆腔自主神经的膀胱支。

2)处理膀胱宫颈(阴道)韧带浅层:输尿管钳钳夹输尿管,向外侧、腹侧充分牵拉,超声刀锐性离断(图 10-32A、B)。

膀胱宫颈(阴道)韧带浅层处理过程中务必将输尿管充分外推、提拉,避免在能量器械凝切过程中出现输尿管损伤。

若凝切膀胱宫颈(阴道)韧带浅层出现出血,子宫侧可采取电凝止血,输尿管侧可予以可吸收线缝合止血。

3)处理膀胱宫颈(阴道)韧带深层:以输尿管钳将输尿管向腹侧、外侧牵拉,显露输尿管下方系膜、腹下神经丛、膀胱宫颈(阴道)韧带深层(图 10-33A~H)。于腹下神经束与输尿管之间或子宫深静脉子宫侧断端腹侧水平打开输尿管系膜,继续向尾侧方分离,超声刀锐性分离膀胱宫颈(阴道)韧带深层,显露出汇入子宫深静脉的膀胱上静脉丛(图 10-34A~H),逐一离断膀胱上静脉丛属支,通常为 2~3 支(图 10-35A~C)。

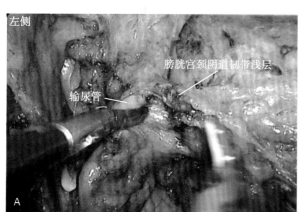
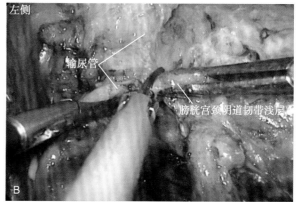

图 10-32　处理膀胱宫颈(阴道)韧带浅层

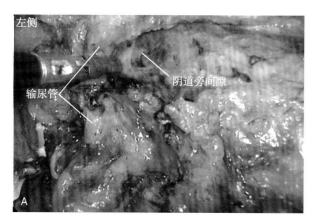
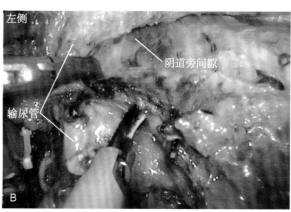

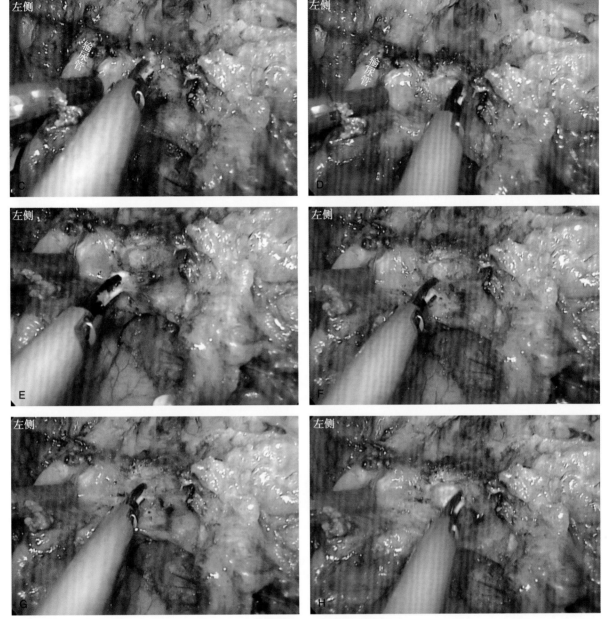

图 10-33 显露膀胱宫颈(阴道)韧带深层

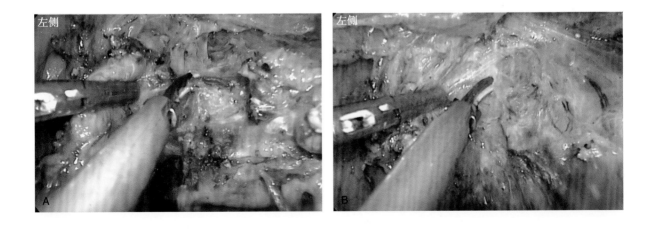

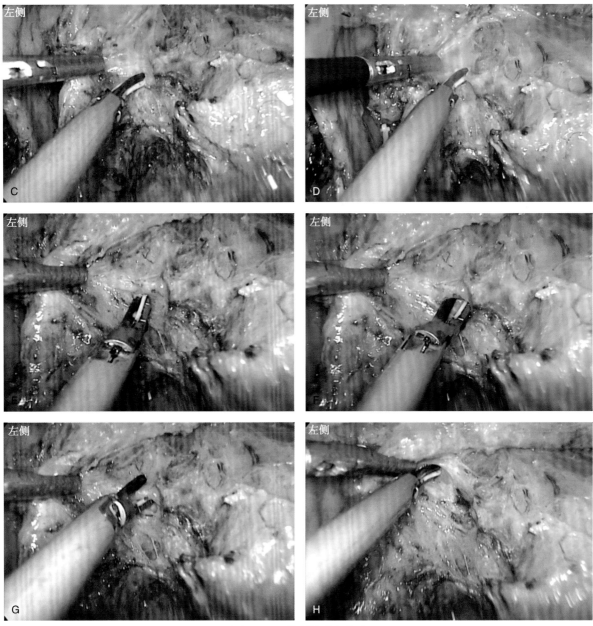

图 10-34 解剖膀胱上静脉

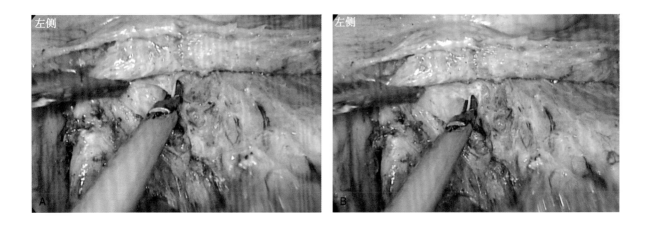

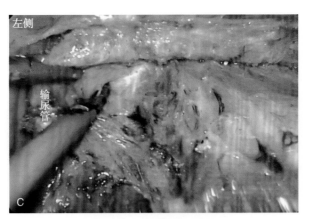

图 10-35　离断膀胱上静脉

【手术操作体会与注意事项】

膀胱上静脉属支的离断需先打开输尿管系膜至膀胱宫颈(阴道)韧带处,对于腹下神经束明显的病例,可于腹下神经束与输尿管之间打开输尿管系膜;对于腹下神经束不明显的病例,为了避免误伤腹下神经束(腹下神经束位于输尿管背侧系膜内约 1.5~2cm 处),可以通过寻找子宫深静脉的子宫侧断端,于其腹侧打开输尿管系膜。膀胱上静脉属支应充分裸化,血管夹夹闭后予以离断,避免出血及能量器械的使用,以免发生神经损伤。

【注】膀胱宫颈(阴道)韧带深层及其内的膀胱上静脉丛处理在保留神经手术上尤为重要,处理时务必全程无血,以便实现直视下安全保留神经。若膀胱上静脉为多支,可不必直接全部逐一离断,可以在将神经显露外推后再进行逐一离断,这样的优势是可以最大限度地实现无血化系统保留盆腔自主神经。

4)盆丛神经的显露:将输尿管及其背侧系膜向内侧牵拉,显露出贯通后的拉氏直肠侧间隙与膀胱侧间隙,此时需要查看的结构有:下腹下神经丛、盆腔内脏神经丛、子宫深静脉子宫侧断端。神经通常是走行于子宫深静脉背侧面,因此需要将输尿管系膜于子宫深静脉腹侧面打开,并向腹侧及尾侧扩大,扩大至接近膀胱宫颈(阴道)韧带深层,超声刀继续锐性分离膀胱宫颈(阴道)韧带深层残余部分,将其内剩余的膀胱上静脉丛属支予以离断。此时可将子宫深静脉子宫侧断端向内侧牵拉,将输尿管向外侧、腹侧牵拉,超声刀钝、锐结合将膀胱侧后壁脂肪组织与阴道旁结缔组织分开,分离至盆底,可显露出盆底筋膜,神经即位于盆底筋膜与子宫深静脉之间的阴道旁结缔组织内。继续将子宫深静脉子宫侧断端向内侧牵拉,将输尿管向外侧牵拉,充分显示出神经交汇区域及其表面脂肪组织,此时更换吸引器(有条件的医院可选择"水刀"),采用推、剥、吸的方式将神经表面脂肪组织去除,即可显露出经典的"十字交叉"结构(图 10-36~ 图 10-40)。

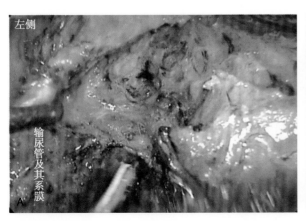

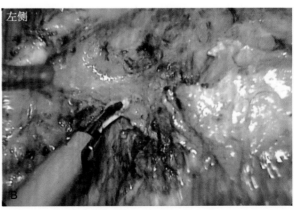

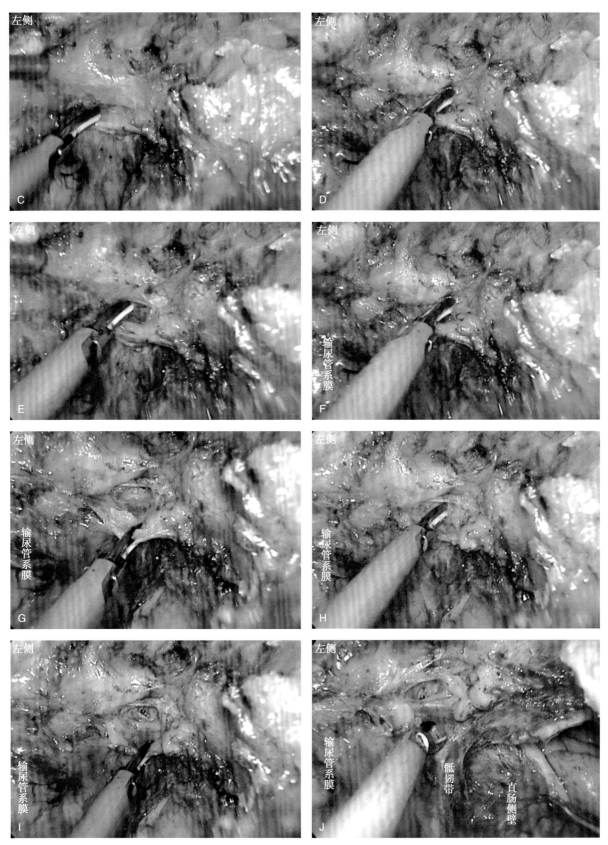

图 10-36　解剖侧方宫旁血管

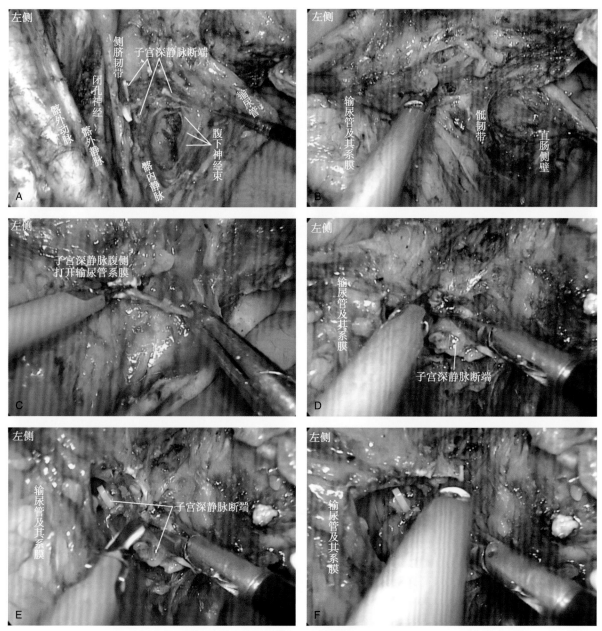

图 10-37 子宫深静脉腹侧面打开输尿管系膜

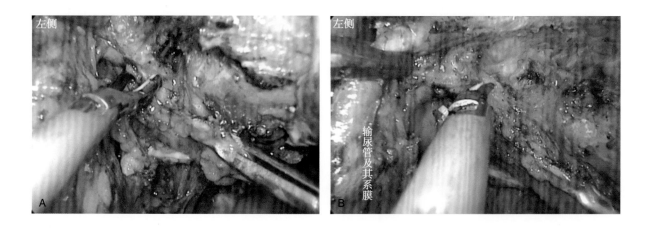

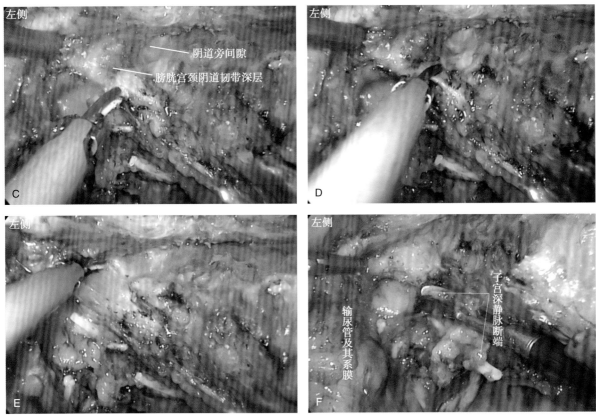

图 10-38 锐性分离膀胱宫颈(阴道)韧带残余部分

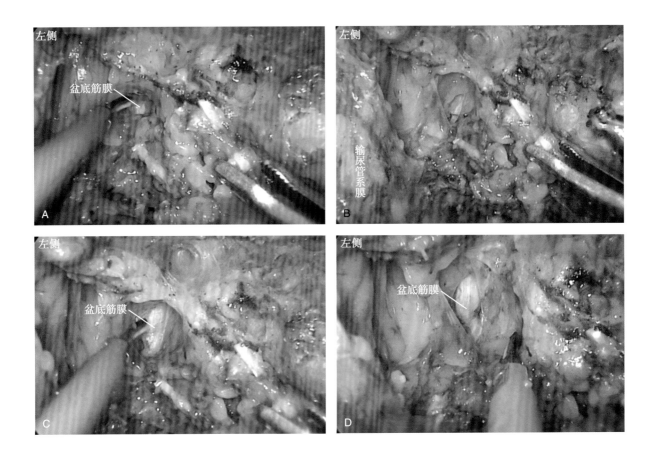

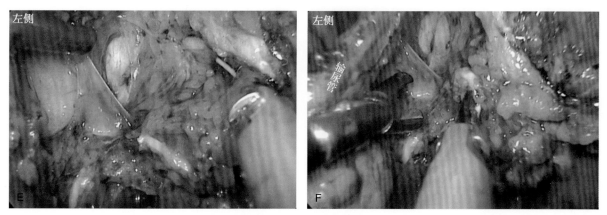

图 10-39 显露盆底筋膜

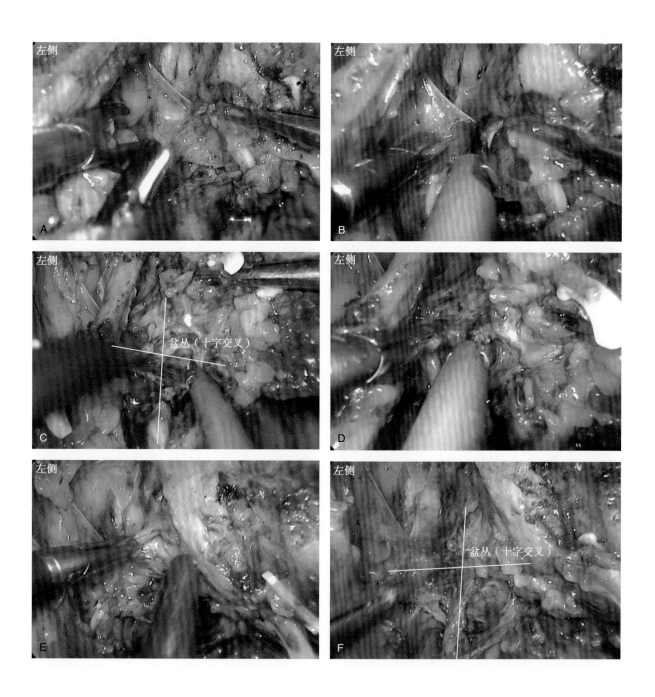

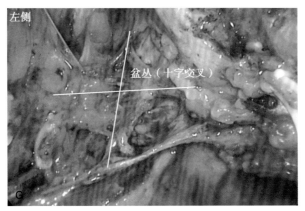

图 10-40 显露盆丛

【手术操作体会与注意事项】

膀胱上静脉属支的离断需先打开输尿管系膜至膀胱宫颈(阴道)韧带处,对于腹下神经束明显的病例,可于腹下神经束与输尿管之间打开输尿管系膜;对于腹下神经束不明显的病例,为了避免误伤腹下神经束(腹下神经束位于输尿管背侧系膜内约 1.5~2cm 处),可以通过寻找子宫深静脉的子宫侧断端,于其腹侧打开输尿管系膜。

对于神经"十字交叉"显露:盆腔内脏神经丛与腹下神经束交汇形成的盆丛位于阴道旁结缔组织内,其分离与显露应使用冷器械,笔者团队习惯使用吸引器,可以在分离的同时进行反复冲吸术野,利于神经的显露。

神经显露过程中若发生出血,需能量器械止血时,建议点状、短时电凝止血,同时使用吸引器反复冲吸术野,保持术野清晰,同时达到冷却降温,减少神经损伤的目的。

5)盆丛膀胱支的保留:显露出"十字交叉"后,在神经交汇处可以清晰见到支配子宫颈、子宫等的神经分支,将其逐一离断(图 10-41~图 10-45)。

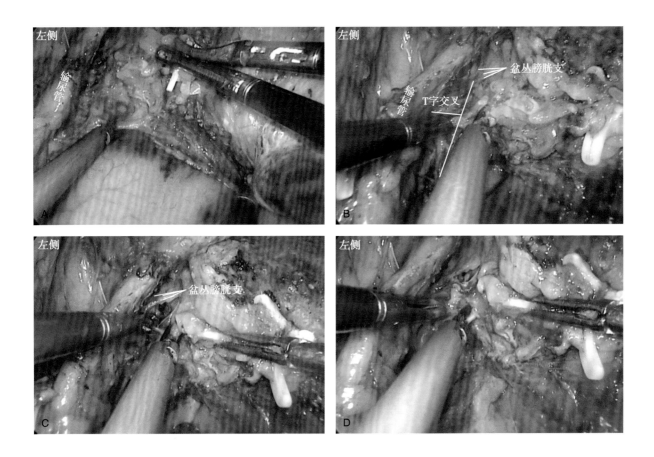

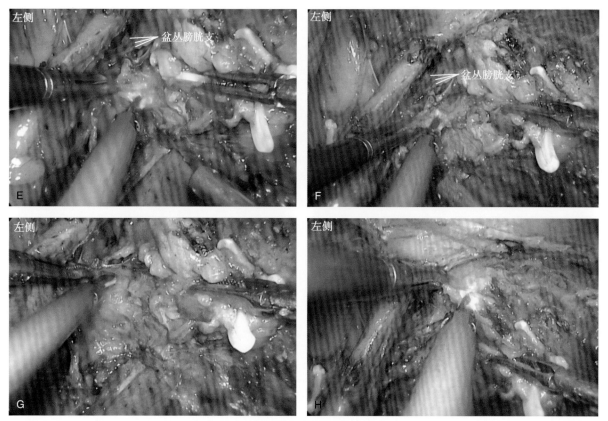

图 10-41 离断盆丛子宫支

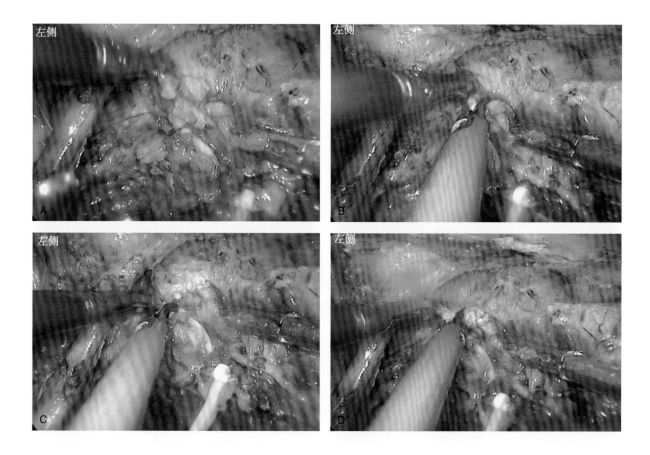

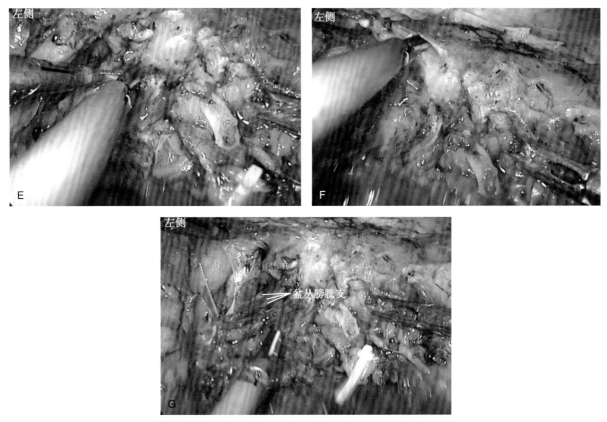

图 10-42 分离外推盆丛膀胱支

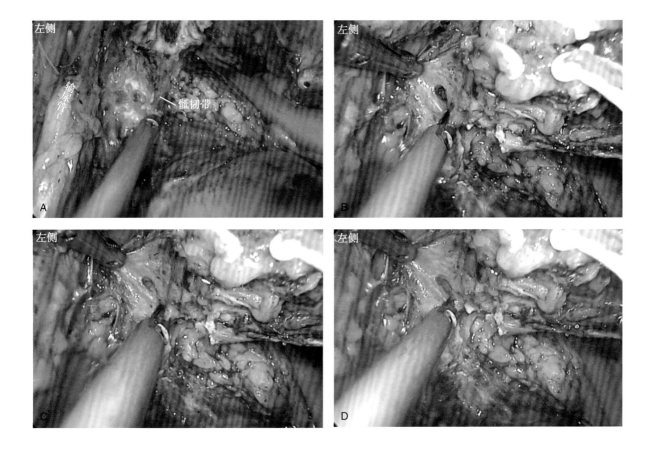

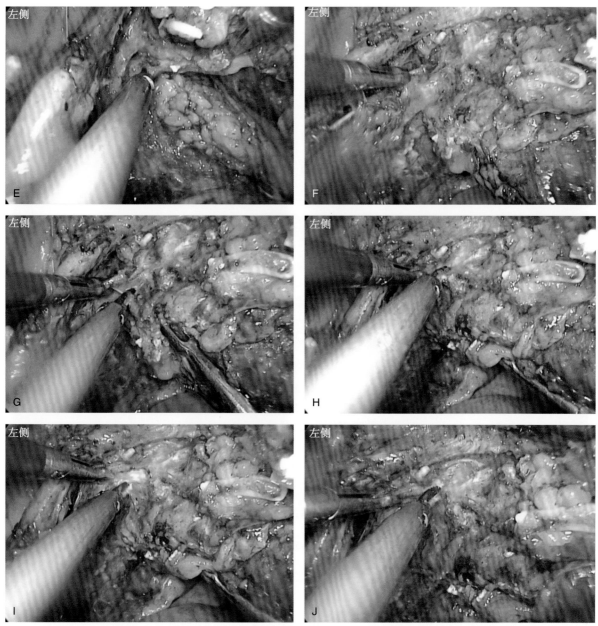

图 10-43 将盆丛自阴道旁结缔组织中分离开

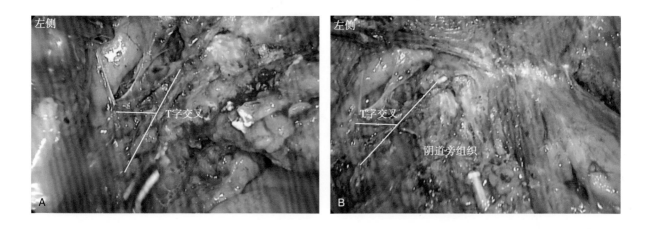

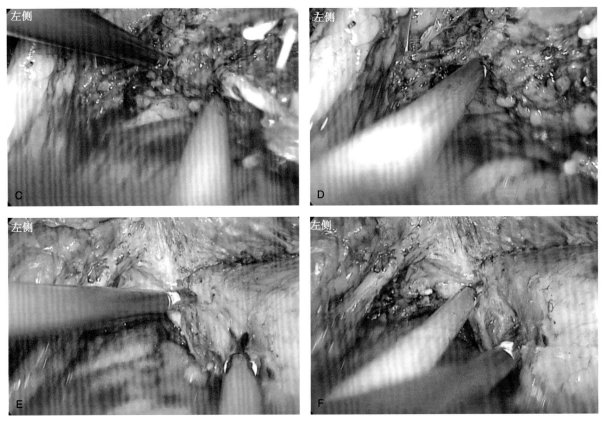

图 10-44 神经游离外推后离断剩余阴道旁结缔组织

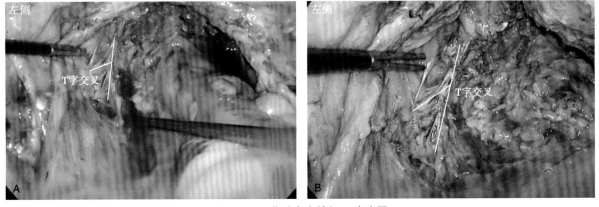

图 10-45 盆腔自主神经 T 字交叉

【手术操作体会与注意事项】

大家往往会认为,显露出"十字交叉"后,即是水到渠成的收获,其实不然,这才是保留神经的真正开始。离断支配宫颈及子宫的神经分支应先于直肠水平离断骶韧带和部分阴道旁结缔组织,这样在接下来向外侧牵拉神经交汇处的张力就会相应变大,利于超声刀的锐性分离。

将盆丛神经从阴道旁结缔组织中分离开,才可以使阴道旁结缔组织的切除范围不受影响。

盆丛神经是穿行在侧方宫旁组织深层及阴道旁结缔组织外侧,阴道旁结缔组织内富含静脉血管网,因此在此过程中务必小步锐性离断每一处钳夹组织,避免发生出血,一旦出血需要使用双极这样的高热量的能量器械进行电凝止血,对于系统保留神经手术是灾难性的。此过程笔者团队习惯边向外侧分离神经,边离断骶韧带和部分阴道旁结缔组织,可为后续的神经分离提供足够大的张力。

十、阴道处理

1. 封闭阴道,环切阴道后自阴道完整取出子宫。

2. 可吸收线环形缝合封闭阴道,42℃灭菌蒸馏水反复冲洗封闭阴道,于子宫颈或病灶下 2cm 环切阴道(图 10-46~ 图 10-48)。

【手术操作体会与注意事项】

42℃灭菌蒸馏水反复冲洗封闭阴道,环扎阴道以隔离子宫颈癌灶,再离断阴道并缝合。经阴道取出子宫的过程中注意保持子宫完整,避免切割、破坏。

C 型手术要求阴道壁的切除长度是距离病灶下缘 2cm,笔者团队理解的 2cm 是自然状态下的而不是被牵拉延长后的 2cm 阴道壁,阴道表面并没有具体的投影,笔者团队的方法是利用解剖标志来定位,通常处理完毕膀胱宫颈(阴道)韧带深层后,显露出需要离断的阴道旁结缔组织。以垂直阴道的方向离断阴道旁结缔组织,笔者团队以此标志来标记阴道壁切除长度,术后测量立体标本自然状态下阴道壁在 2~2.5cm(图 10-49)。

十一、QM-C1 型广泛子宫切除术后标本展示

QM-C1 型广泛性子宫切除术见视频 10-1。

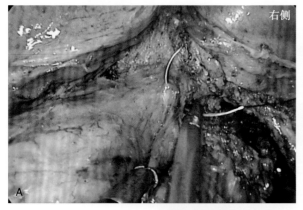
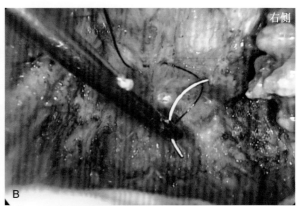
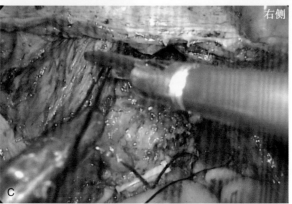

图 10-46 封闭阴道

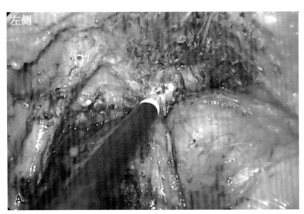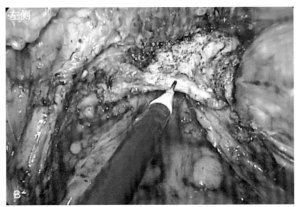

图 10-47　环切阴道

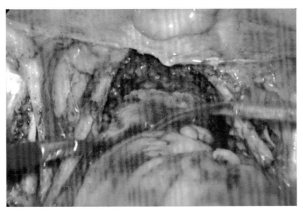

图 10-48　缝合阴道断端

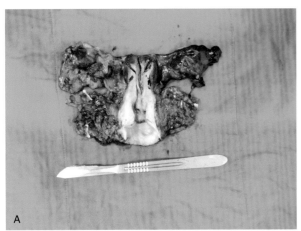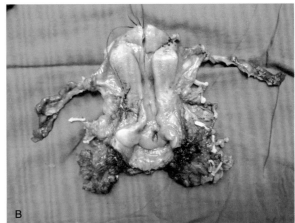

图 10-49　QM-C1 型广泛性子宫切除术后标本

视频 10-1

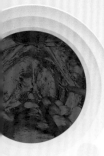

第十一章

QM-C2 型广泛性子宫切除术

宫颈癌手术分为淋巴结切除术和广泛性子宫切除术,笔者团队在对于是否先做淋巴结切除术,还是先行广泛性子宫切除术上查阅了很多资料,也咨询了很多业界专家,大家对两者的顺序并没有一个严格规定,笔者团队按照先进行广泛性子宫切除术后再行淋巴结切除术顺序来描述该手术。

一、子宫悬吊(图 11-1)

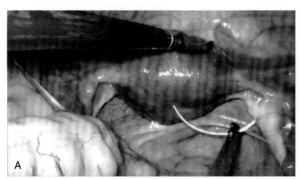
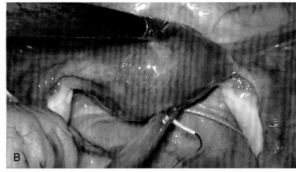

图 11-1　悬吊子宫

二、附件处理

　　向内侧牵拉骨盆漏斗韧带,向外侧牵拉侧腹膜,紧贴骨盆漏斗韧带打开侧腹膜(图 11-2A~F),并向尾侧和头侧分别锐性扩大,尾侧至圆韧带,头侧至骨盆漏斗韧带与髂血管交汇处上缘即可(图 11-3A~C)。

　　【手术操作体会与注意事项】头侧端分离时利用侧腹膜后间隙见到输尿管,这样可以使附件的处理更加安全可靠,亦可于侧腹膜内侧观察输尿管走行。直视输尿管的前提下锐性打开骨盆漏斗韧带处腹膜(图 11-4A~G)。

　　1. 保留卵巢切除输卵管。可紧贴着骨盆漏斗韧带向宫角方向锐性离断侧腹膜至宫角附近,超声刀锐性紧贴输卵管行输卵管切除(图 11-5A~D),而后紧贴宫角离断卵巢固有韧带,将卵巢置于髂窝处(图 11-6A~G),留作后续行卵巢移位。

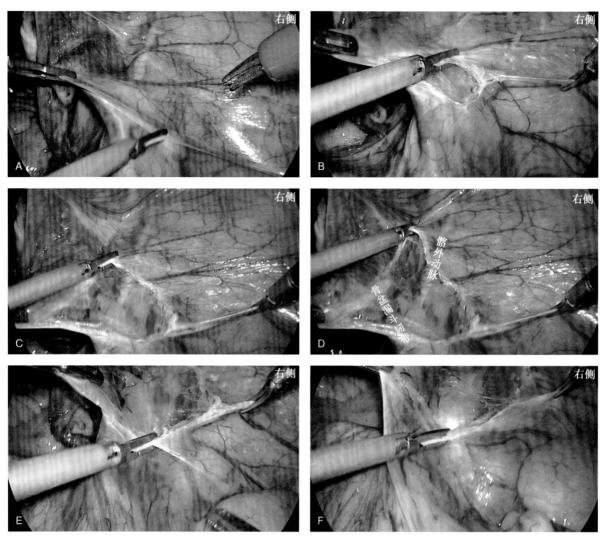

图 11-2 紧贴骨盆漏斗韧带打开侧腹膜

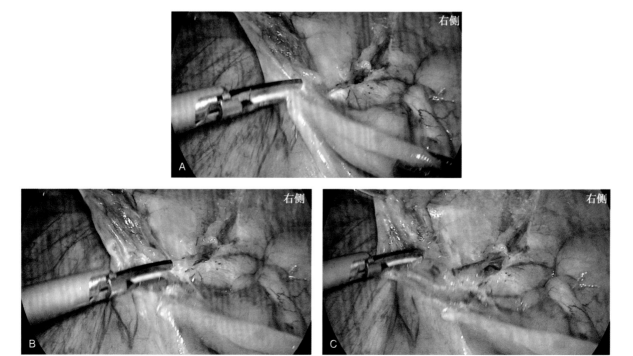

图 11-3 头侧游离至骨盆漏斗韧带与髂血管交汇处

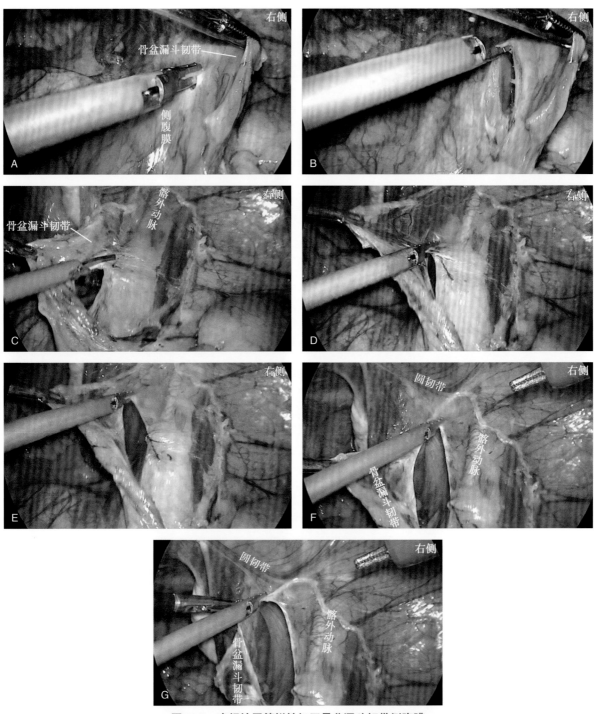

图 11-4 直视输尿管锐性打开骨盆漏斗韧带侧腹膜

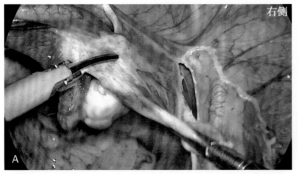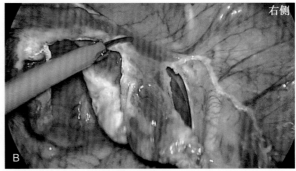

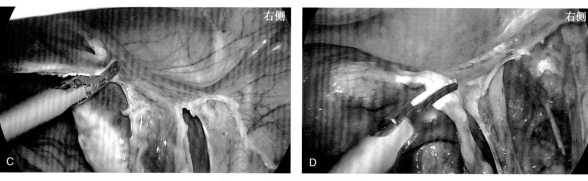

图 11-5　保留卵巢切除输卵管

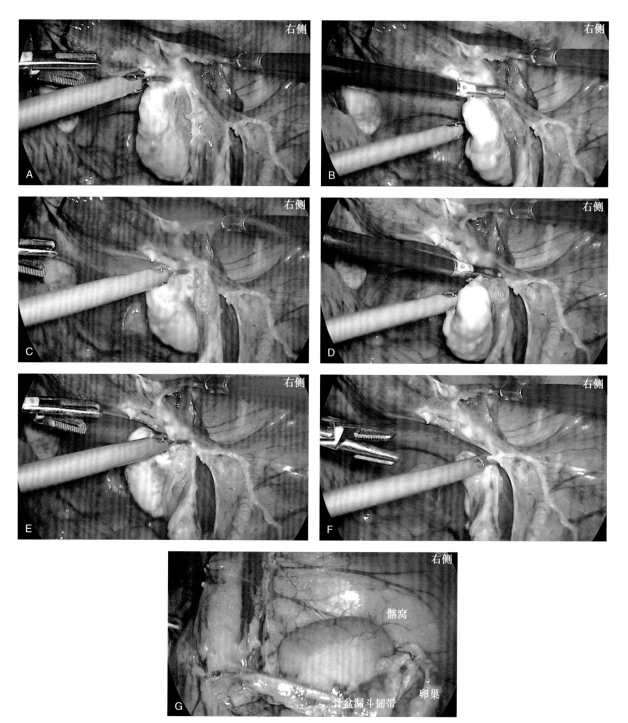

图 11-6　紧贴宫角离断卵巢固有韧带，将卵巢置于髂窝处

2. 切除附件。超声刀锐性向尾侧紧贴着骨盆漏斗韧带离断部分侧腹膜，为后续夹闭骨盆漏斗韧带提供空间，超声刀锐性裸化骨盆漏斗韧带（图11-7A~F），仅将骨盆漏斗韧带表面腹膜的脂肪组织分离、去除即可，血管夹夹闭后离断（图11-8A~C）。然后向内侧提拉骨盆漏斗韧带远心端断端，紧贴骨盆漏斗韧带超声刀锐性离断侧腹膜

至接近宫角处，双极凝闭卵巢固有韧带及输卵管后超声刀锐性离断（图11-9A~E）。

【手术操作体会与注意事项】离断骨盆漏斗韧带方法较多，如双极凝闭后离断、手术缝线结扎后离断、Ligasure离断、超声刀逐一裸化血管分别离断及血管夹夹闭后离断。笔者团队在尝试各种方法后认为血管夹夹闭这种方式最为可靠。

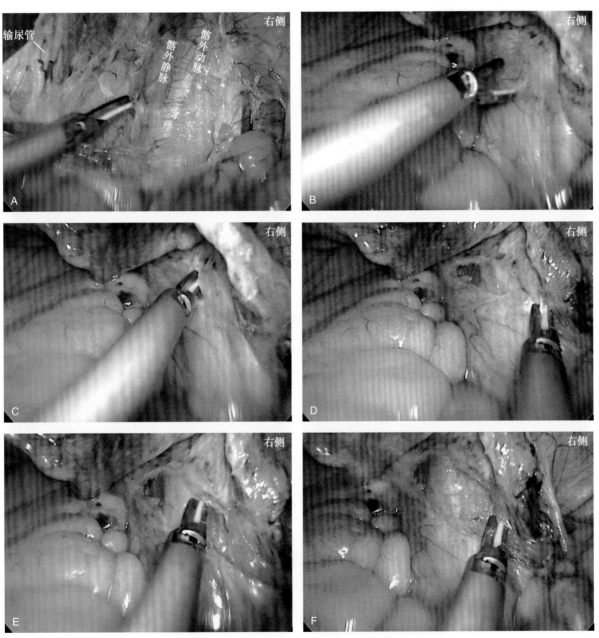

图11-7 紧贴着骨盆漏斗韧带离断部分侧腹膜，裸化骨盆漏斗韧带

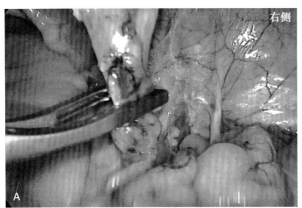
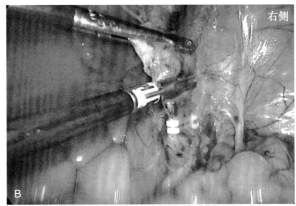

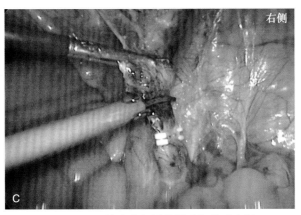

图 11-8　血管夹夹闭骨盆漏斗韧带后离断

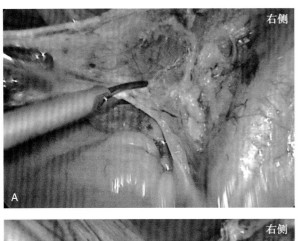
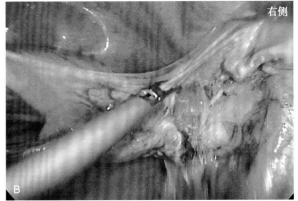

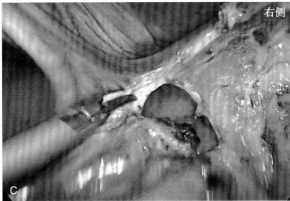
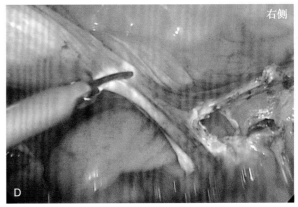

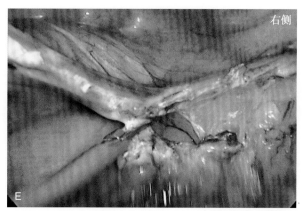

图 11-9　锐性离断侧腹膜至接近宫角处,双极凝闭卵巢固有韧带及输卵管后锐性离断

三、利用显露侧腹膜后间隙显露侧方宫旁重要解剖结构

向内侧牵拉侧腹膜及其背侧输尿管,在直视输尿管的前提下锐性分离侧腹膜后间隙(图 11-10A~D),逐步显露出髂内动脉(图 11-11A~D)。保持向内侧牵拉侧腹膜及输尿管形成的张力,紧贴髂内动脉腹外侧向尾侧锐性分离,可显露出髂内动脉及侧脐韧带,紧贴髂内动脉及其远端的侧脐韧带外侧锐性向背侧、尾侧游离,可显露出闭孔间隙(图 11-12A~H)及其内的闭孔神经、血管(图 11-13A~C、11-14A~F)。

【手术操作体会与注意事项】

1. 此分离过程中可遇到子宫动脉表面肿大淋巴结,在 C 型手术中笔者团队习惯将其向外侧游离最终连同盆腔淋巴结一同切除。

2. 游离闭孔间隙的目的在于可以充分将髂内动脉向外侧牵拉,为后续侧方宫旁处理提供足够张力。

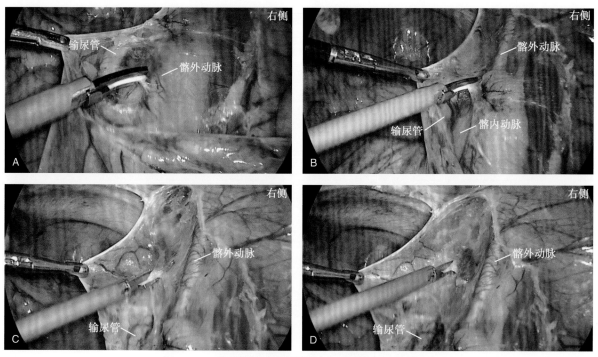

图 11-10　分离侧腹膜后间隙(肿大淋巴结向外侧游离)

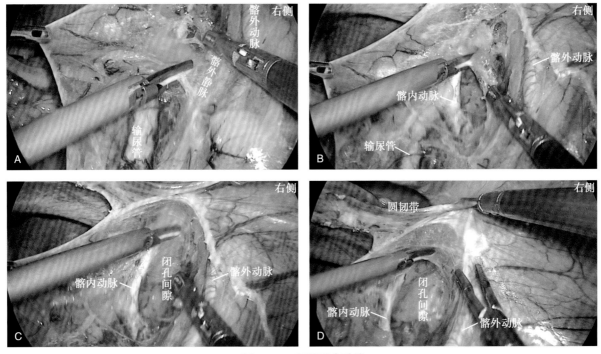

图 11-11 显露髂内动脉

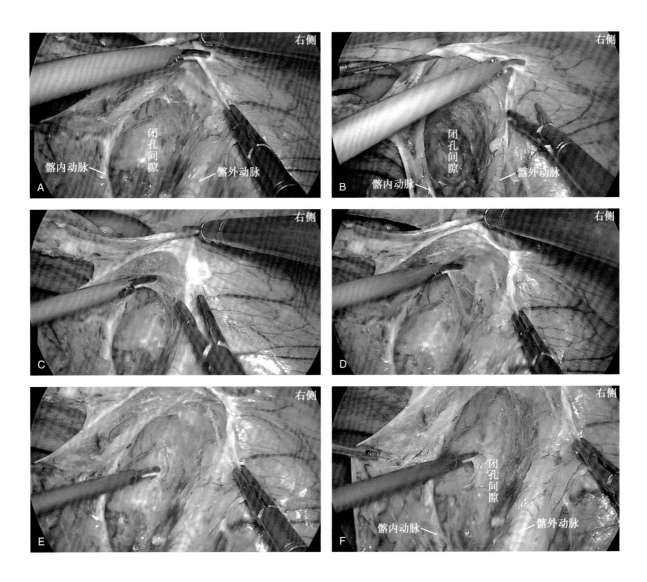

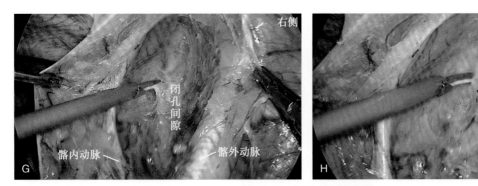

图 11-12 显露出闭孔间隙

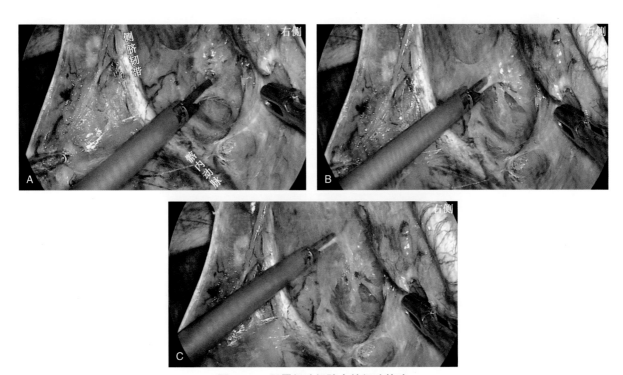

图 11-13 显露闭孔间隙内的闭孔静脉

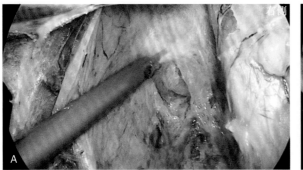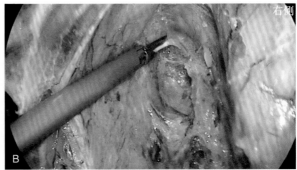

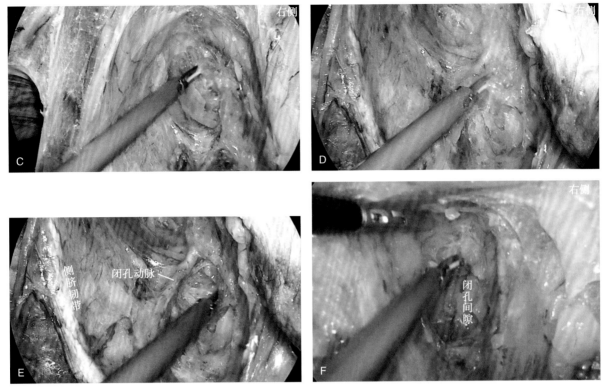

图 11-14　显露闭孔间隙内的闭孔动脉

四、侧方宫旁血管部组织的处理

1. 显露拉氏直肠侧间隙。向内侧牵拉侧腹膜，向外侧牵拉髂内动脉，超声刀于两者间隙内白色疏松结缔组织内锐性分离，即可将输尿管与髂内动脉分开一定距离，同时于间隙内向背侧锐性游离逐步显露出子宫动脉。继续将子宫动脉、输尿管及髂内动脉三者之间的间隙纵向扩大、背侧打深，充分显露出拉氏直肠侧间隙（图 11-15A~F）。

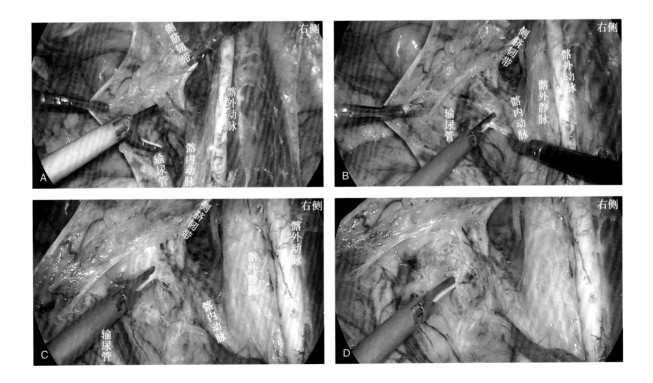

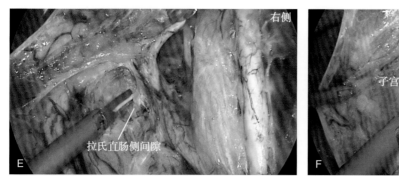
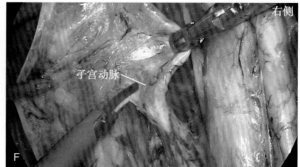

图 11-15 显露拉氏直肠侧间隙

2. 显露膀胱侧间隙。向内侧牵拉侧腹膜，向外侧牵拉髂内动脉其远端侧脐韧带，超声刀于两者间隙内白色疏松结缔组织内锐性分离，即可将输尿管与侧脐韧带分开一定距离。继续将子宫动脉、输尿管及侧脐韧带三者之间的间隙纵向扩大、背侧打深，充分显露出膀胱侧间隙（图 11-16A~F）。

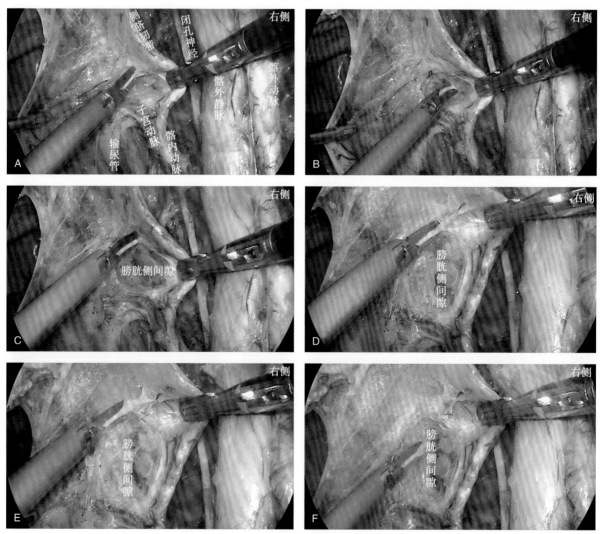

图 11-16 显露膀胱侧间隙

3. 离断侧方宫旁血管部组织。此时拉氏直肠侧间隙及膀胱侧间隙已打开，侧方宫旁血管部组织已充分暴露，紧贴髂内血管内侧离断侧方宫旁血管部（图 11-17A~E、11-18A~I）。

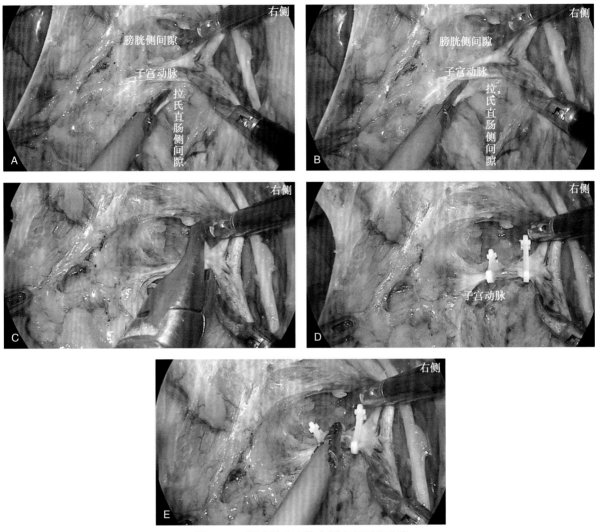

图 11-17　紧贴髂内血管内侧离断子宫动脉

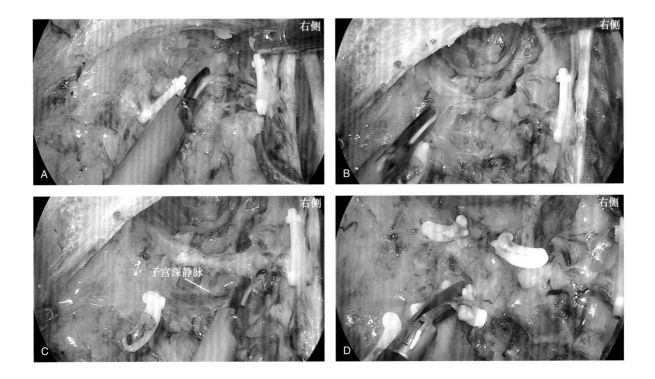

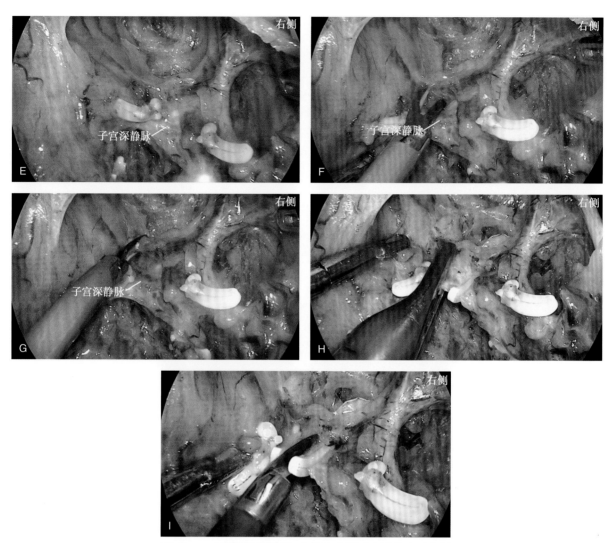

图 11-18　显露子宫深静脉,血管夹夹闭子宫深静脉后离断

【手术操作体会与注意事项】部分患者侧方宫旁血管走行复杂,不必直接将此 2 个间隙直接分离至显露出子宫深静脉。此患者在离断子宫动脉后,继续分离过程中并未直接显露子宫深静脉,而是仍可见多个侧方宫旁血管,予以逐一离断后显露出子宫深静脉,血管夹夹闭子宫深静脉后离断。

侧方宫旁血管在血管夹夹闭后均可予以超声刀锐性离断,唯有子宫深静脉笔者团队认为使用腔镜剪刀离断更为稳妥。超声刀作为能量器械在离断子宫深静脉过程中,子宫深静脉 2 个断端会发生挛缩,有血管夹脱落风险。离断侧方宫旁组织后拉氏间隙与膀胱侧间隙相通。

笔者团队习惯侧方宫旁神经部组织不在此处予以处理,考虑其虽位于子宫深静脉背侧及尾侧,但此时因背侧宫旁组织尚未处理,骶韧带无法向内侧充分牵拉,故侧方宫旁神经部组织无法充分显

露,直接进行离断易发生不必要的损伤及不可控的出血。

五、游离输尿管

将侧腹膜向内侧牵拉,将输尿管向外侧牵拉,游离输尿管与侧腹膜关系(图 11-19A~F)。C2 型手术不需要保留神经,仅需要将输尿管从侧腹膜游离开,游离至输尿管背侧 2cm 处即可离断输尿管下方系膜,并向尾侧游离。将子宫动脉与输尿管反向牵拉,钝、锐结合游离输尿管与子宫动脉之间关系,逐一锐性离断子宫动脉输尿管支(图 11-20A~F)及支配膀胱的子宫动脉膀胱支,可游离至接近或者达到"隧道"入口处(图 11-21A~G)。

【手术操作体会与注意事项】输尿管的游离是所有妇产科医生绕不开的解剖。微创手术输尿

管的游离多采用能量器械,在输尿管的游离上较为小心。笔者团队在此步骤采取以下几种方法来避免热损伤:①锐性切割后自然冷却 3~5 秒;②超声刀功能叶置于子宫浆膜层 2~3 秒帮助热量散退,此方法在机器人手术中使用较多;③取出腹腔常温生理盐水冷却,此办法在开腹及腹腔镜手术中使用

较多。

子宫动脉膀胱支的处理:在 C1 型手术中已描述自子宫动脉腹侧处理子宫动脉膀胱支,此例患者是经子宫动脉背侧处理子宫动脉膀胱支。笔者团队习惯自子宫动脉腹侧处理,因腹侧组织间隙相对疏松。

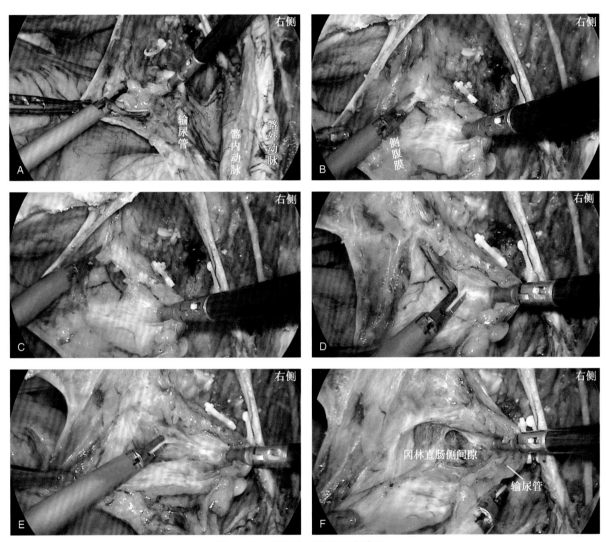

图 11-19 游离输尿管与侧腹膜关系

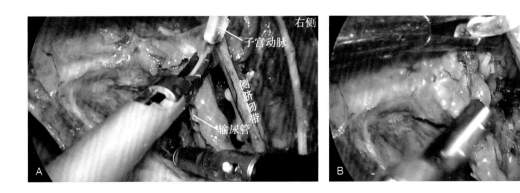

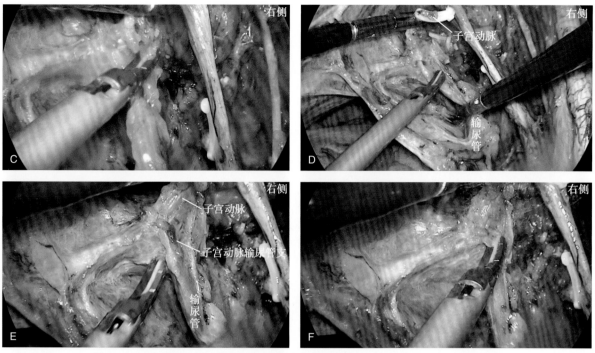

图 11-20 钝、锐结合游离输尿管与子宫动脉之间关系，锐性离断子宫动脉输尿管支

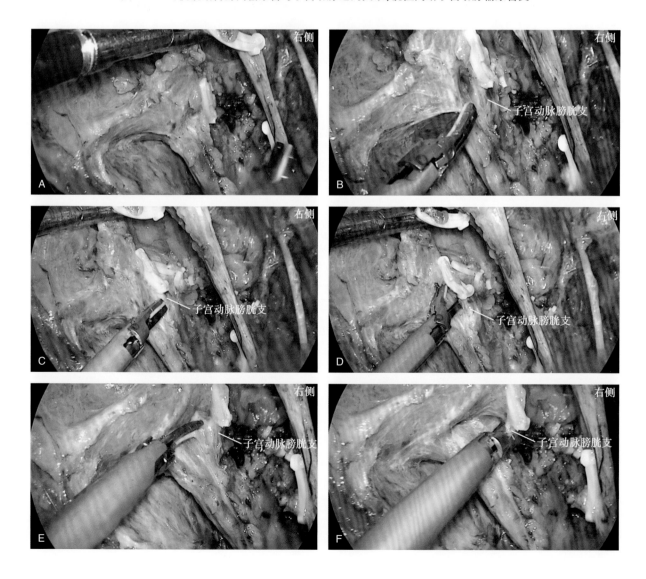

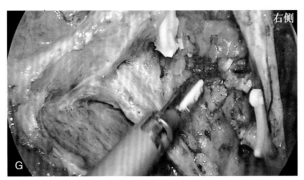

图 11-21　游离、离断支配膀胱的子宫动脉膀胱支,游离输尿管至"隧道"入口处

六、处理背侧宫旁

1. 显露背侧宫旁。向腹侧提拉子宫,向头侧提拉直肠,显露出直肠反折腹膜并锐性切开(图11-22A~F)。于阴道后壁和直肠前壁之间的白色疏松结缔组织间进行锐性分离。

【手术操作体会与注意事项】

(1) 阴道直肠间隙的打开多选择中间入路打开,笔者团队习惯于从侧方入路打开(如 C1 型手术所示),为了更好地全面展示,此例患者先从阴道直肠间隙正中入路打开后,再向两侧打宽,游离背侧宫旁组织与直肠侧壁(图 11-23A~F)。不同于 C1 型手术的是 C2 型手术要求骶韧带的切除位于骶骨筋膜水平,直肠侧壁通常是附着于骶韧带的内侧中段,且腹膜部分往往有明显的"黄白"分界线,分离开两者间隙并向背侧分离至骶骨筋膜水平(图 11-24A~D)。

(2) 在间隙的打开与分离过程中,可以从膜解剖的理念来思考。优势体现在:①间隙打开时,腹膜位置可于两胚原单位融合处的"膜桥",即腹膜"黄白"交界处;②间隙分离时,锐性分离间隙内的白色疏松结缔组织(位于两个不同胚原单位之间)。

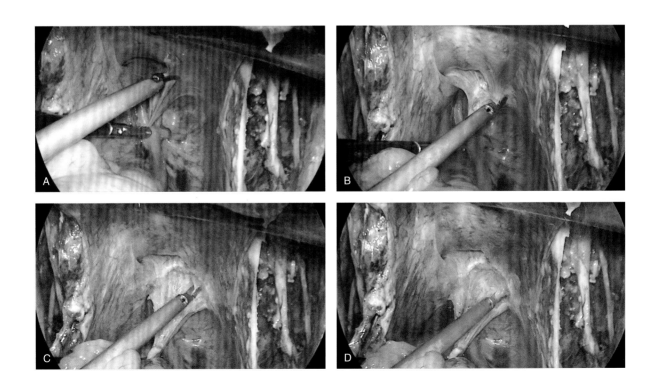

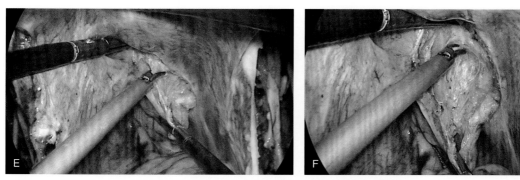

图 11-22　显露出直肠反折腹膜并锐性切开

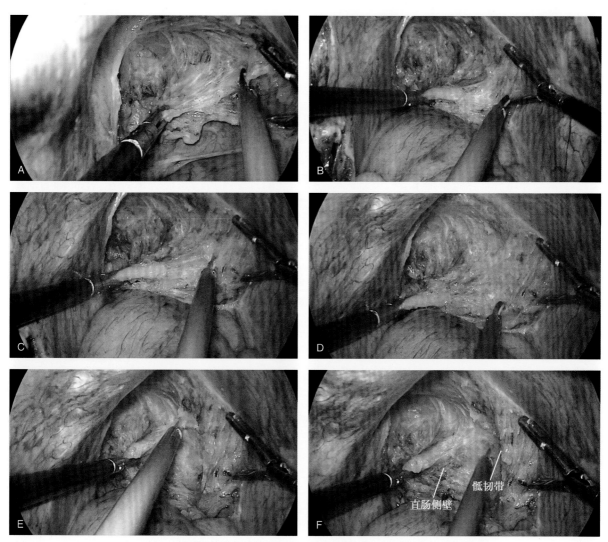

图 11-23　阴道直肠间隙打开后向两侧打宽,游离背侧宫旁组织与直肠侧壁

2. 离断背侧宫旁组织及侧方宫旁神经部组织。向外侧牵拉输尿管,避开输尿管离断侧腹膜,显露骶韧带,紧贴骶骨筋膜水平,垂直阴道方向,完整切除骶韧带(图 11-25A~J)。将离断后的骶韧带向内侧牵拉,显露出侧方宫旁神经部组织,超声刀

予以离断(图 11-26A~C)。

【手术操作体会与注意事项】

(1)骶韧带离断时,务必仔细辨认骶骨筋膜,避免切除时靠近骶骨而导致骶前血管损伤,发生不可控制的出血。

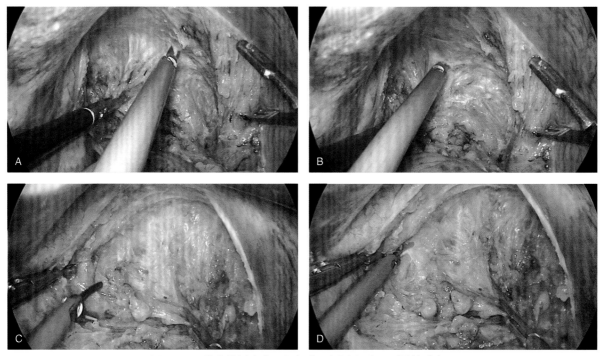

图 11-24　分离背侧宫旁组织与直肠侧壁间隙至骶骨筋膜水平

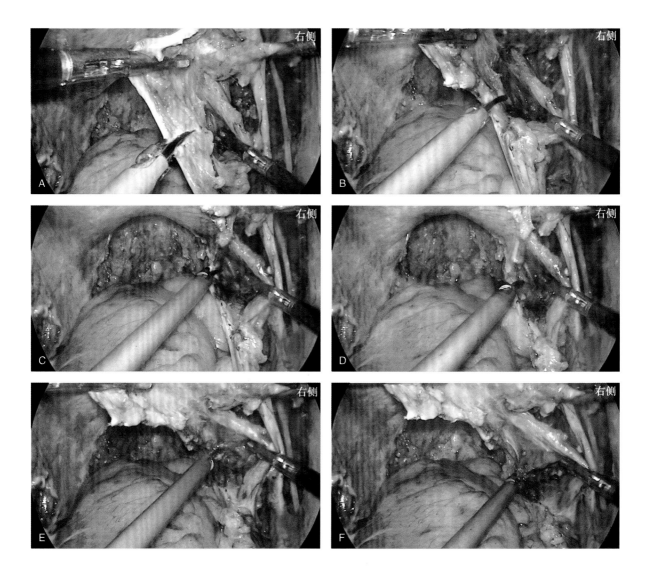

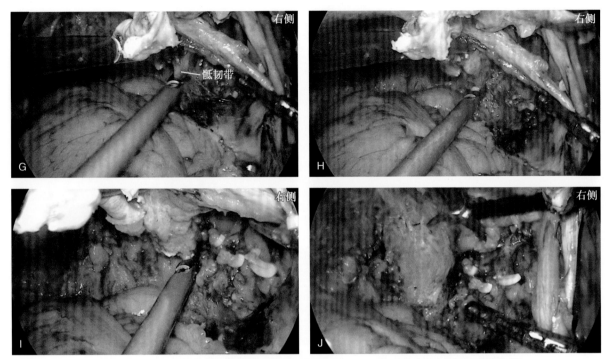

图 11-25 离断侧腹膜,显露骶韧带,紧贴骶骨筋膜水平,垂直阴道方向,完整切除骶韧带

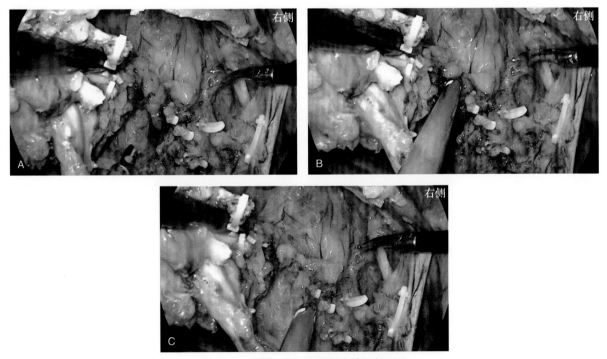

图 11-26 显露、离断侧方宫旁神经部组织

（2）当骶韧带离断后，侧方宫旁神经部组织可充分显露，笔者团队认为此时侧方宫旁神经部组织离断最为安全、充分。

七、膀胱宫颈间隙及膀胱阴道间隙显露

离断圆韧带后，沿着黄白交界处锐性切开膀

胱反折腹膜，向腹侧、尾侧牵拉膀胱反折腹膜及膀胱，超声刀锐性分离逐步显露出膀胱宫颈间隙及膀胱阴道间隙（图11-27A~H），膀胱阴道间隙不仅向尾侧打深，更要向两侧扩张宽度，为后续阴道旁间隙的显露奠定基础。

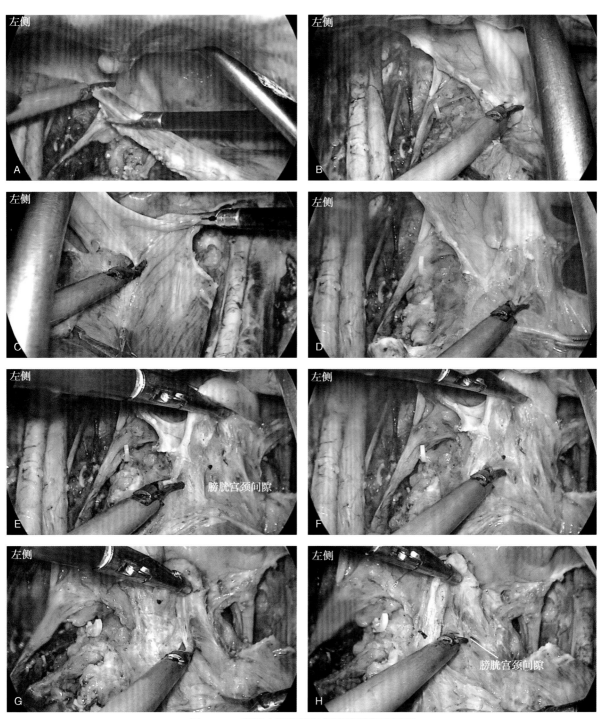

图11-27　膀胱宫颈间隙及膀胱阴道间隙显露

八、显露阴道旁间隙

向外侧提拉输尿管,向腹侧、尾侧提拉膀胱,向头侧、背侧提拉子宫,形成张力,超声刀锐性将已经分离开的膀胱阴道间隙向侧方扩大。逐步分离过程中可显露输尿管,继续将输尿管向腹侧提拉,再次钝、锐结合分离输尿管和膀胱与阴道旁结缔组织的间隙,显露阴道旁间隙(图11-28~图11-31)。

【手术操作体会与注意事项】

1. 此步骤尤为重要,取决于膀胱宫颈(阴道)韧带是否可以安全处理。笔者团队在膀胱宫颈(阴道)韧带处理上习惯利用此间隙,可以在直视输尿管"隧道"入口和出口的前提下,安全离断膀胱宫颈(阴道)韧带浅层,即使离断过程中有出血,也可以从容不迫地进行缝合、电凝止血,不必担心输尿管的损伤。

2. 对于间隙致密患者显露阴道旁间隙较为困难,很难在膀胱阴道间隙打宽过程中直接显露,可以通过薄化膀胱宫颈(阴道)韧带浅层内侧叶,便于阴道旁间隙的显露及后续膀胱宫颈(阴道)韧带的离断。

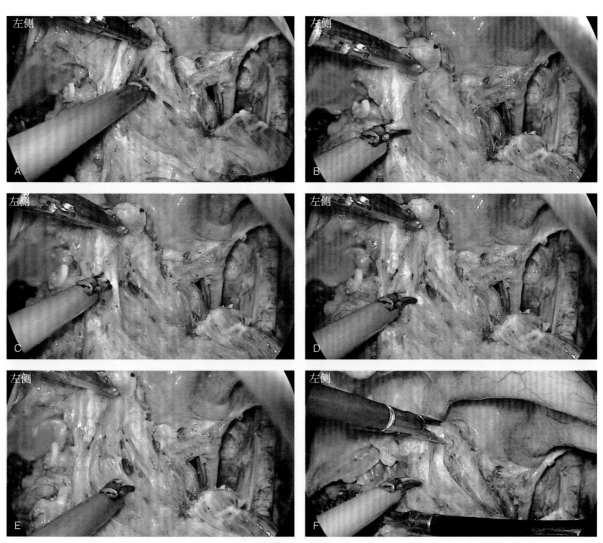

图11-28 显露阴道旁间隙

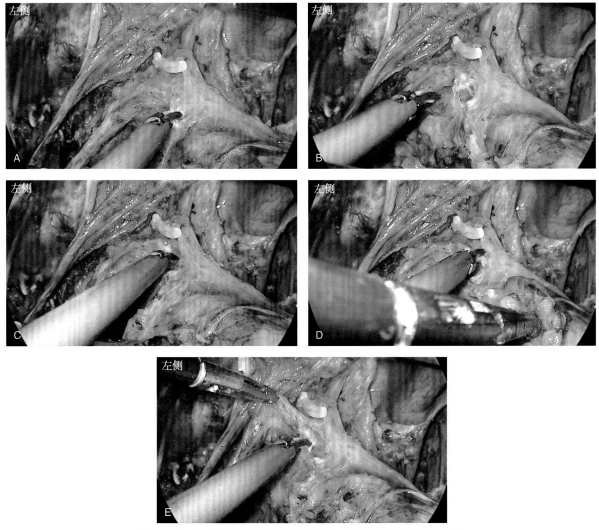

图 11-29 钝、锐结合分离输尿管和膀胱与阴道旁结缔组织的间隙

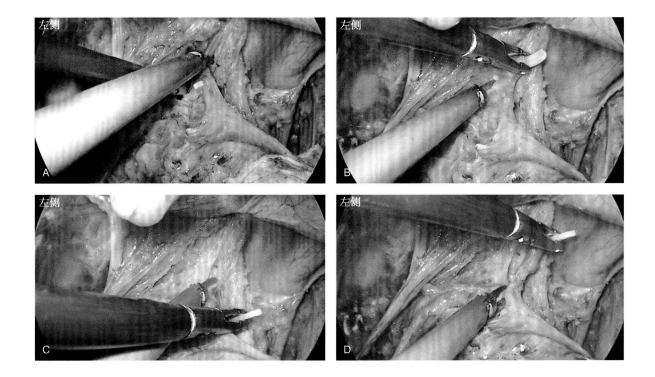

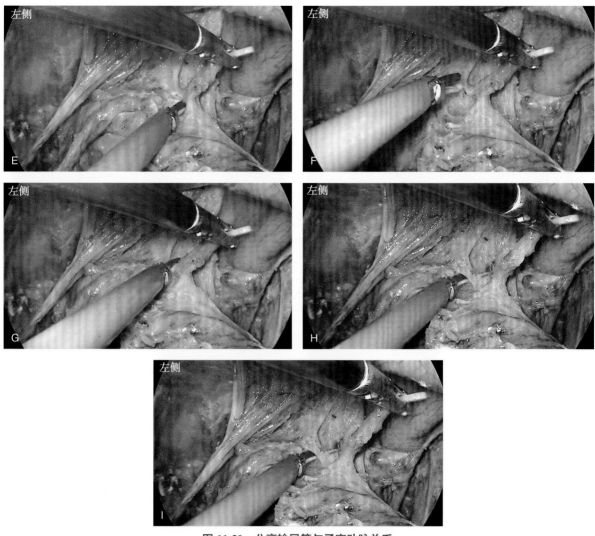

图 11-30　分离输尿管与子宫动脉关系

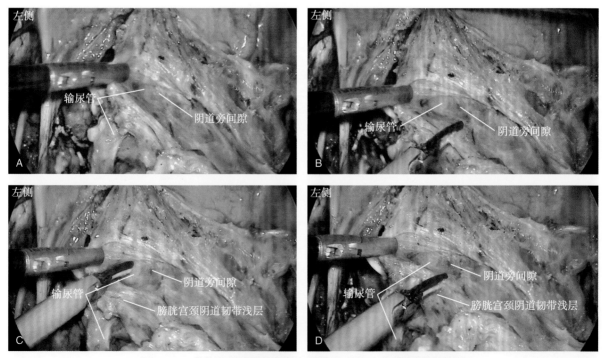

图 11-31　薄化膀胱宫颈（阴道）韧带浅层内侧叶，显露阴道旁间隙

九、处理膀胱宫颈(阴道)韧带

在阴道旁间隙充分显露的基础上,将输尿管向外侧、腹侧牵拉,超声刀锐性离断膀胱宫颈(阴道)韧带浅层(图 11-32A~D),继续将输尿管向外侧、腹侧牵拉,超声刀逐步离断膀胱宫颈(阴道)韧带深层(图 11-33A~H)。

【手术操作体会与注意事项】

此手术过程中务必小心分离,因为汇入子宫深静脉的膀胱上静脉及属支大多位于此韧带内。此过程处理中我们可以看到其实输尿管位于膀胱宫颈(阴道)韧带浅层及深层之间。

对于膀胱宫颈(阴道)韧带的离断,按照无瘤原则最佳的处理方式是整块切除。笔者团队的经验是将阴道旁间隙打深至盆底,与膀胱侧间隙贯穿,靠近膀胱后壁离断。若其内膀胱上静脉丛属支过于粗大,可将粗大的血管进一步裸化、分离,血管夹近膀胱处夹闭后处理。

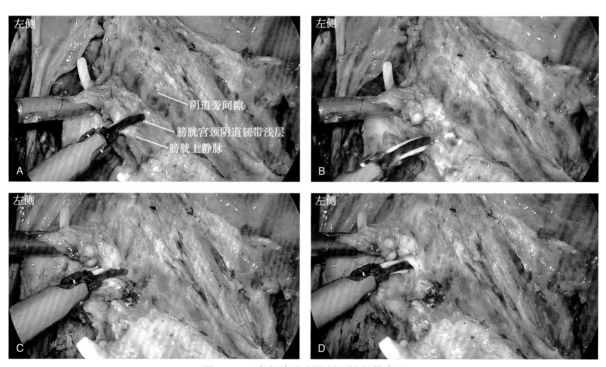

图 11-32 离断膀胱宫颈(阴道)韧带浅层

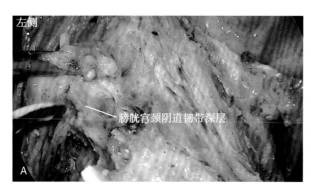

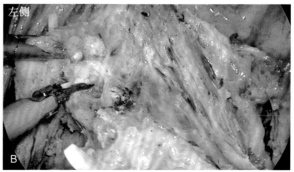

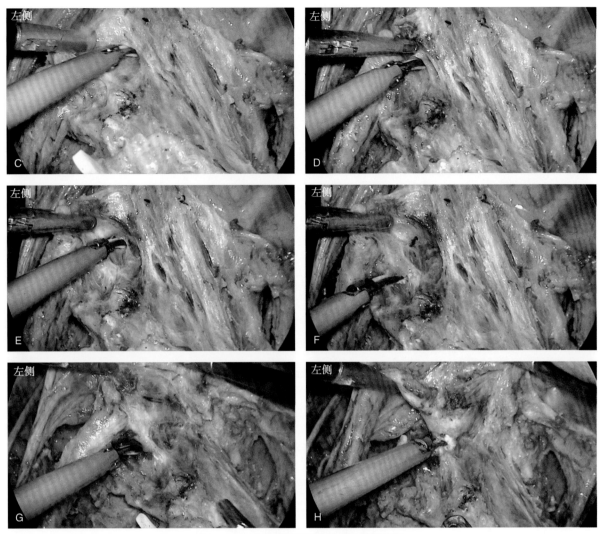

图 11-33 离断膀胱宫颈(阴道)韧带深层

十、显露阴道旁结缔组织

离断膀胱宫颈(阴道)韧带深层后,即可将膀胱后壁向腹侧、外侧牵拉显露出膀胱后壁与阴道旁结缔组织间隙,超声刀逐步锐性离断(图 11-34A~G),将阴道旁结缔组织充分显露至盆底筋膜水平(图 10-35A~H)。

【手术操作体会与注意事项】

此处分离重点为找到膀胱后壁与阴道旁结缔组织间隙,笔者团队习惯将膀胱壁充分向腹侧、外侧牵拉,阴道旁结缔组织向背侧牵拉,两者形成对抗式牵拉,保持足够的张力,即可充分显露两者之间的间隙。

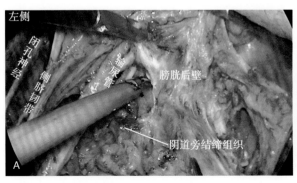

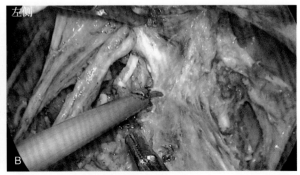

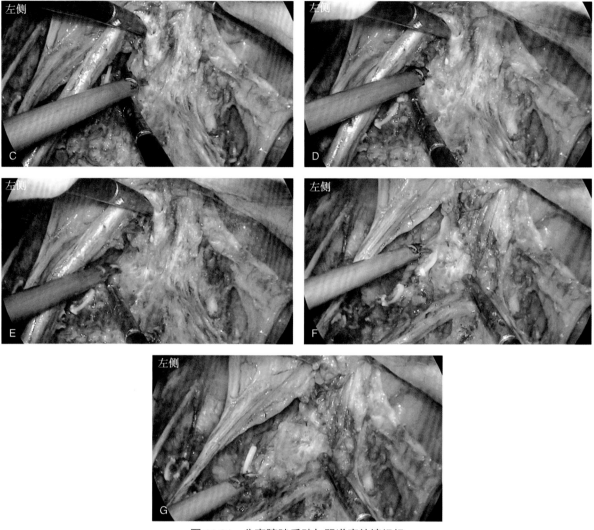

图 11-34　分离膀胱后壁与阴道旁结缔组织

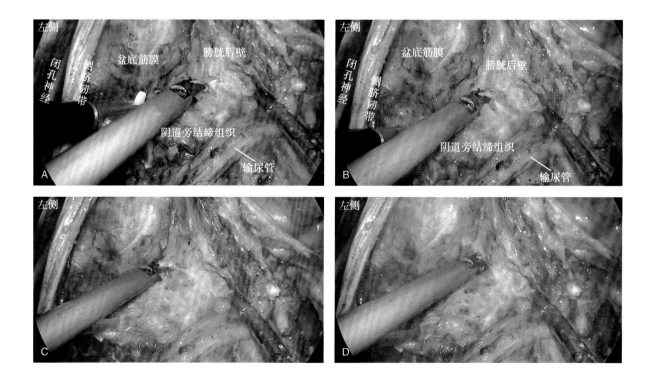

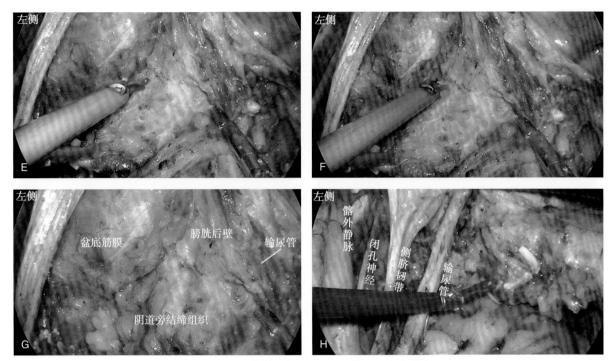

图 11-35　将阴道旁结缔组织充分显露至盆底筋膜水平

十一、离断阴道旁结缔组织

将阴道旁结缔组织及宫旁组织向内侧牵拉，垂直阴道方向整块离断阴道旁结缔组织至阴道附近(图 11-36A~L)。

十二、阴道处理

封闭阴道(图 11-37A~D)，环切阴道后自阴道完整取出子宫。

可吸收线环形缝合封闭阴道,42℃灭菌蒸馏

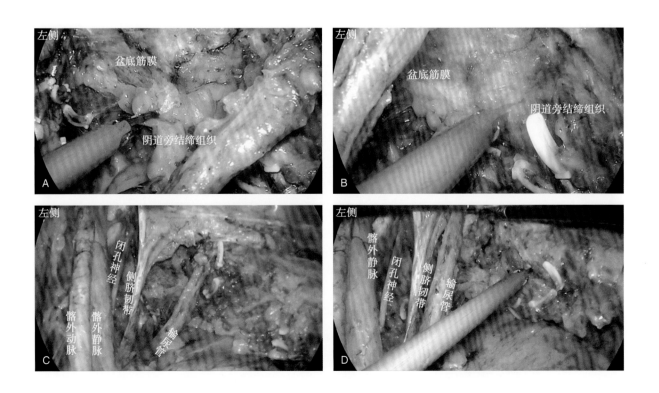

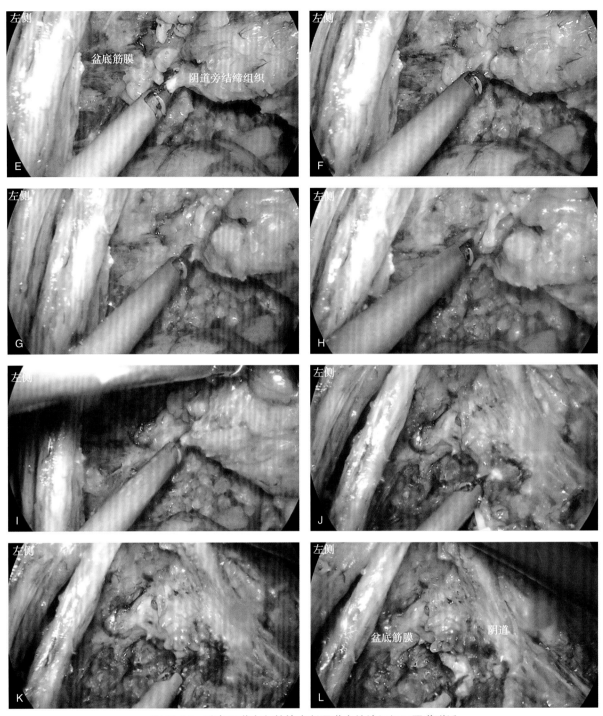

图 11-36　垂直阴道方向整块离断阴道旁结缔组织至阴道附近

水反复冲洗封闭阴道（图 11-38A、B），于子宫颈或病灶下 2cm 环切阴道（图 11-39A、B）。

【手术操作体会与注意事项】42℃灭菌蒸馏水反复冲洗封闭阴道，环扎阴道以隔离子宫颈癌灶，再离断阴道并缝合（图 11-40A、B）。经阴道取出子宫的过程中注意保持子宫完整，避免切割、破坏。

C 型手术要求阴道壁的切除长度是距离病灶下缘 2cm，笔者团队理解的 2cm 是自然状态下的，而不是被牵拉延长后的 2cm 阴道壁，阴道表面并没有具体的投影，笔者团队的方法是利用解剖标志来定位，通常处理完毕膀胱宫颈（阴道）韧带深层后，显露出需要离断的阴道旁结缔组织。以垂直阴道的方向离断阴道旁结缔组织，笔者团队以此标志来标记阴道壁切除长度，术后测量立体标本自然状态下阴道壁在 2~2.5cm。

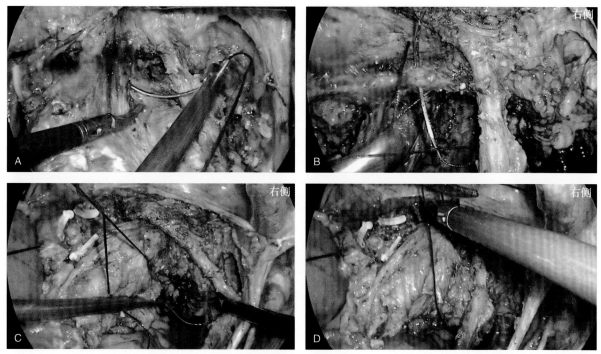

图 11-37　封闭阴道

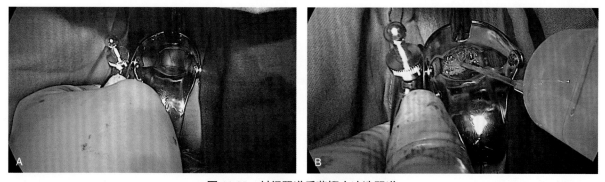

图 11-38　封闭阴道后蒸馏水冲洗阴道

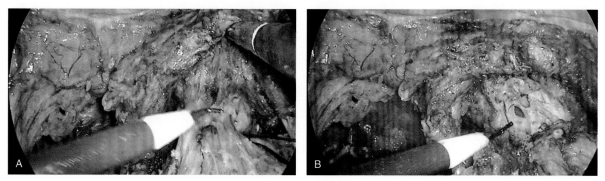

图 11-39　环切阴道

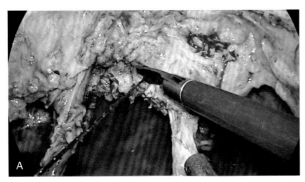
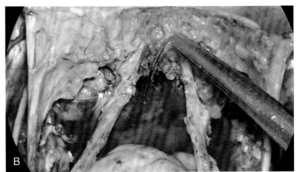

图 11-40 缝合阴道断端

十三、QM-C2 型广泛性子宫切除术后标本展示（图 11-41）

视频 11-1　　　视频 11-2

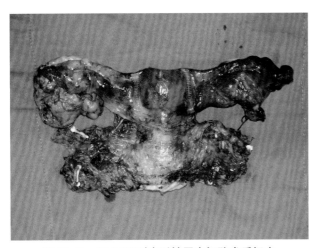

图 11-41　QM-C2 型广泛性子宫切除术后标本

QM-C2 型广泛性子宫切除术（腹腔镜）见视频 11-1；QM-C2 型广泛性子宫切除术（开腹）见视频 11-2。

【附：广泛性残端宫颈切除】

宫颈残端癌治疗方法与一般宫颈癌相同，以手术、放疗为主。由于子宫体已切除，膀胱、直肠与宫颈断端粘连，加上手术后瘢痕的形成，导致周围组织，特别是宫旁组织粘连，增加手术难度，术中膀胱、输尿管损伤率增高，术中更加注重间隙解剖与膜解剖的应用，达到规范的宫旁组织切除范围，同时减少周围脏器副损伤的发生概率，手术步骤同经腹广泛性子宫切除术。

一、侧方宫旁血管部组织的处理

1. 显露拉氏直肠侧间隙及膀胱侧间隙（图 11-42A、B）。

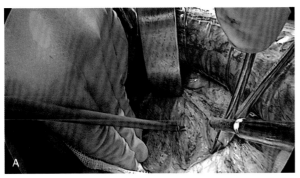
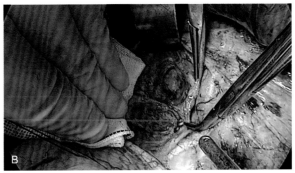

图 11-42　显露拉氏直肠侧间隙及膀胱侧间隙

2. 离断侧方宫旁血管部组织。此时拉氏直肠侧间隙及膀胱侧间隙已打开,侧方宫旁血管部组织已充分暴露,紧贴髂内血管内侧离断侧方宫旁血管部(图11-43A、B)。

3. 游离输尿管与侧腹膜关系。C2型手术不需要保留神经,仅需要将输尿管从侧腹膜游离开,游离至输尿管背侧2cm处即可离断输尿管下方系膜,并向尾侧游离(图11-44A、B)。

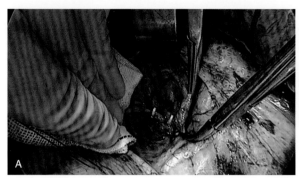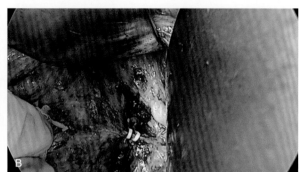

图11-43　离断侧方宫旁血管部组织

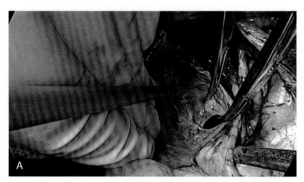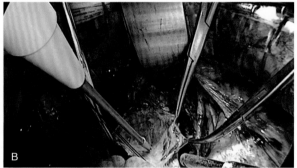

图11-44　游离输尿管与侧腹膜关系

二、背侧宫旁组织的处理

1. 显露背侧宫旁。将侧腹膜向外侧牵拉,直肠侧壁向内侧牵拉,超声刀锐性分离,至直肠侧壁水平。向头侧牵拉直肠,向腹侧、尾侧牵拉子宫,锐性打开直肠反折腹膜,锐性分离阴道直肠间隙(图11-45A~D)。

2. 离断背侧宫旁组织(图11-46A、B)。

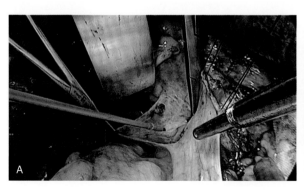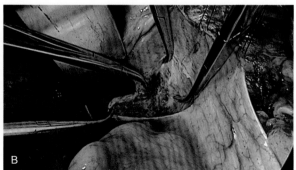

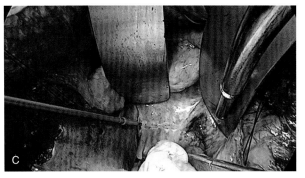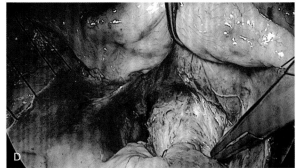

图 11-45　显露背侧宫旁

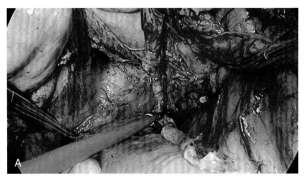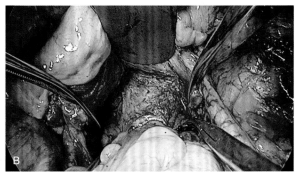

图 11-46　离断背侧宫旁组织

三、腹侧宫旁组织的处理

1. 显露膀胱宫颈间隙及膀胱阴道间隙。直角钳钳夹宫颈头侧端并向头侧牵拉,沿着黄白交界处

锐性切开膀胱反折腹膜,向腹侧、尾侧牵拉膀胱反折腹膜及膀胱超声刀锐性分离,逐步显露出膀胱宫颈间隙及膀胱阴道间隙(图 11-47A～D),膀胱阴道间隙不仅向尾侧打深,更要向两侧扩张宽度,为后续阴道旁间隙的显露奠定基础。

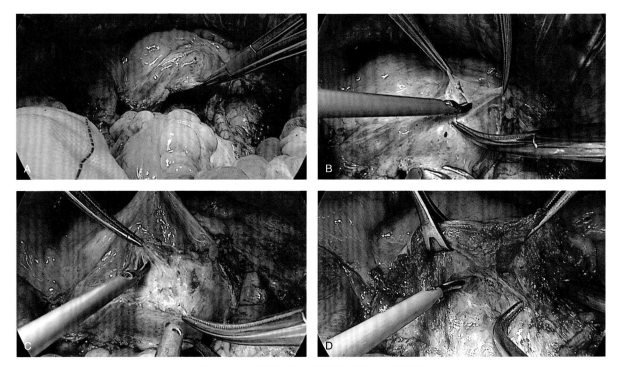

图 11-47　显露膀胱宫颈间隙及膀胱阴道间隙

2. 显露阴道旁间隙（图 11-48A、B）。

3. 处理膀胱宫颈（阴道）韧带（图 11-49A~C）。

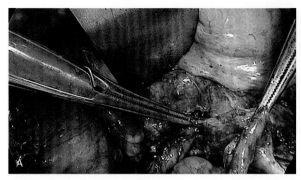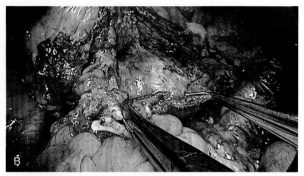

图 11-48 显露阴道旁间隙

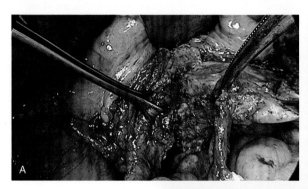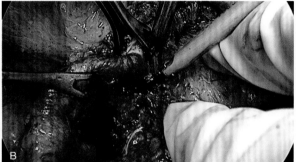

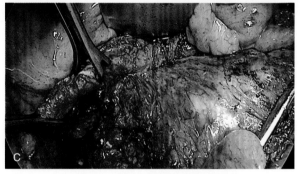

图 11-49 处理膀胱宫颈（阴道）韧带

四、阴道旁结缔组织及阴道处理

此步骤与 QM-C2 型广泛性子宫切除术一致。

五、残端子宫颈癌手术标本展示

残端子宫颈癌手术标本见图 11-50。

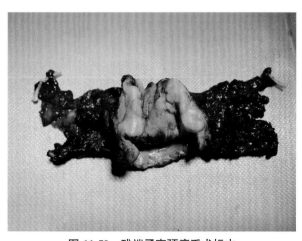

图 11-50 残端子宫颈癌手术标本

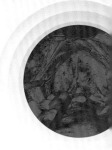

第十二章

子宫颈癌保留生育功能广泛性子宫颈切除术

手术指征：ⅠA1 期不伴有 LVSI 采取经阴道子宫颈锥形切除术。ⅠA1 期伴有 LVSⅠ、ⅠA2 期、ⅠB1 期、少部分ⅠB2 期,可采取经腹或经阴道广泛性子宫颈切除术(2022 年中国宫颈癌保留生育功能专家共识推荐)。

【手术操作体会与注意事项】笔者团队在广泛子宫颈切除术中均采取保留双侧子宫动脉上行支,以此来确保子宫血运供应受到最小影响,并且考虑无瘤原则,在离断阴道及子宫颈时均需提拉至体外进行(经阴道广泛性子宫颈切除术,需辅助腹腔镜下盆腔淋巴结的前哨示踪活检或系统性切除;

经腹腔镜途径广泛性子宫颈切除术,在中国子宫颈癌保留生育功能的专家共识中不被推荐,并且经腹腔镜途径离断宫颈时,需要将子宫自阴道向阴道口处牵拉,很容易拉断已经保留下来的子宫动脉上行支),因此笔者团队采取经腹入路来完成保留生育功能的广泛子宫颈切除术。

一、悬吊子宫

以可吸收缝线,于子宫底部缝合 2 针 8 字,持针器加持缝线,提拉子宫(图 12-1A~C)。

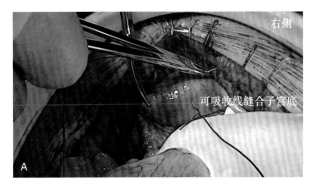

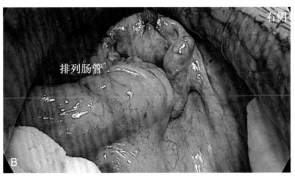

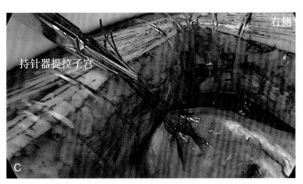

图 12-1 悬吊子宫

二、输卵管的处理

对于输卵管有器质性病变（粘连、积水等），术前与生殖医学中心多学科联合会诊讨论需要术后行辅助生殖的患者，可遵从生殖医生建议，术中行输卵管切除术（图 12-2）。

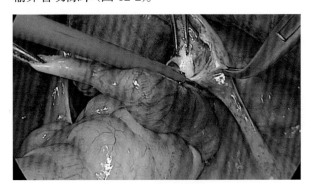

图 12-2 切除输卵管

三、淋巴结处理

ⅠA1 期伴有 LVSI、ⅠA2 期、锥切后发现 ⅠB1 期，且锥切切缘阴性时，笔者团队通常采取前哨淋巴结示踪活检；对于明确病灶的 ⅠB1 期、ⅠB2 期均采取系统盆腔淋巴结切除，术中冰冻病理检查，若为阴性则继续行广泛性子宫颈切除术；若为阳性，则放弃广泛性子宫颈切除手术，仅行双侧卵巢移位术，术后行同步放化疗。对于术中盆腔淋巴结阳性患者，笔者团队也会术前交代可选择行低位腹主动脉区域淋巴结切除，若病理提示转移，术后需要延伸野外放射，若病理未提示淋巴结转移则术后无需延伸野外放射，笔者团队目前也在开展子宫颈癌ⅢCr 期淋巴结手术分期临床研究。

四、侧方宫旁处理

锐性打开侧腹膜（图 12-3A~D），将附件向内侧牵拉，超声刀锐性分离，寻找出拉氏间隙与膀胱侧间隙（图 12-4A~D），进而分离出子宫动脉、子宫浅静脉、子宫深静脉，将子宫动脉予以保留，而子宫浅静脉与深静脉分别于贴近髂内静脉内侧缘处离断（图 12-5A~H）。

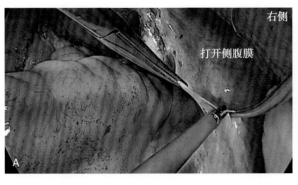

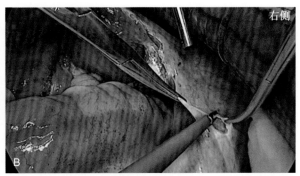

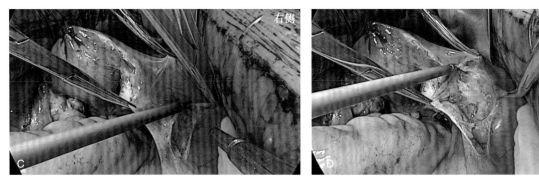

图 12-3　锐性打开侧腹膜

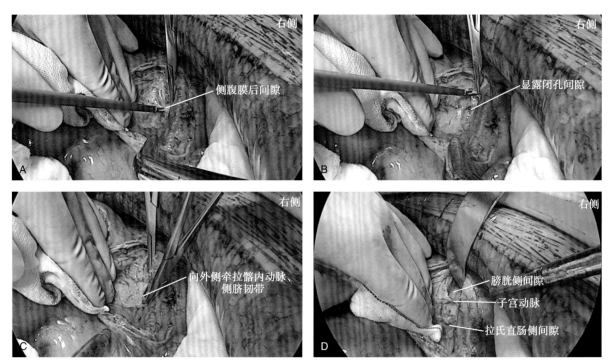

图 12-4　分离膀胱侧间隙及拉氏直肠侧间隙

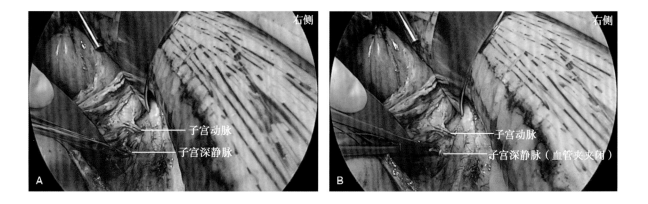

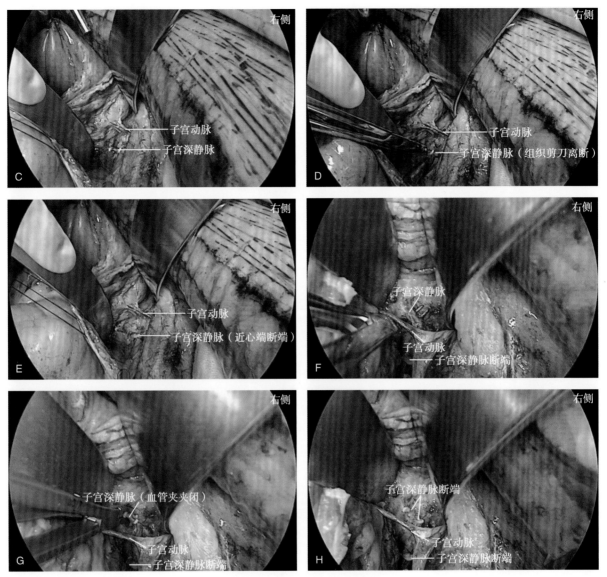

图 12-5　分离离断子宫深静脉

五、游离输尿管

将侧腹膜向内侧牵拉,输尿管向外侧牵拉,分离输尿管与侧腹膜,尾侧分离至接近输尿管"隧道"入口处(图 12-6A、B)。

六、显露背侧宫旁

笔者团队习惯先从侧方入路打开腹膜,显露阴道直肠间隙侧方(图 12-7A~D),向背侧一直达到骶骨筋膜水平,再从中间入路打开直肠反折腹膜,显露阴道直肠间隙(图 12-8A~D),然后相互融合、贯通,充分显露出背侧宫旁。

七、显露膀胱宫颈间隙与膀胱阴道间隙

此过程在横向向两侧扩大膀胱反折腹膜切口时不要离断圆韧带,尽量保证子宫的支撑力量与血运(图 12-9A、B)。

八、解剖子宫动脉

分离出子宫动脉上行支与下行支,将下行支离断(图 12-10A、B)。

【手术操作体会与注意事项】子宫动脉上行支的保留重点在于子宫动脉显露过程中的无血化

操作。笔者团队习惯先行侧方宫旁的处理,显露出子宫动脉主干,然后游离子宫动脉与输尿管之间的关系,进一步将输尿管进行环周游离,尤其先游离输尿管内、外侧,可以清晰显露出子宫动脉输尿管

滋养支,逐一离断后继续游离出子宫动脉上行支、下行支,最后离断子宫动脉下行支,保留子宫动脉上行支。

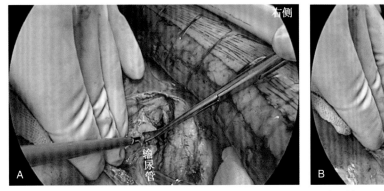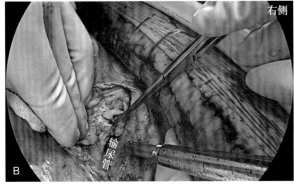

图 12-6 游离输尿管

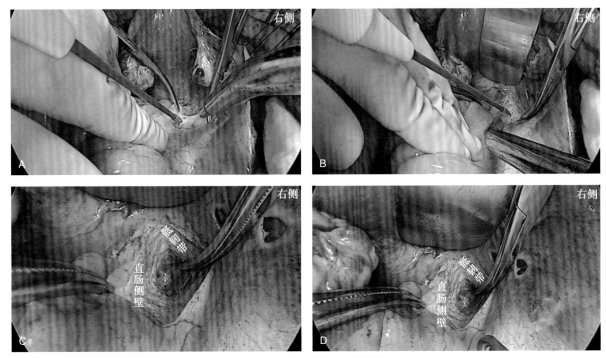

图 12-7 分离阴道直肠间隙侧方

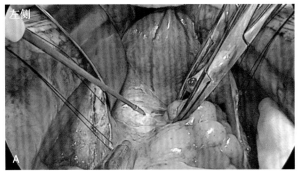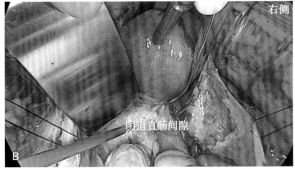

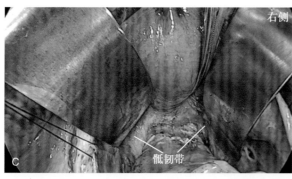
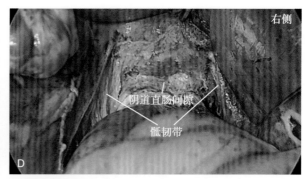

图 12-8 分离阴道直肠间隙

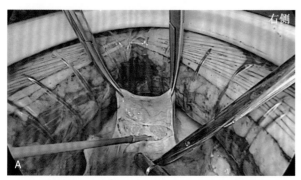
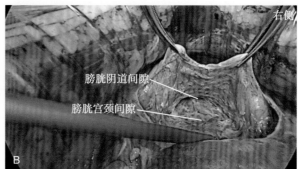

图 12-9 分离膀胱宫颈阴道间隙

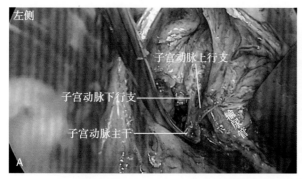
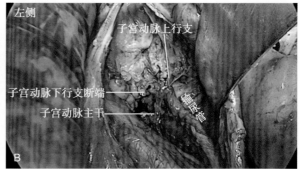

图 12-10 解剖子宫动脉

九、处理膀胱宫颈(阴道)韧带

【手术操作体会与注意事项】充分利用阴道

旁间隙,将输尿管"隧道"出口充分游离,将阴道旁间隙与膀胱侧间隙贯通,离断两者之间的膀胱宫颈(阴道)韧带浅层及深层(图 12-11A~D)。

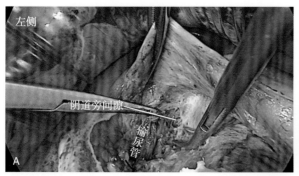
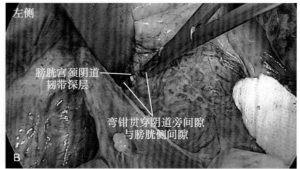

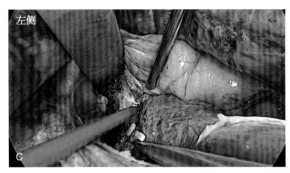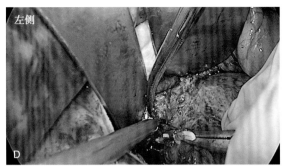

图 12-11 处理膀胱宫颈(阴道)韧带

十、封闭阴道

笔者团队通常采取可吸收线环形缝合阴道或长直角钳夹闭阴道(图 12-12A~D)。为最大限度地遵循无瘤原则,笔者团队习惯环形缝合后长直角钳夹闭。

十一、冲洗阴道

在封闭阴道后,42℃灭菌蒸馏水 200ml 冲洗阴道(图 12-13A、B)。

离断子宫颈(图 12-14A~D),重塑子宫颈(图 12-15A、B),子宫颈环扎(图 12-16A、B),盆腔腹膜腹膜化(图 12-17A、B)。

十二、宫内置入自制防宫颈管粘连装置

自制防宫颈管粘连装置见图 12-18。

十三、保留生育功能广泛性子宫颈切除术后标本展示

保留生育功能广泛性子宫颈切除术后标本见图 12-19。子宫颈癌保留生育功能广泛性子宫颈切除术见视频 12-1。

视频 12-1

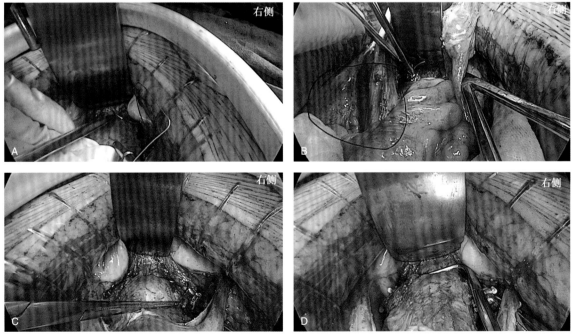

图 12-12 封闭阴道

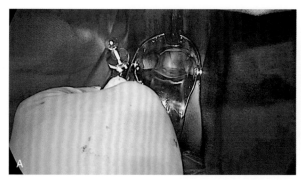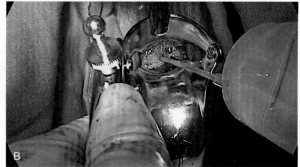

图 12-13　冲洗阴道

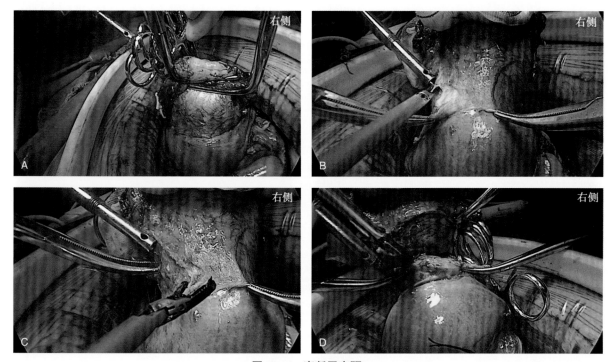

图 12-14　离断子宫颈

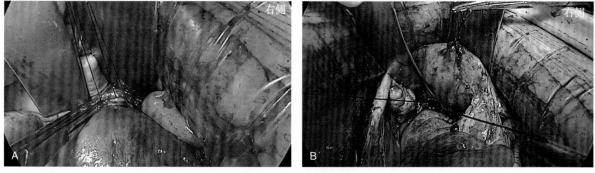

图 12-15　重塑子宫颈

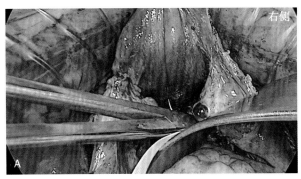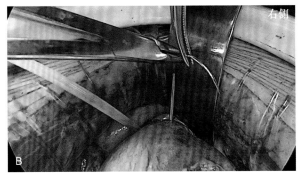

图 12-16　子宫颈环扎

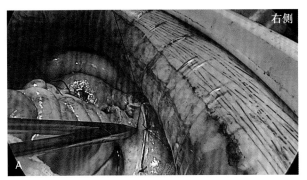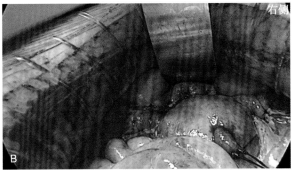

图 12-17　盆腔腹膜腹膜化

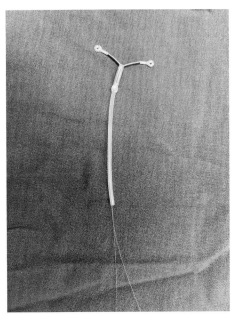

图 12-18　自制防宫颈管粘连装置

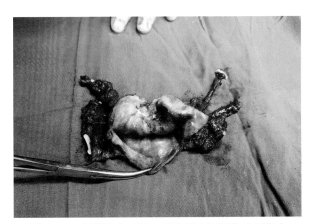

图 12-19　保留生育功能广泛性子宫颈切除术后标本

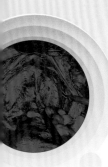

第十三章

机器人系统辅助 QM-C1/C2 广泛性子宫切除术

机器人手术系统下完成子宫颈癌手术在 QM-C1 型(保留盆腔自主神经功能)上有较大优势,主要体现在其放大 10~15 倍的手术视野,操作精细稳定,且可滤除生理性震颤,使得术者可以在高度放大的术野下完成各项精细操作,可以精确打开各个胚原单位之间连接处的膜桥,进而精确地解剖出各个胚原单位之间的膜间隙,将腹下神经束及盆腔内脏神经显露得更加精确、精准,使得膜解剖的理念体现得淋漓尽致。

床旁机械臂系统自尾侧推入,采取右侧或者正中入路均可。

穿刺孔布局如图 13-1 所示。

1. 摄像臂穿刺孔。脐上正中距离耻骨联合 20~25cm 向左侧偏 2~3cm 处置入 12mm Trocar。

2. 机械臂穿刺孔(图 13-2)

(1)1 号臂穿刺点:摄像臂穿刺孔右侧 10~13cm,偏尾侧 15°~30° 处。

(2)2 号臂穿刺点:摄像臂穿刺孔左侧 8~10cm,偏尾侧 15°~30° 处。

(3)3 号臂穿刺点:右侧:1 号臂穿刺孔左侧 6~8cm,偏尾侧 15°~30° 处。左侧:2 号臂穿刺孔左侧 6~8cm,偏尾侧 15°~30° 处。

注意:在实际操作中,笔者团队体会左利手 3 号臂穿刺点位于左侧操作更加流畅。

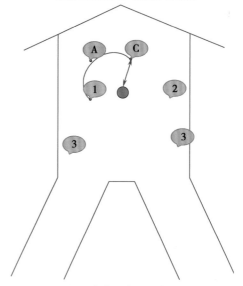

图 13-1　机器人系统辅助腹腔镜腹壁穿刺孔示意图

3. 辅助孔。1 号臂穿刺孔与摄像臂穿刺孔连线中分线上偏头侧距离机械臂穿刺孔 ≥5cm 处。

一、悬吊子宫

1-0 可吸收缝线缝合子宫底部,可以使用 3 号臂提拉缝线悬吊子宫,也可以于耻骨联合上缘

2~3cm 处,行 0.5cm 切口置入腹腔镜持针器提拉缝线悬吊子宫(图 13-3A、B)。

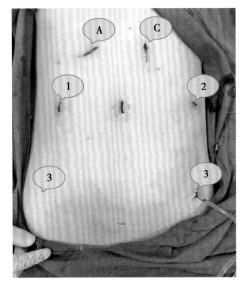

图 13-2　机器人系统辅助腹腔镜腹壁穿刺孔示意图

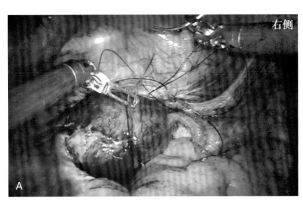

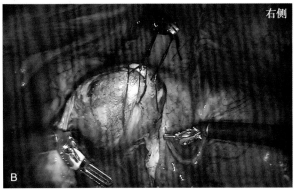

图 13-3　悬吊子宫

二、打开侧腹膜显露侧腹膜后间隙

　　将子宫向对侧牵拉,圆韧带向尾侧、腹侧提拉,卵巢及骨盆漏斗韧带向内侧牵拉,锐性打开侧腹膜

逐步分离即可显露出侧腹膜后间隙(图 13-4A、B)。

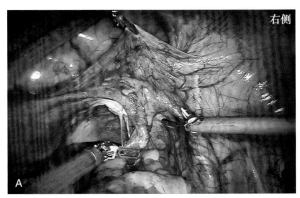

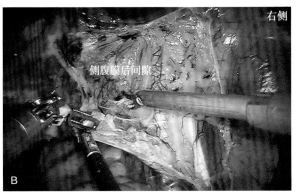

图 13-4　分离显露侧腹膜后间隙

三、显露、处理侧方宫旁结构

　　利用侧腹膜后间隙进一步分离,精细解剖出部分闭孔间隙(图 13-5A、B),将髂内动脉及侧脐韧带向外侧牵拉,侧腹膜向内侧牵拉,分离出头侧拉氏直肠侧间隙与尾侧的膀胱侧间隙(图 13-6),逐步将两者间隙内侧侧方宫旁血管进行夹闭、离断处理(图 13-7、图 13-8A~E),从而完成侧方宫旁的处理,保留神经的 QM-C1 型手术,此步骤可以同时解剖出冈林间隙,显露出腹下神经束,为后续保留盆腔自主神经功能的 C1 型手术奠定基础(图 13-9A~C)。

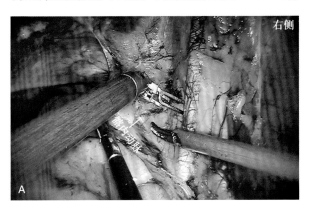

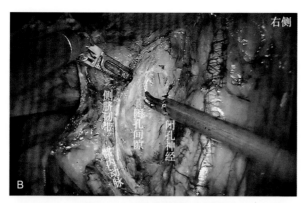

图 13-5   分离显露闭孔间隙

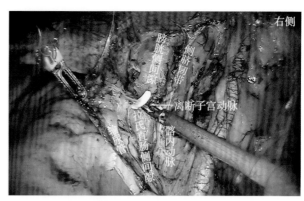

图 13-7   离断子宫动脉

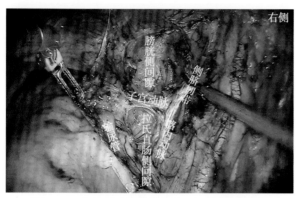

图 13-6   分离显露膀胱侧间隙、拉氏直肠侧间隙

四、显露阴道直肠间隙及骶韧带

此过程可以最大限度地体现机器人手术下膜解剖的精髓,显露阴道直肠间隙及骶韧带,其实是将副中肾管胚原单位与后肠胚原单位分开,首先我们要打开阴道直肠反折腹膜,位置的选择上确实很难直接一步到位的选择正确,利用机器人的高倍放大术野,就可以清晰见到两个胚原单位之间的连接处,即膜桥,打开膜桥即可顺利进

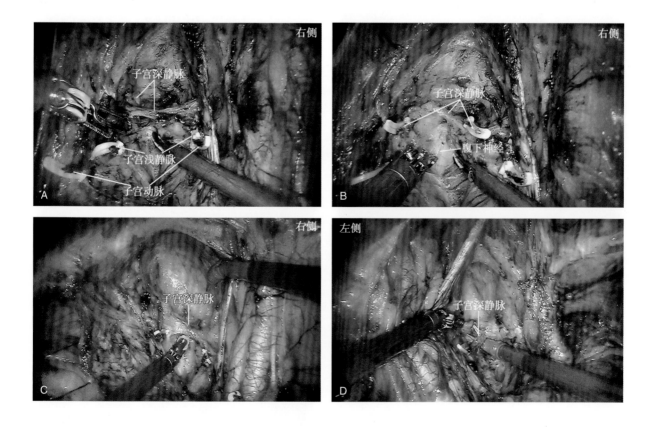

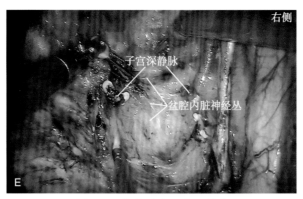

图 13-8　解剖离断子宫深静脉

入两个胚原单位之间的间隙。为了更好地展现两个胚原单位之间的间隙，我们要给予两个胚原单位适当的反向牵张力，就可以见到两个胚原单位是截然不同的，副中肾管胚原单位中的阴道壁偏红润，无脂肪组织附着，而后肠胚原单位的直肠有脂肪系膜包绕，呈现为黄色。两者之间是白色疏松的发丝样结构，于该疏松结构中锐性分离即可做到将两个胚原单位分开，充分、安全地显露出阴道后壁、直肠前壁、骶韧带内侧、直肠系膜

（图 13-9A~C、图 13-10A~D）。

五、显露膀胱宫颈及膀胱阴道间隙

此过程同样也是胚原单位的分离，将泌尿生殖窦胚原单位上段的膀胱与副中肾管胚原单位的子宫颈、阴道分开，从而达到显露膀胱宫颈间隙和膀胱阴道间隙（图 13-11A、B）。

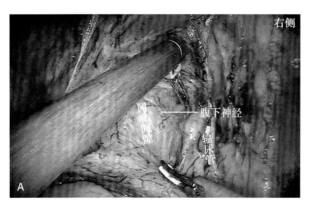

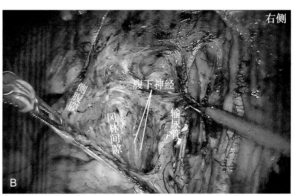

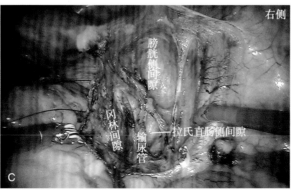

图 13-9　分离冈林直肠侧间隙

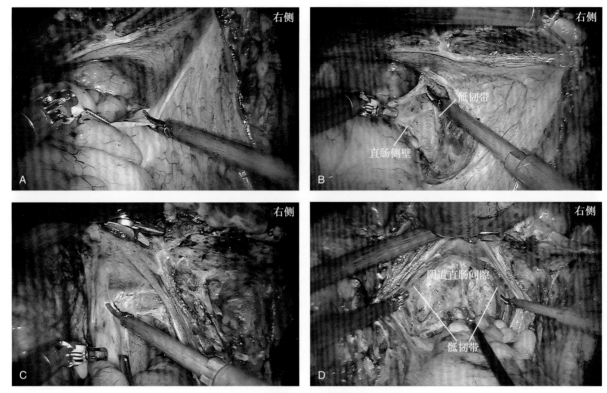

图 13-10 显露阴道直肠间隙及骶韧带

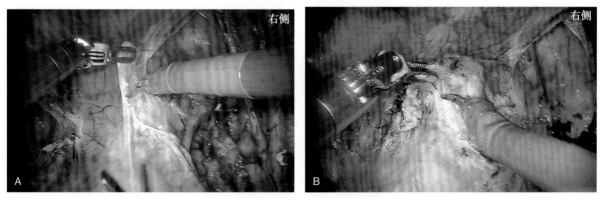

图 13-11 分离膀胱宫颈阴道间隙

六、游离子宫动脉及输尿管

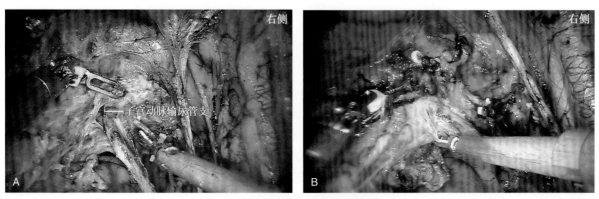

图 13-12 游离子宫动脉及输尿管

七、显露阴道旁间隙处理膀胱宫颈（阴道）韧带

阴道旁间隙的显露其实就是将输尿管芽胚原单位的输尿管、尿生殖窦胚原单位上段的膀胱与副中肾管胚原单位分离开，同样首先要寻找到这些胚原单位连接处的膜桥。膀胱阴道间隙向两侧横向打宽过程中会遇到致密组织，使得进一步扩大阴道旁间隙难度加大，这一层致密组织即为胚原单位连接处的膜桥。将膀胱充分向腹侧提拉，子宫向背侧推拉，超声刀小步慢慢打开膜桥，首先显露出来的"隧道"出口段输尿管，连同输尿管与膀胱向腹侧提拉，继续分离膀胱后壁与阴道旁结缔组织之间的间隙，即可分理出阴道旁间隙（图 13-13A~C）。该间隙的显露在 C 型手术中至关重要，是膀胱宫颈（阴道）韧带尤其是其深层处理的关键（图 13-14A~C），也是 QM-C1 型手术裸化膀胱上静脉、显露盆丛的关键。

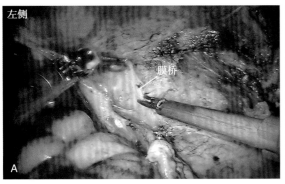

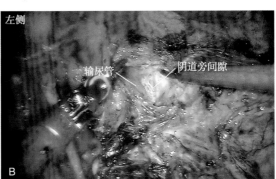

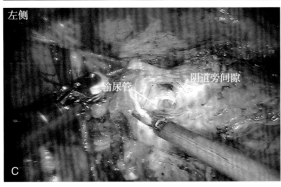

图 13-13　分离阴道旁间隙

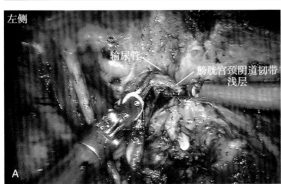

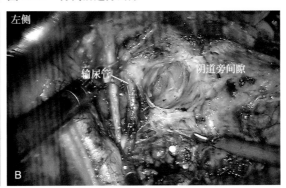

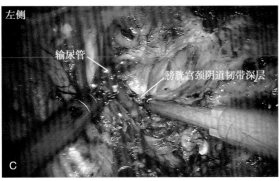

图 13-14　离断膀胱宫颈（阴道）韧带

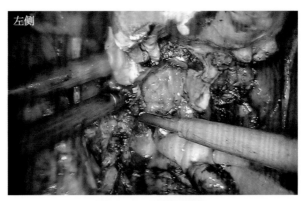

图 13-15 离断骶韧带

八、显露并离断阴道旁结缔组织（图 13-16）

显露并离断阴道旁结缔组织见图 13-16。

九、QM-C1 型手术时显露"十字交叉"（图 13-17）

盆丛"十字交叉"显露见图 13-17。

十、QM-C1 型手术，切除支配宫颈、子宫、直肠的神经支，保留膀胱支后的"T 字交叉"

盆丛保留膀胱支后呈"T 字交叉"见图 13-18。

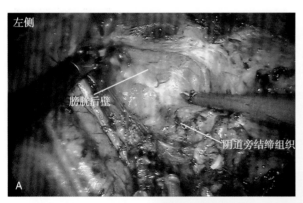

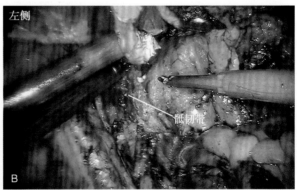

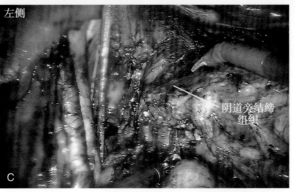

图 13-16 显露并离断阴道旁结缔组织

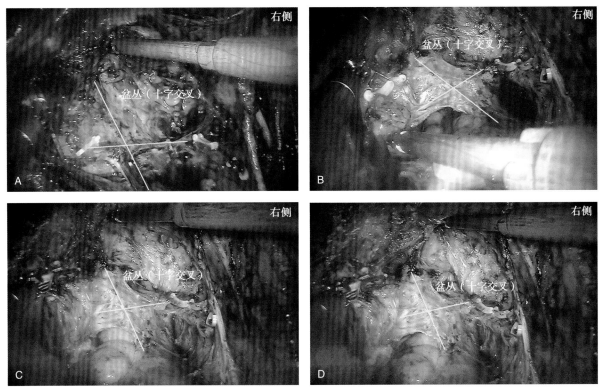

图 13-17 盆丛"十字交叉"显露

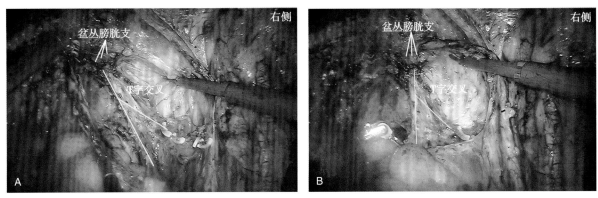

图 13-18 盆丛保留膀胱支后呈"T字交叉"

十一、封闭阴道(图 13-19)

封闭阴道见图 13-19。

十二、灭菌蒸馏水冲洗封闭的阴道(图 13-20)

蒸馏水冲洗阴道见图 13-20。

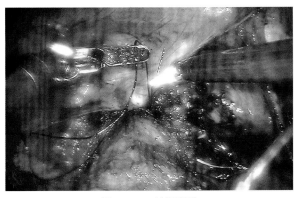

图 13-19 封闭阴道

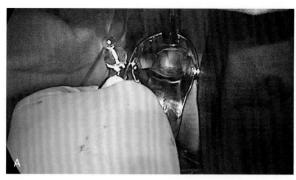
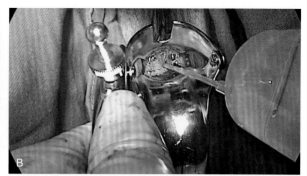

图 13-20　蒸馏水冲洗阴道

十三、环切子宫、缝合阴道、灭菌蒸馏水冲洗盆腔

环切缝合阴道断端见图 13-21。

机器人系统辅助 QM-C1 型、QM-C2 型（机器人 1）、QM-C2 型（机器人 2）广泛性子宫切除术见视频 13-1、视频 13-2、视频 13-3。

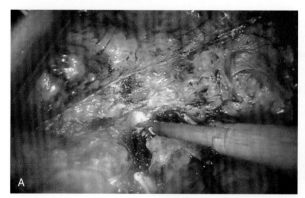
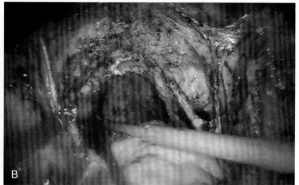
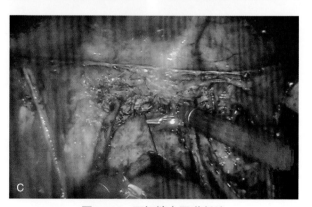

图 13-21　环切缝合阴道断端

视频 13-1　　　　　　视频 13-2　　　　　　视频 13-3

第三部分
子宫颈癌淋巴结切除手术图解

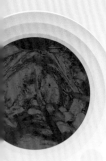

第十四章

盆腔淋巴结切除术

宫颈癌淋巴结切除术包括盆腔淋巴结切除术与必要时的低位腹主动脉区域淋巴结切除术。盆腔淋巴结切除术包括系统性淋巴结切除术、前哨淋巴结活检术、前哨淋巴结绘图式切除术。盆腔淋巴结系统性切除术笔者团队参照 Cibula Ⅲ型的宫颈癌淋巴结切除范围进行。盆腔淋巴结头侧包括髂总分叉以下、尾侧包括显露出旋髂深静脉、背侧显露出闭孔神经下方淋巴结及盆底筋膜，外侧显露出腰骶干。在 LACC 试验结论与中国宫颈癌专家共识共同指导下，笔者团队进行微创手术的患者群体全部为 ≤ⅠB1 期患者，并且术前影像学评估没有临床阳性淋巴结。而开腹的患者群体则是涵盖了宫颈癌 ≤ⅡA1 期的患者，其中对于包块直径>2cm、特殊病理类型、术中意外发现盆腔淋巴结阳性的患者笔者团队采取常规行低位腹主动脉区域淋巴结切除。

淋巴结切除术作为妇科恶性肿瘤常规手术，各位术者都有着自己非常丰富的经验，笔者团队在淋巴结切除处理上习惯采用区域化切除来进行。

一、髂总淋巴结切除术

1. 右侧髂总淋巴结处理。将肠管向上腹部摆放好之后，沿着髂总动脉表面锐性打开后腹膜（图14-1A~E），显露出髂总动脉全长，头侧至腹主动脉分叉处，尾侧至髂内外动脉分叉处，向两侧牵拉打开侧腹膜，充分显露出髂总区域淋巴结，超声刀锐性分离侧腹膜与髂总淋巴结之间的间隙，向内侧分离显露出上腹下神经，向外侧分离显露出髂总静脉与其外侧的右侧输尿管（图 14-2A~E、图 14-3A~D、图14-4A~D）。再以超声刀锐性将淋巴结自髂总动脉表面锐性向外侧分离，此时务必仔细辨认上腹下神经，避免误伤，逐渐显露出髂总动脉与髂总静脉间间隙（图 14-5A~D），继续向外侧分离显露出右侧髂总静脉（图 14-6A~F），若分离过程中发现髂总动脉或静脉表面有肿大淋巴结向头侧延续，要完整将肿大淋巴结做切除，显露出髂总静脉后，自髂总静脉表面逐步将淋巴结自头侧向尾侧给予切除，髂总静脉表面淋巴结切除务必小心，其表面会有 1~3 支自淋巴结回流入髂总静脉的静脉分支，小心将各静脉分支游离后超声刀锐性离断即可（图 14-7A~J）。逐步向尾侧切除髂总淋巴结至髂内外血管分叉处（图 14-8A~J）。

2. 左侧髂总淋巴结处理

（1）将已打开的右侧髂总动脉表面腹膜向腹侧、外侧牵拉，超声刀锐性分离，显露出左侧髂总动脉、静脉区域淋巴结（图 14-9A~F）。

笔者思考：显露过程中，要将腹膜充分向腹侧、外侧牵拉，以足够的张力显露出淋巴区域与腹膜及肠管、输尿管之间的间隙。显露过程中可考虑将左侧腹膜以可吸收缝线悬吊牵拉，释放术者左手器械，利于术野显露（图 14-10A、B）。

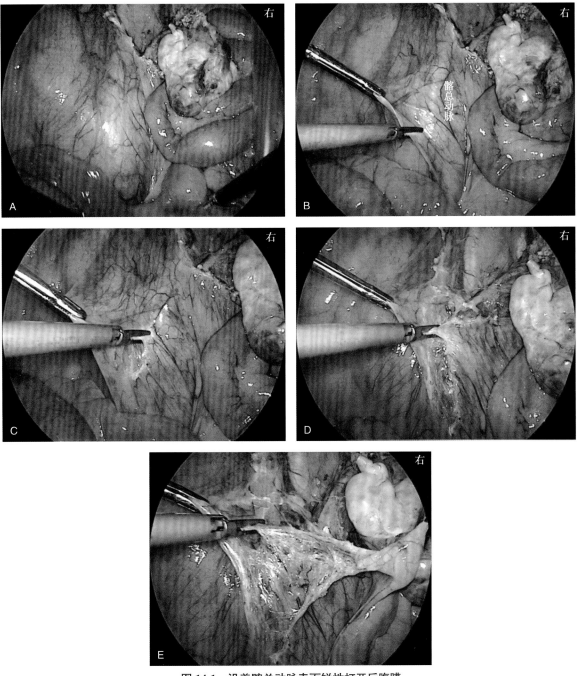

图 14-1　沿着髂总动脉表面锐性打开后腹膜

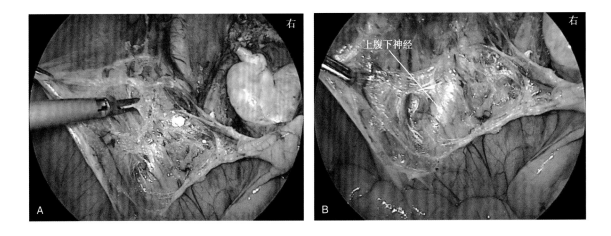

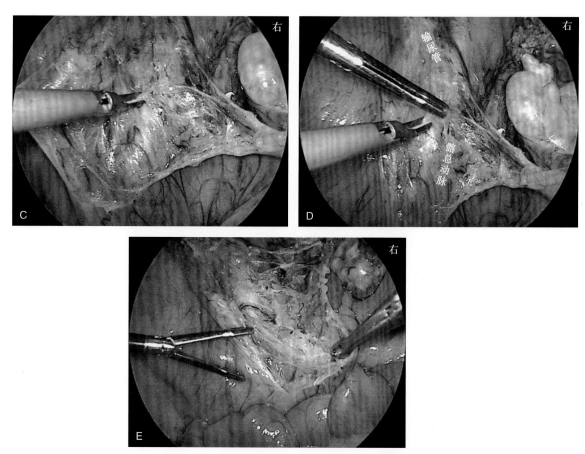

图 14-2　分离内侧后腹膜与髂总淋巴结之间的间隙

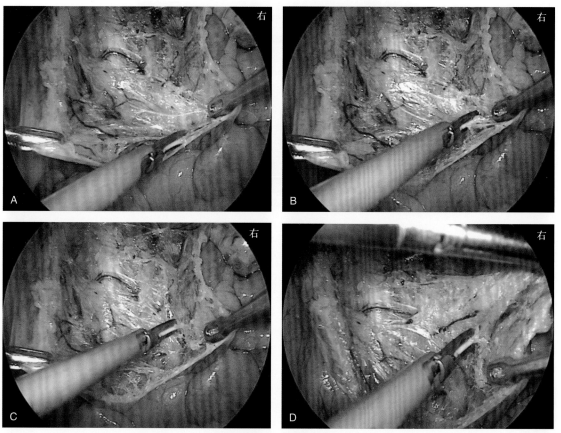

图 14-3　分离外侧侧腹膜与髂总淋巴结之间的间隙

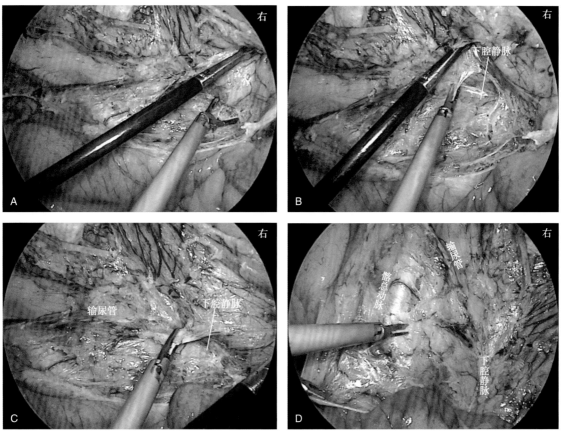

图 14-4　显露右侧髂总淋巴结

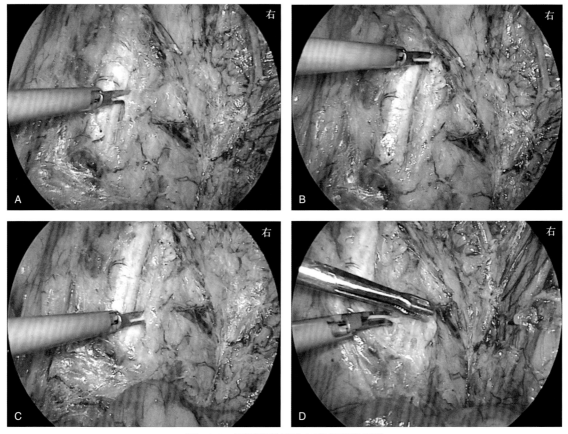

图 14-5　显露髂总动脉与髂总静脉间隙

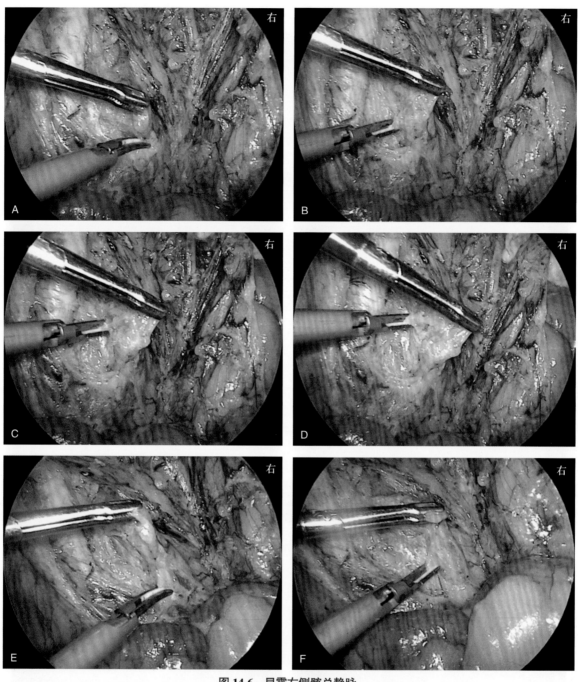

图 14-6 显露右侧髂总静脉

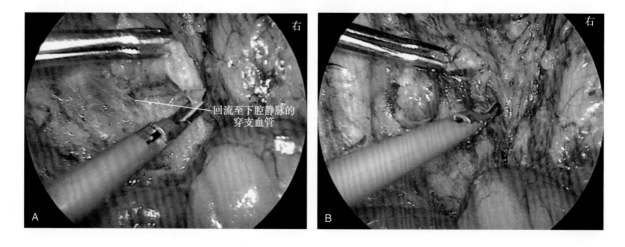

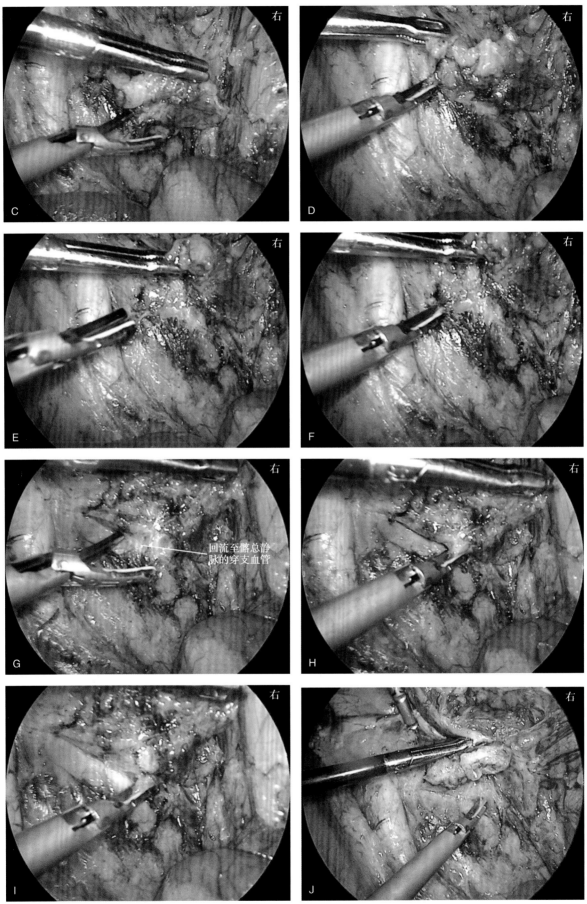

回流至髂总静脉的穿支血管

图 14-7　锐性离断髂总静脉的静脉分支

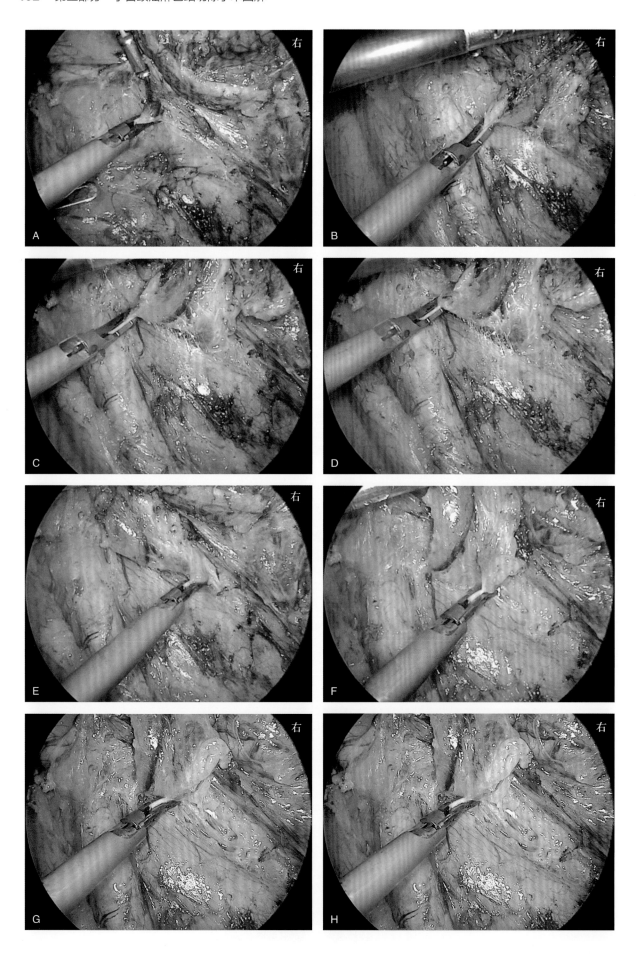

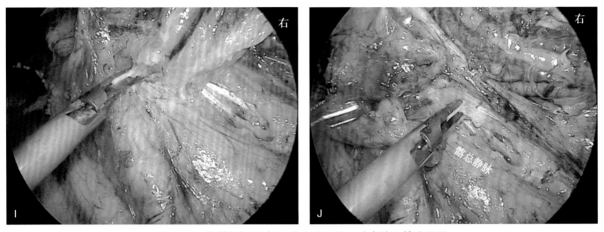

图 14-8 向尾侧切除右侧髂总淋巴结至髂内外血管分叉处

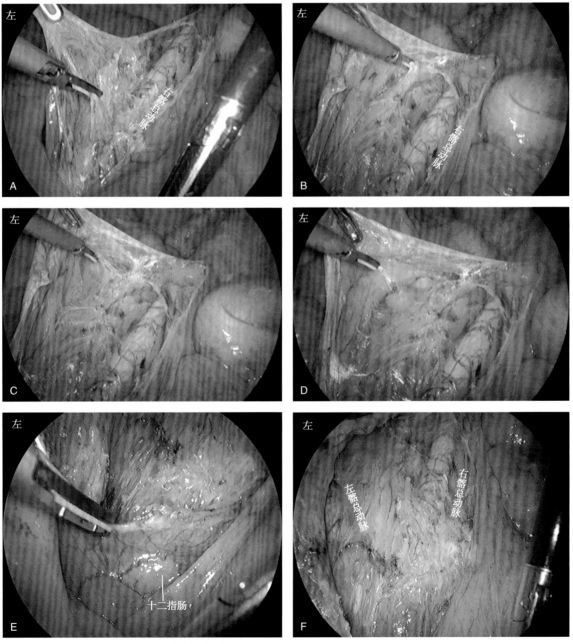

图 14-9 显露左侧髂总动脉、静脉区域淋巴结

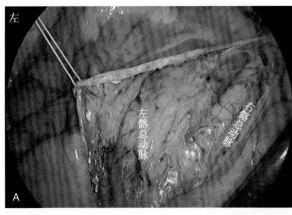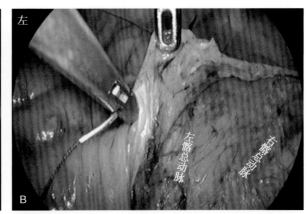

图 14-10 悬吊牵拉侧腹膜

（2）分离右侧髂总动脉与淋巴结关系（图 14-11A、B）。

（3）分离左侧髂总动脉与淋巴结关系（图 14-12A~F）。

（4）显露左侧髂总静脉（图 14-13A~H）。

（5）分离左侧髂总静脉表面淋巴结（图 14-14A~D）。

（6）显露骶正中静脉并切除左侧髂总静脉淋巴结（图 14-15~ 图 14-17）。

（7）显露、切除左髂总动脉外侧淋巴结（图 14-18~ 图 14-21）。

注意：尿管、腰交感神经、腰动脉、腰静脉。

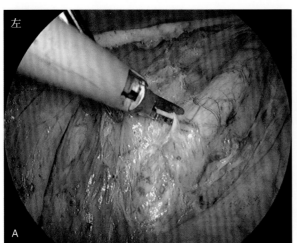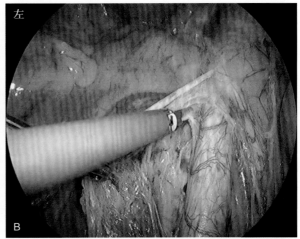

图 14-11 分离右侧髂总动脉与淋巴结关系

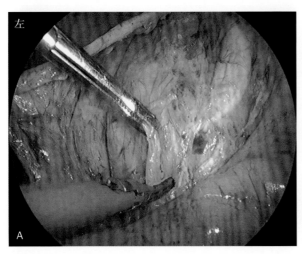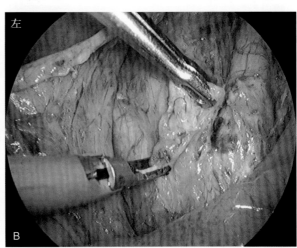

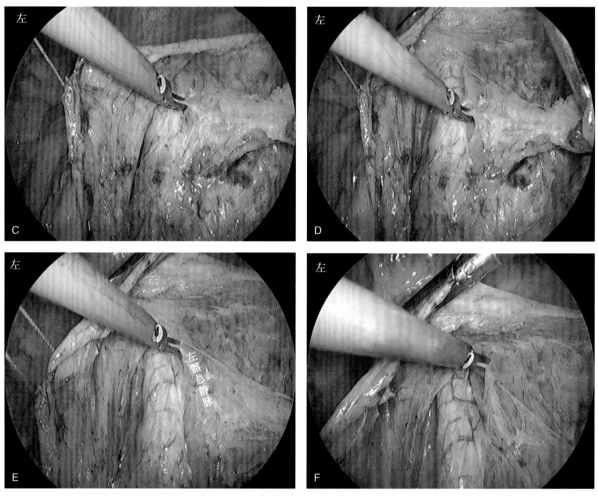

图 14-12 分离左侧髂总动脉与淋巴结关系

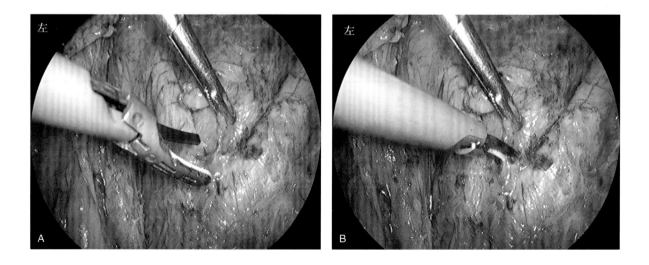

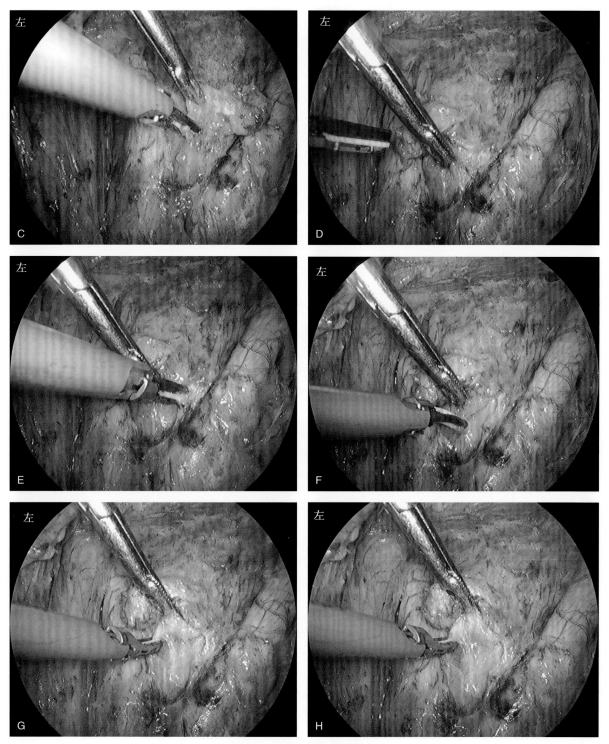

图 14-13　显露左侧髂总静脉

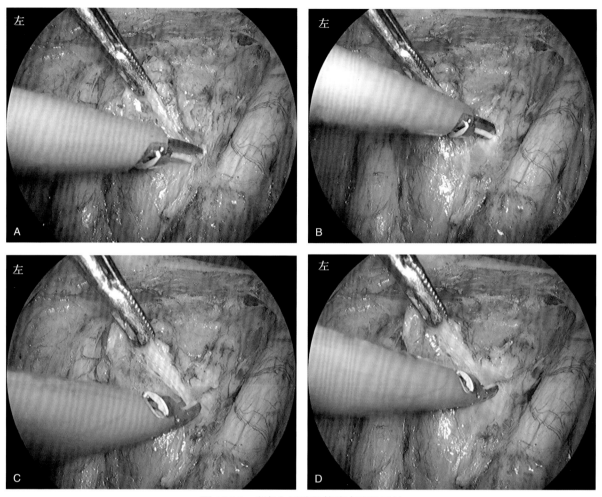

图 14-14 分离左侧髂总静脉表面淋巴结

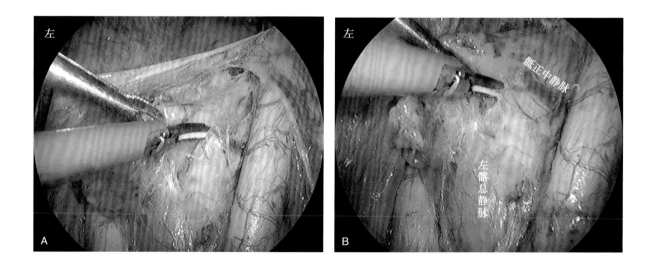

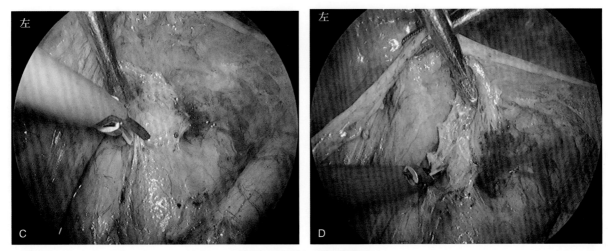

图 14-15 辨识骶正中静脉

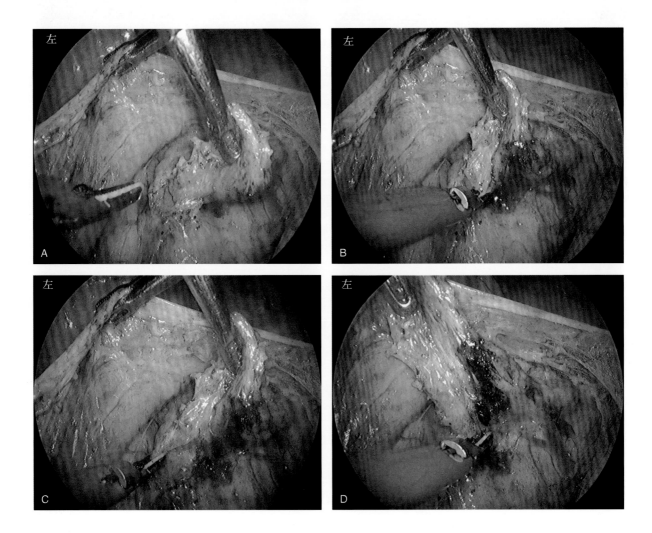

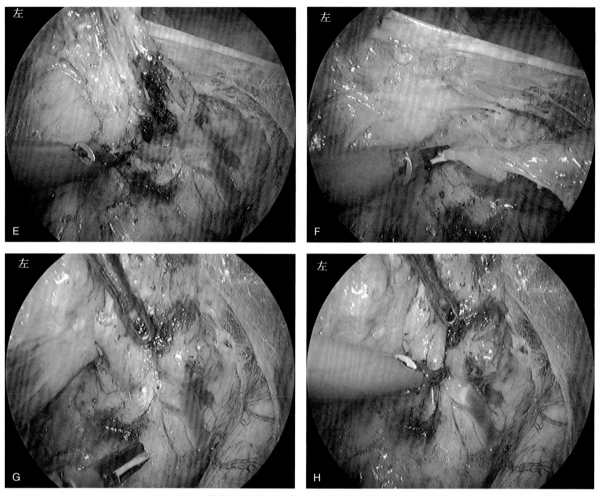

图 14-16　自头侧向尾侧分离左侧髂总静脉与淋巴脂肪组织

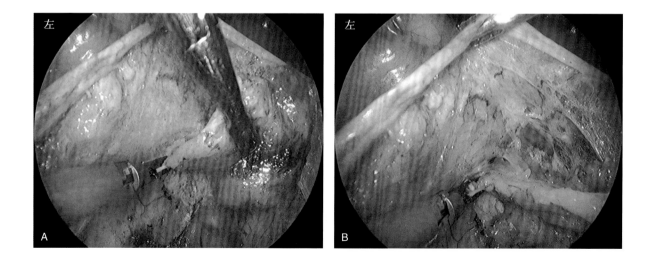

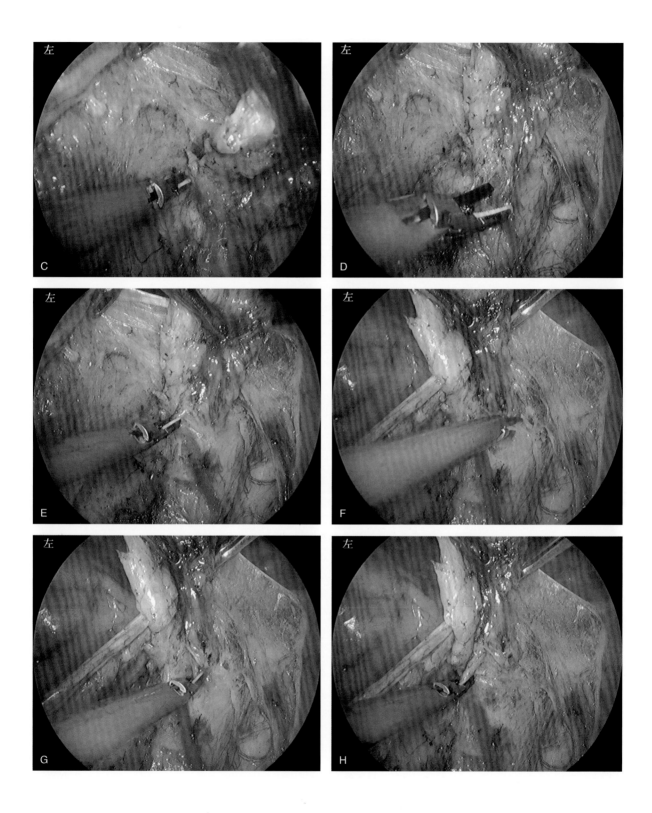

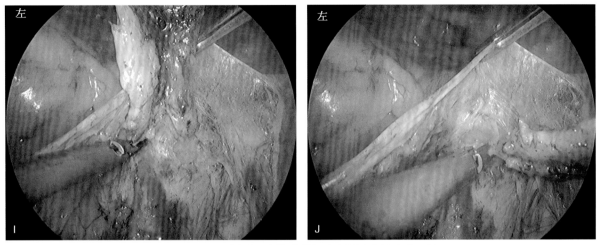

图 14-17 显露骶正中静脉并切除左侧髂总静脉淋巴结

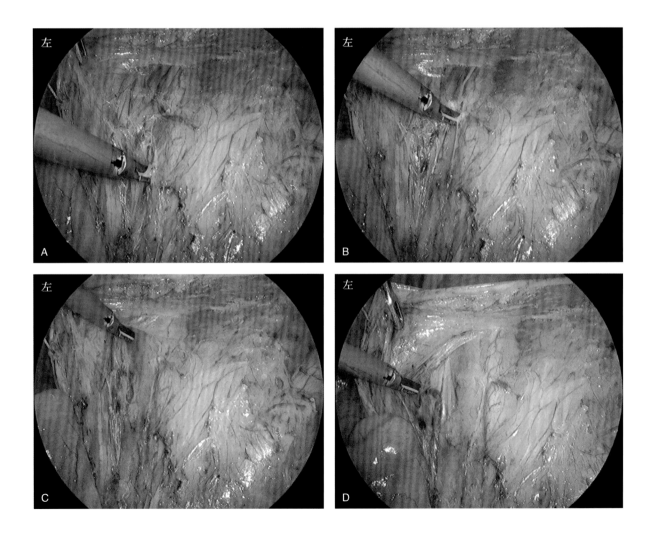

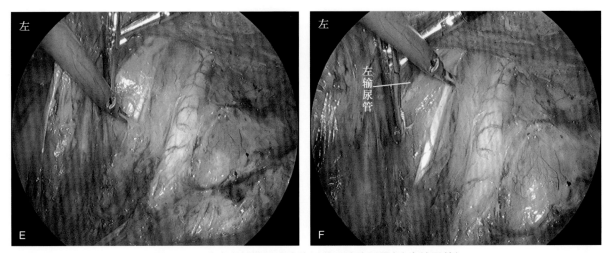

图 14-18 分离左侧髂总动脉外侧淋巴结外侧界（注意输尿管）

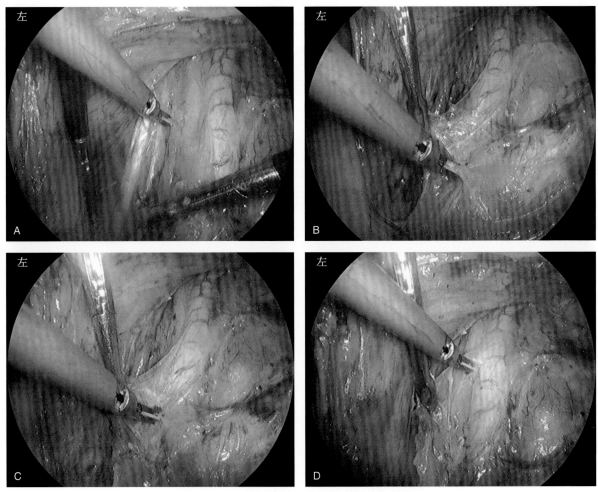

图 14-19 分离左侧髂总动脉外侧淋巴结内侧界

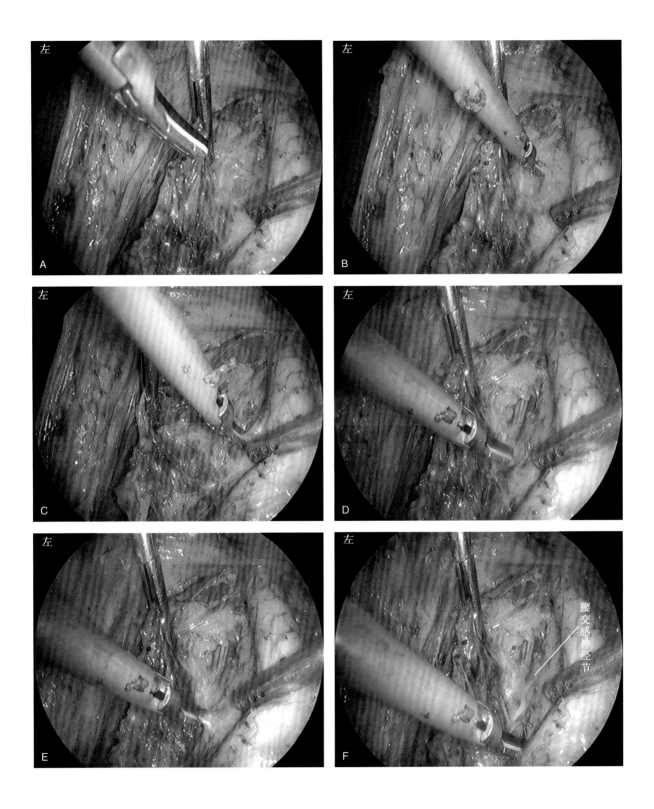

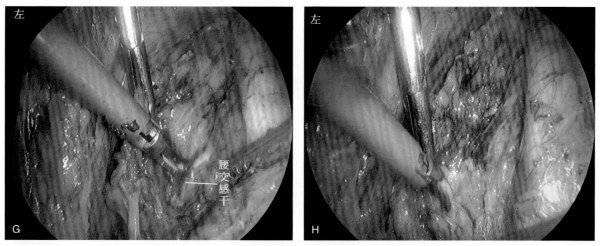

图 14-20 游离左侧髂总淋巴结,注意腰交感干及腰交感神经节

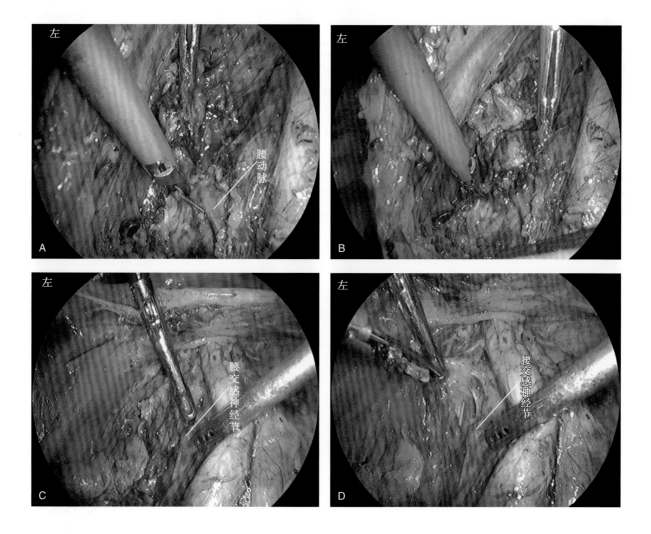

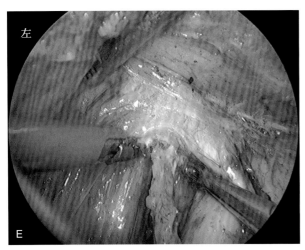

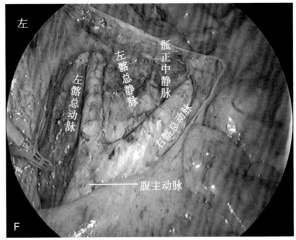

图 14-21 切除左侧髂总动脉外侧淋巴结

二、髂外表面与腰大肌表面区域淋巴结切除术

将输尿管向头侧牵拉,锐性打开其尾侧系膜,将完整切除的髂总淋巴结自输尿管下方牵拉至髂外血管表面,紧贴着髂外表面及腰大肌表面将两者表面及之间区域淋巴结自头侧向尾侧锐性分离,逐步显露出最尾侧旋髂深静脉,此区域淋巴结处理要注意生殖股神经的保护和旋髂深静脉的保护(部分患者旋髂深静脉有走行于髂外动脉背侧)(图 14-22~图 14-25)。

三、充分游离闭孔间隙,显露出盆底筋膜,划分出淋巴结切除内侧界限及背侧界限

闭孔间隙在附件处理的同时,笔者团队大多会顺势进行部分的游离,目前笔者团队多会采取先行广泛性子宫切除术,后行盆腔淋巴结切除术,在行广泛性子宫切除术的第一步就是侧方宫旁的显露,通过闭孔间隙的游离可以有助于在侧方宫旁显露提供足够的张力。自髂内动脉起始,紧贴其外侧缘向尾侧、背侧游离至闭孔间隙及盆底筋膜显露,此过程可见到闭孔动脉、闭孔神经(图 14-26A~K)。

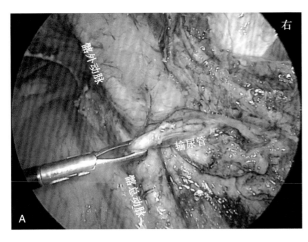

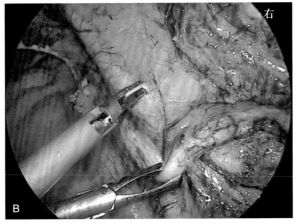

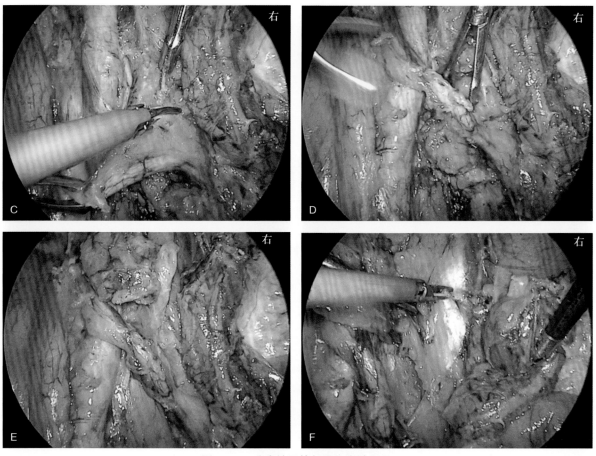

图 14-22　分离输尿管与淋巴脂肪组织

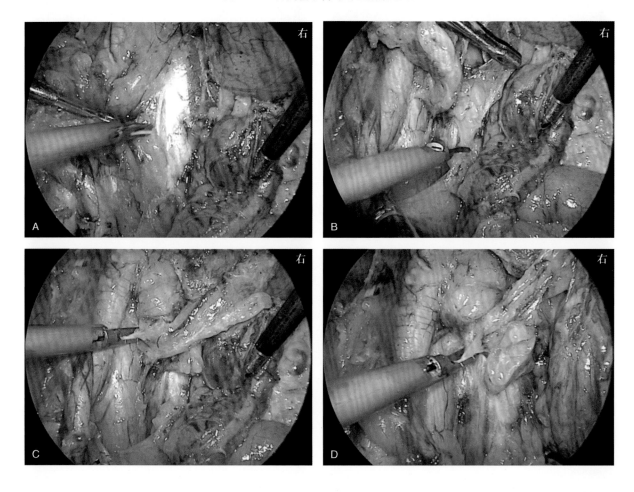

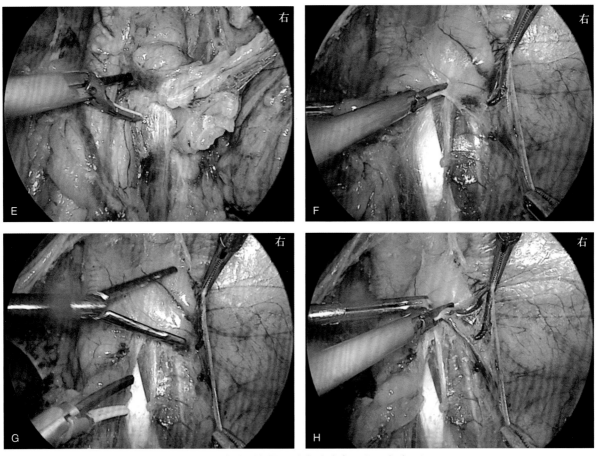

图 14-23 自头侧向尾侧分离髂外表面淋巴脂肪组织

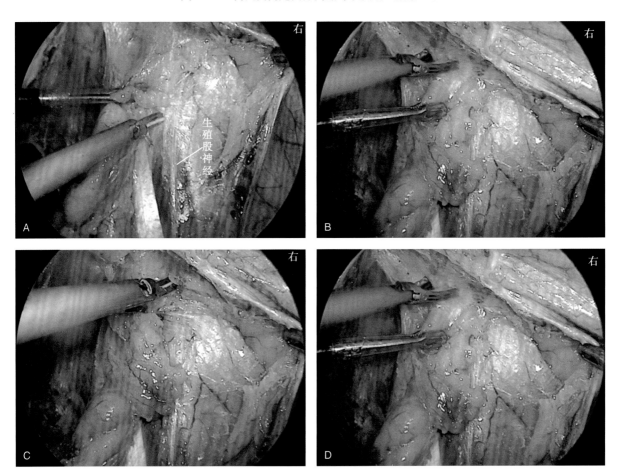

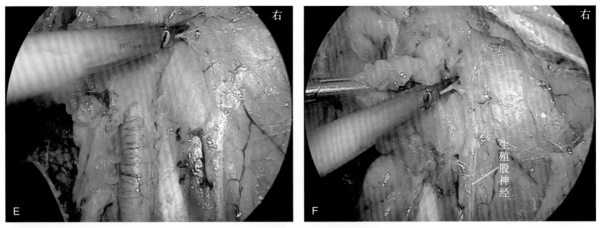

图 14-24　分离、保护生殖股神经

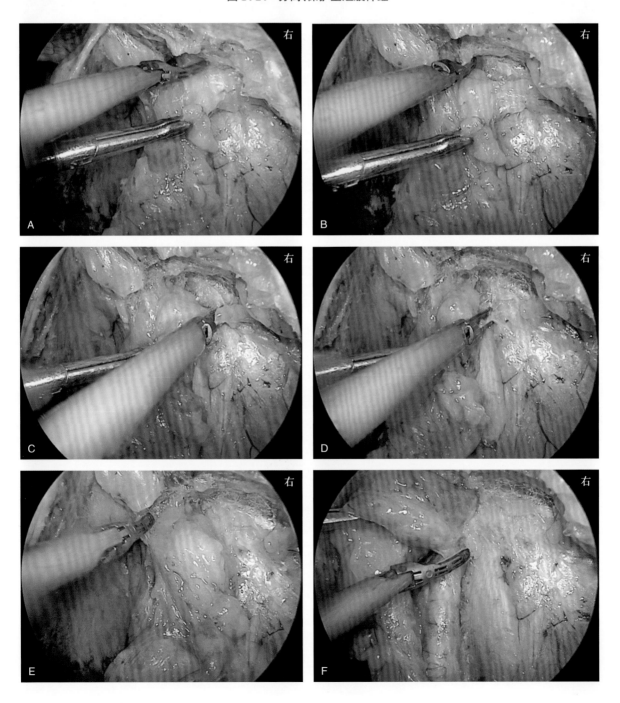

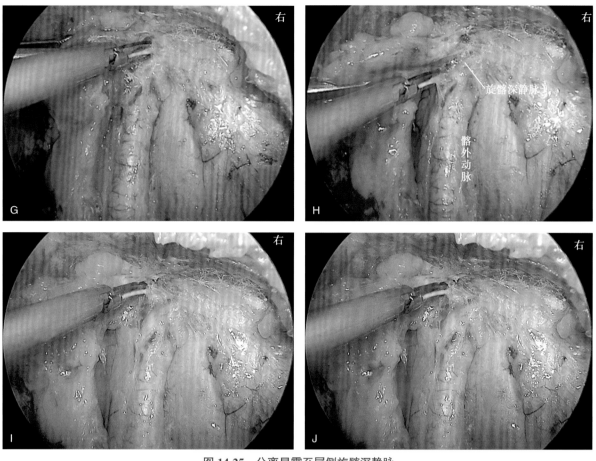

图 14-25　分离显露至尾侧旋髂深静脉

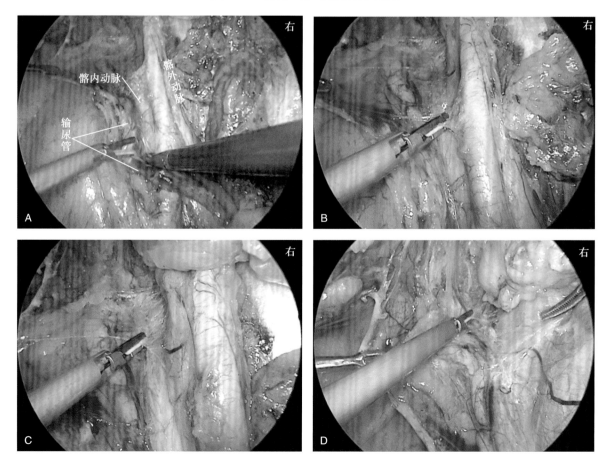

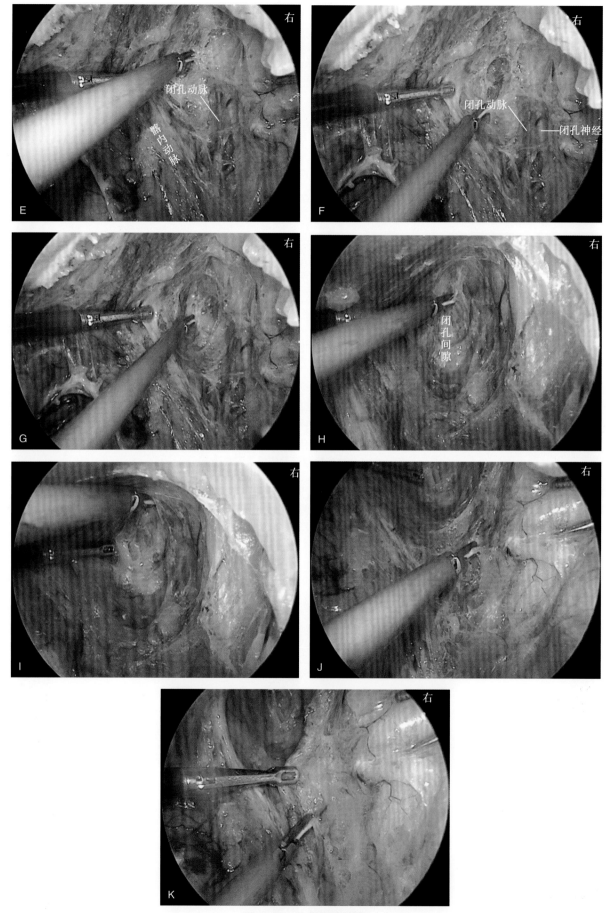

图 14-26 分离闭孔间隙

四、切除髂外动脉、静脉内侧淋巴结

自髂外起始将髂外动脉、静脉内侧淋巴结向尾侧方向游离,与髂外动脉和腰大肌表面游离的淋巴结汇聚于髂外静脉尾侧,此过程注意髂外静脉背、内侧的副闭孔静脉,不要误伤(图 14-27A~H)。

五、游离、切除髂外血管与腰大肌间的淋巴结,即显露髂外血管与腰大肌间隙

将髂外动脉、静脉向内侧牵拉,腰大肌向外侧牵拉,笔者团队习惯先处理髂外动静脉与淋巴结之间间隙(图 14-28A~H),这样相对张力较大,处理起来容易,逐步向尾侧分离至髂血管与腰大肌交汇处(图 14-29A~J),向背侧分离至髂血管背外侧。

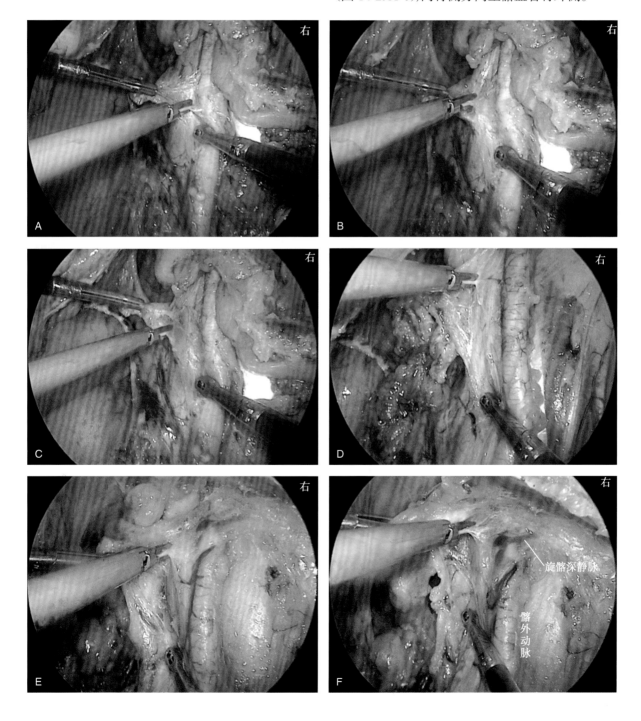

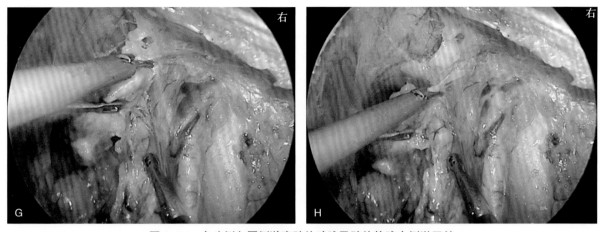

图 14-27 自头侧向尾侧游离髂外动脉及髂外静脉内侧淋巴结

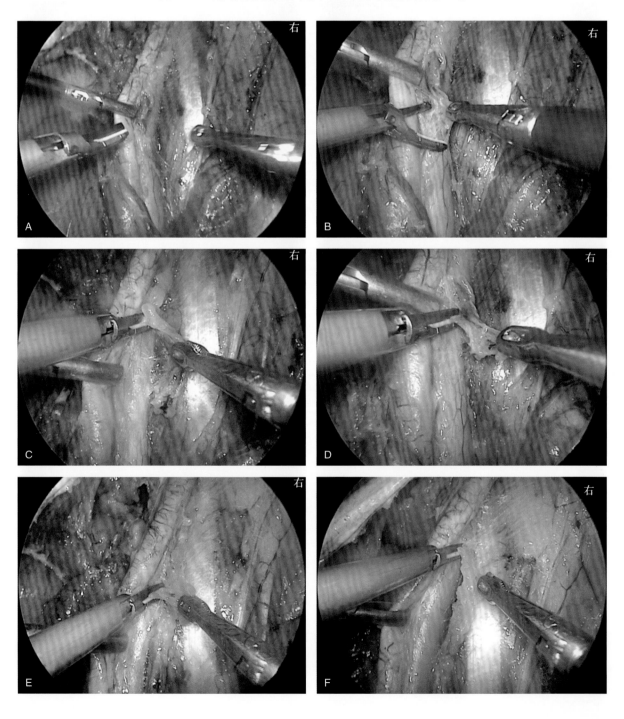

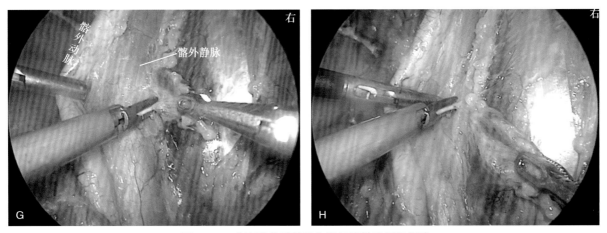

图 14-28 分离髂外动静脉与淋巴脂肪组织间间隙

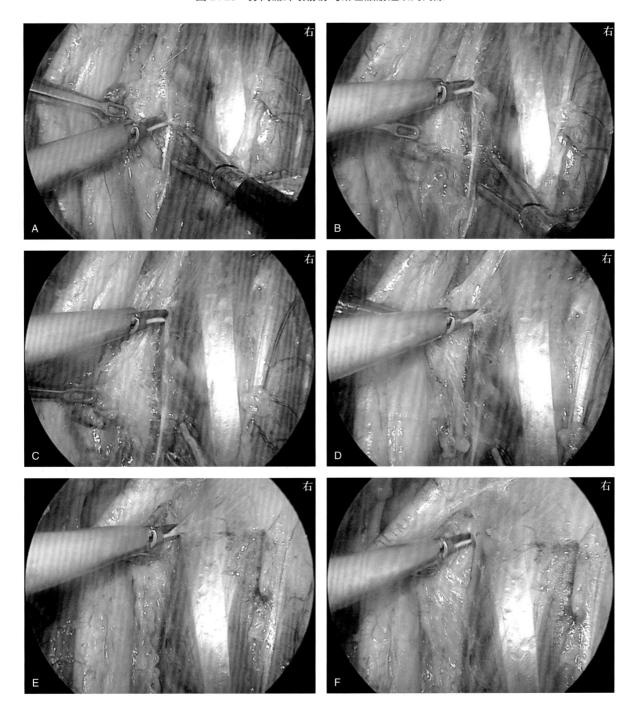

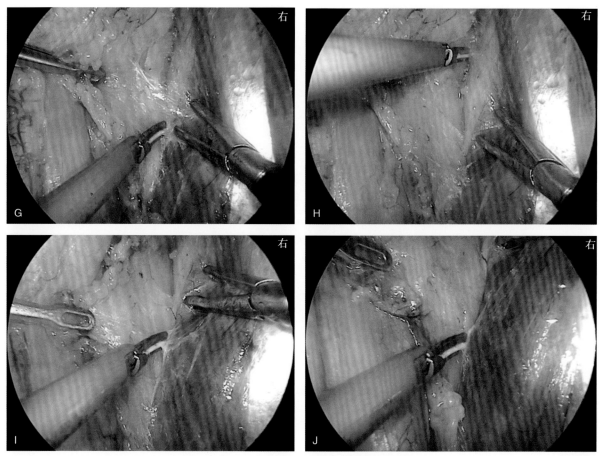

图 14-29 分离淋巴脂肪组织与腰大肌间间隙

六、髂总深区域淋巴结处理及闭孔神经上段显露

充分将腰大肌向外侧牵拉,将髂总静脉向内侧牵拉,提拉该区域淋巴结,先紧贴髂总静脉自头侧向尾侧锐性分离,逐步显露出髂内静脉(图14-30A~K),腰骶干位于髂内静脉头侧髂腰静脉背侧,将髂总深区域淋巴结自头侧向尾侧逐步切除(图14-31A~I),切除过程中,腰大肌务必充分外推,可以协助提供足够张力显露闭孔神经上段(闭孔神经盆段起始部分)(图14-32A~H),而后将该区域淋巴结切除至髂内外静脉分叉尾侧部位(图14-33A~H)。

七、腰骶干表面淋巴结及闭孔神经周围淋巴结处理

继续充分显露髂总深区域淋巴结,将闭孔神经向外侧牵拉,钝、锐结合的方式显露出腰骶干,并将其表面淋巴脂肪组织自其表面向尾侧切除,同时将闭孔神经周围淋巴脂肪组织游离后向尾侧切除。期间逐步可显露出髂腰静脉、腰骶干、闭孔神经,部分患者可存在副闭孔神经(图14-34A~K)。

八、虎口区、髂外静脉内背侧、副闭孔静脉区域处理

笔者团队习惯先进行髂总深区域淋巴结的游离和切除,然后进行虎口区域的显露与淋巴结切除,因为在虎口区域闭孔神经是附着、穿行于其内的淋巴组织中,直接进行该处的淋巴脂肪组织处理和解剖容易误伤神经。髂内静脉也是被这一部位淋巴脂肪组织覆盖,直接处理容易误伤,按照先处理髂总深区域淋巴结后,可以将闭孔神经、髂内静脉提前充分显露,此时处理更加游刃有余,将游离好的髂总深区域淋巴结自虎口处移出来向内侧、腹侧牵拉,紧贴髂外静脉将其背侧淋巴结,逐步向尾侧游离、切除至副闭孔静脉处,将副闭孔静脉尾侧

淋巴结充分游离后自副闭孔静脉背侧游离至其头侧(图14-35~图14-38)。

九、游离淋巴结与髂腰肌内侧间隙

游离淋巴结与髂腰肌内侧间隙直至显露出盆底筋膜(图14-39A~M),此处游离要小心,第一要注意不要遗漏切除肿大淋巴结,第二要注意盆底部静脉丛及神经(坐骨神经)。

十、切除盆腔淋巴结

此时所有淋巴脂肪组织都汇聚在闭孔神经、血管周围,将淋巴脂肪组织向腹侧、外侧牵拉,将闭孔神经、动脉、静脉丛其中游离出来,即可完成盆腔淋巴结切除(图14-40~图14-43)。

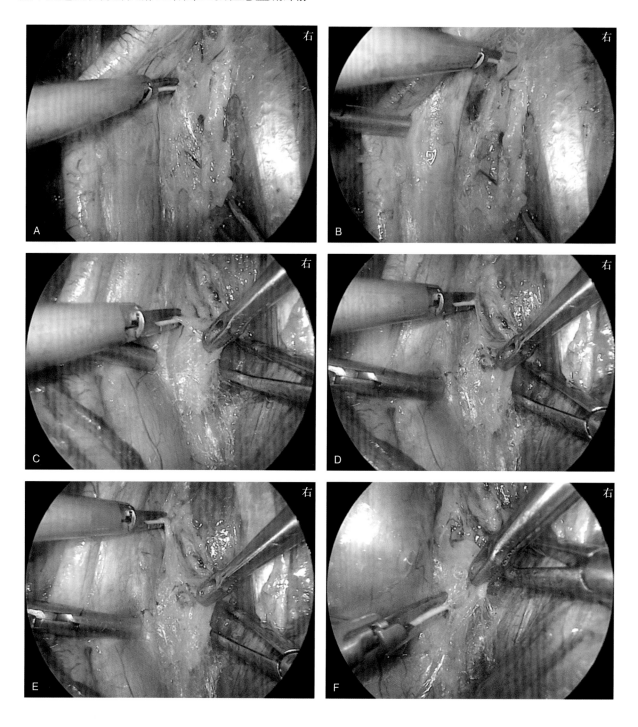

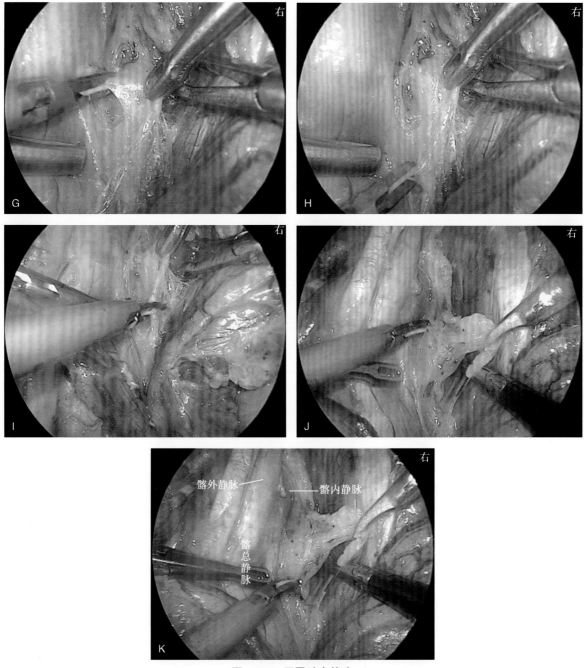

图 14-30　显露髂内静脉

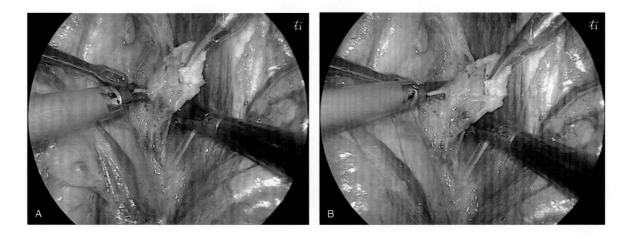

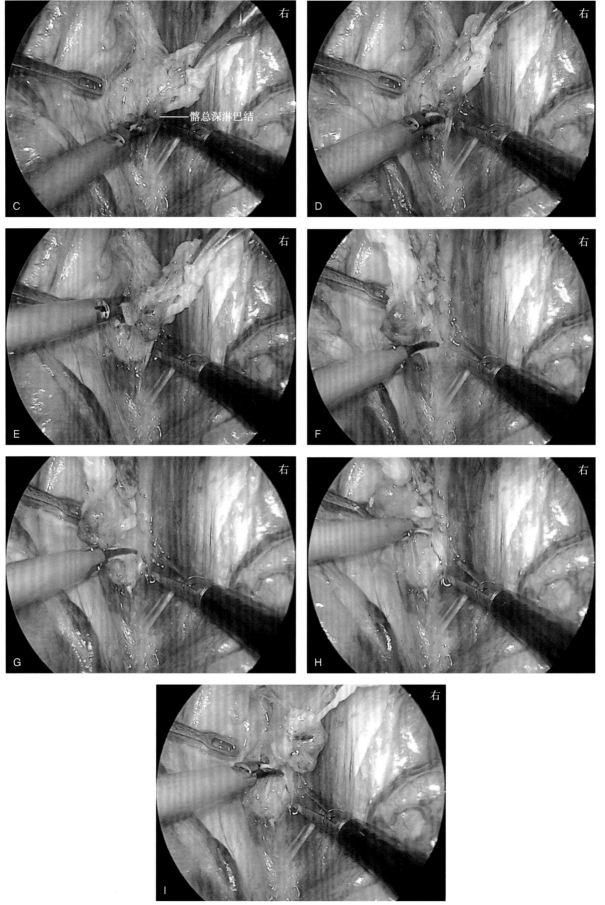

图 14-31 自头侧向尾侧逐步切除髂总深区域淋巴结

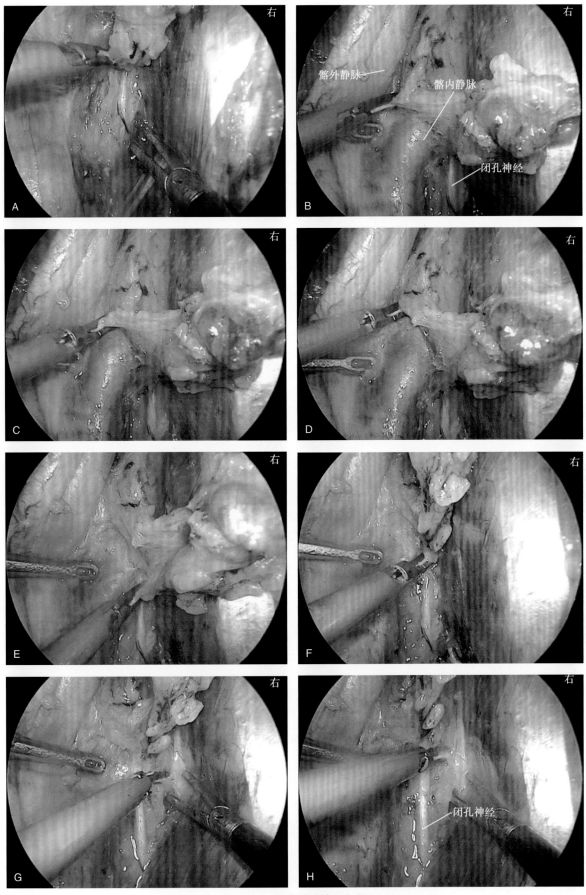

图 14-32 显露闭孔神经上段

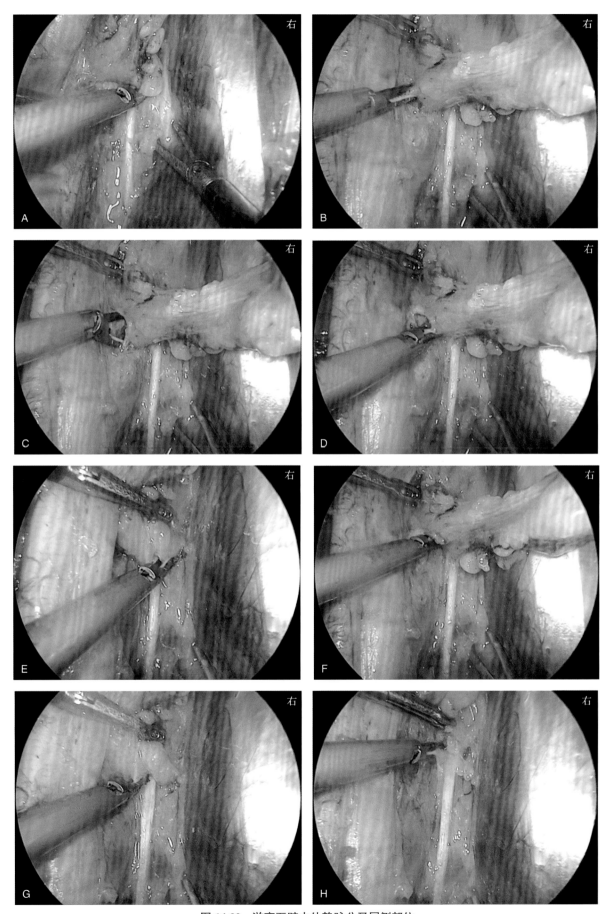

图 14-33 游离至髂内外静脉分叉尾侧部位

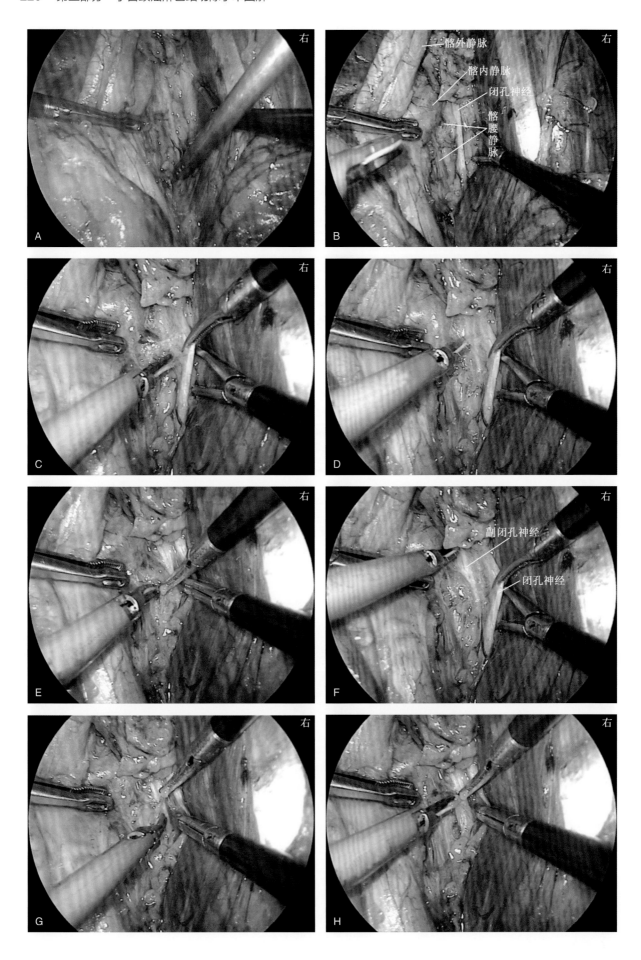

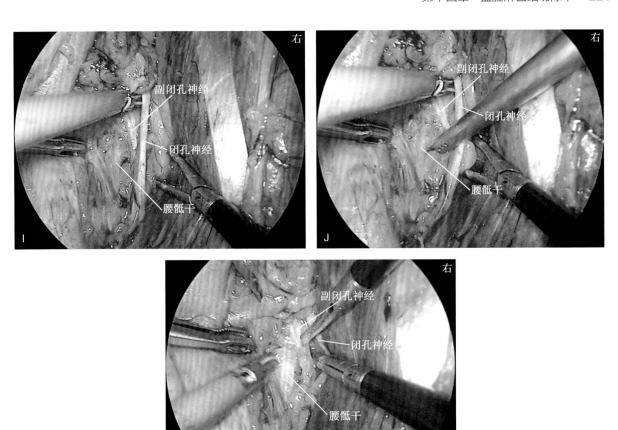

图 14-34　显露髂腰静脉、腰骶干、闭孔神经、副闭孔神经

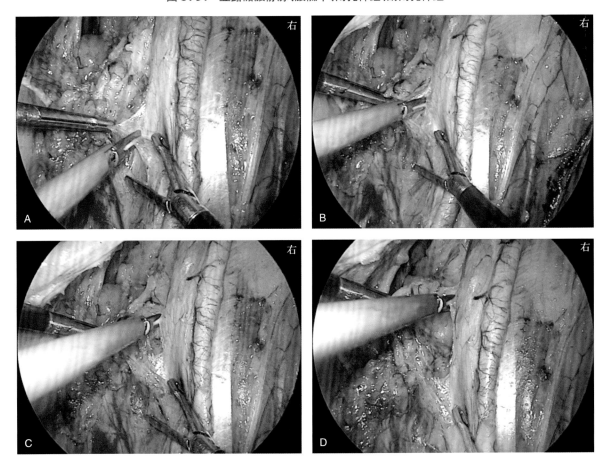

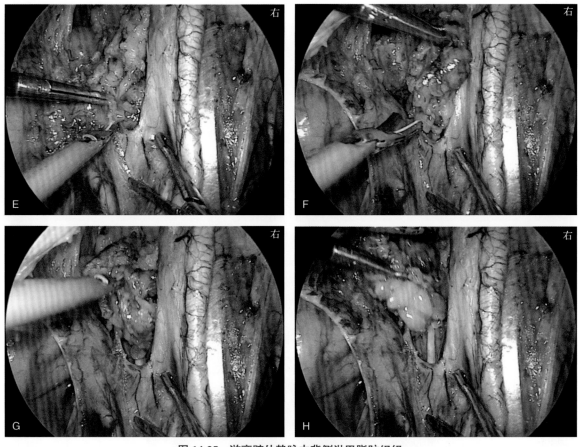

图 14-35 游离髂外静脉内背侧淋巴脂肪组织

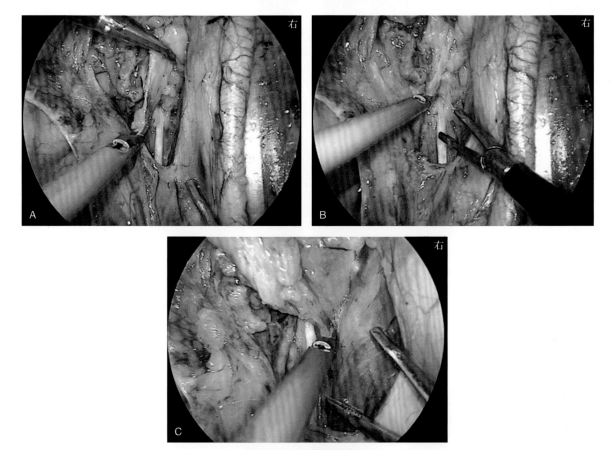

图 14-36 显露闭孔神经

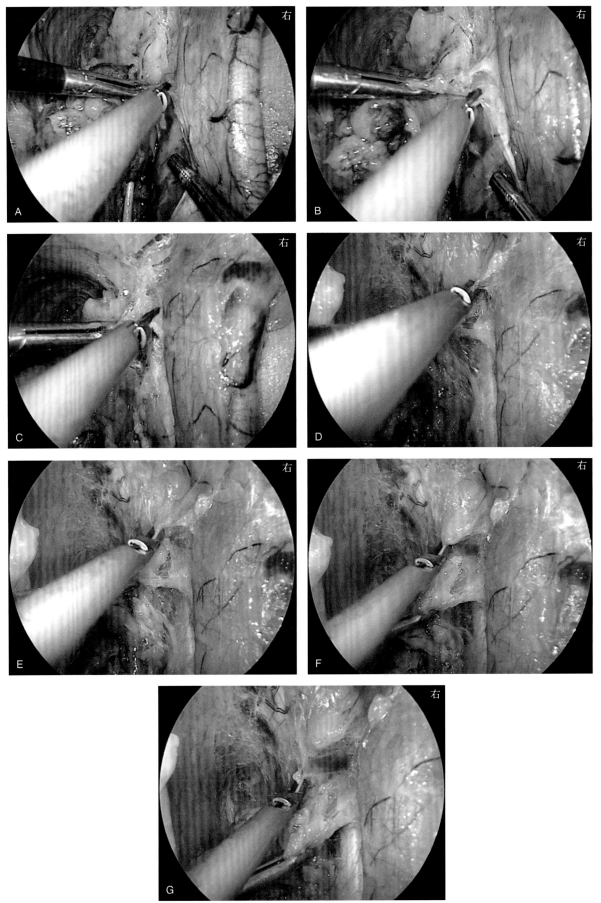

图 14-37　紧贴髂外静脉游离淋巴脂肪组织（注意副闭孔静脉）

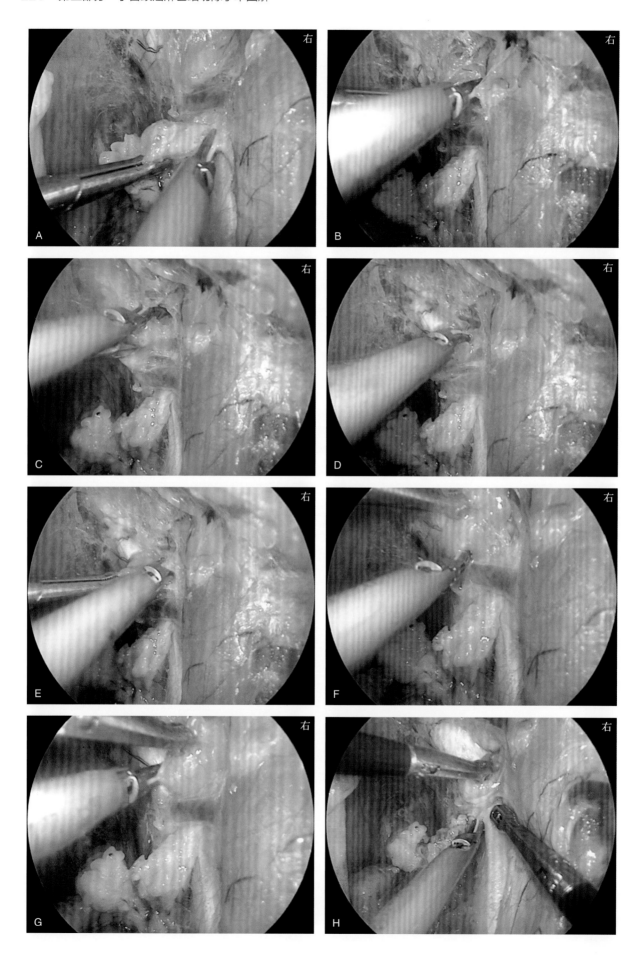

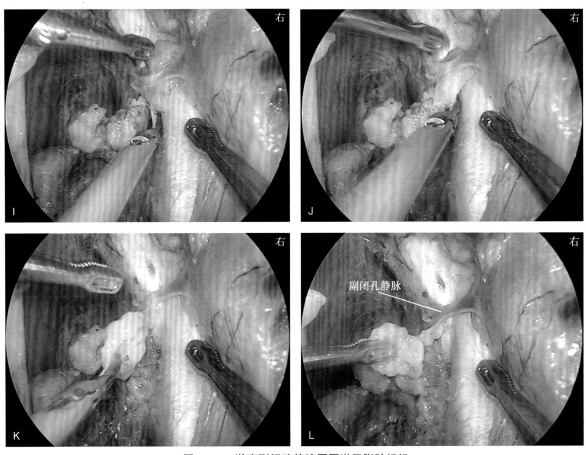

图 14-38　游离副闭孔静脉周围淋巴脂肪组织

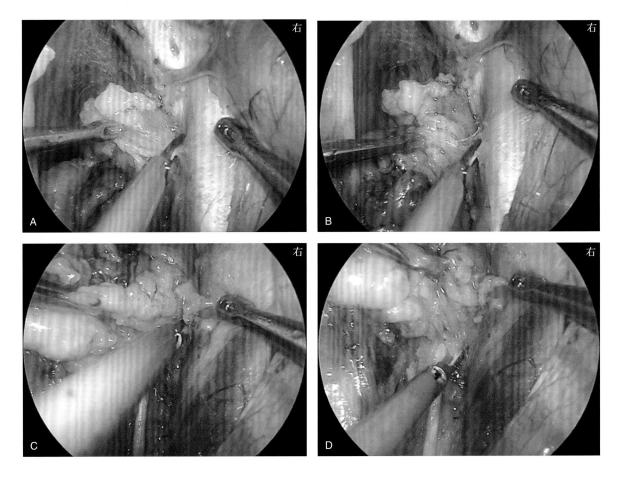

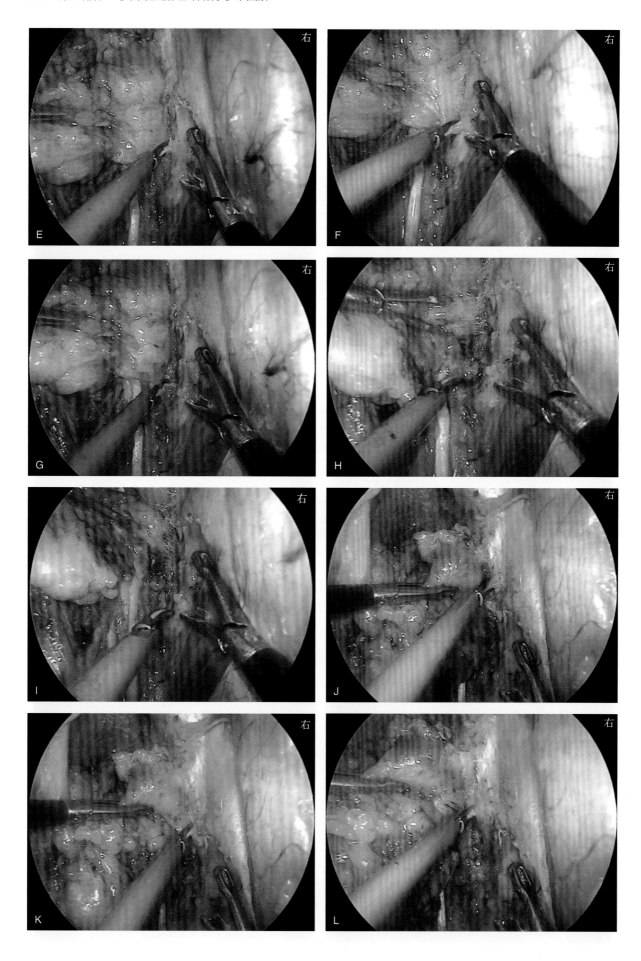

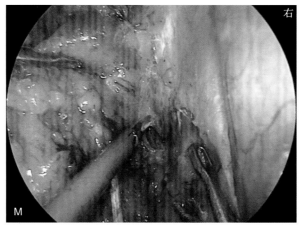

图 14-39　游离淋巴脂肪组织与髂腰肌内侧间隙

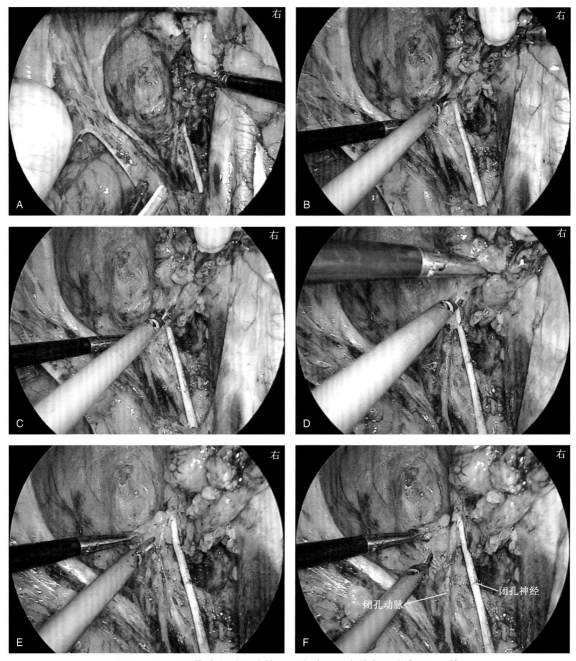

图 14-40　于汇聚在闭孔间隙的淋巴脂肪组织中游离闭孔神经及血管

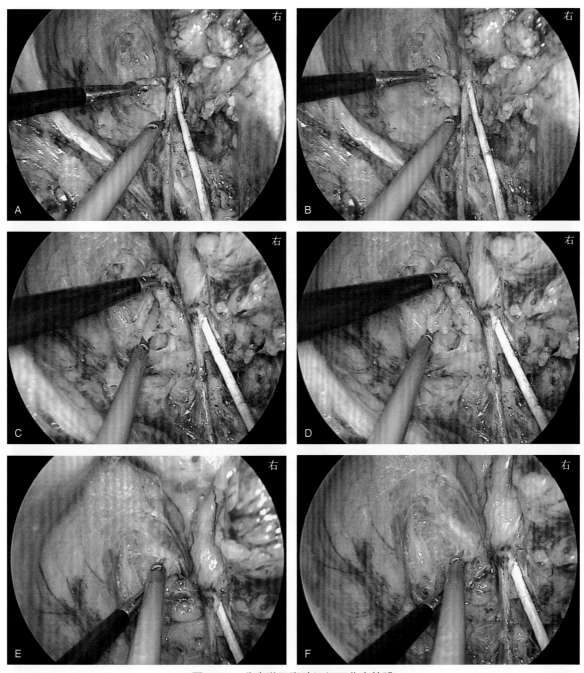

图 14-41　分离淋巴脂肪组织至盆底筋膜

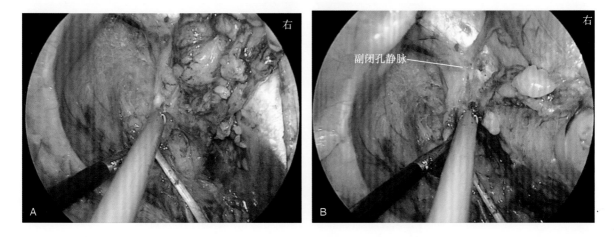

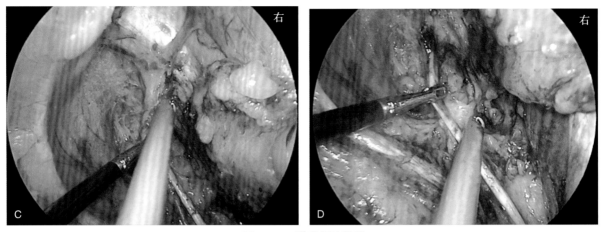

图 14-42　游离闭孔静脉

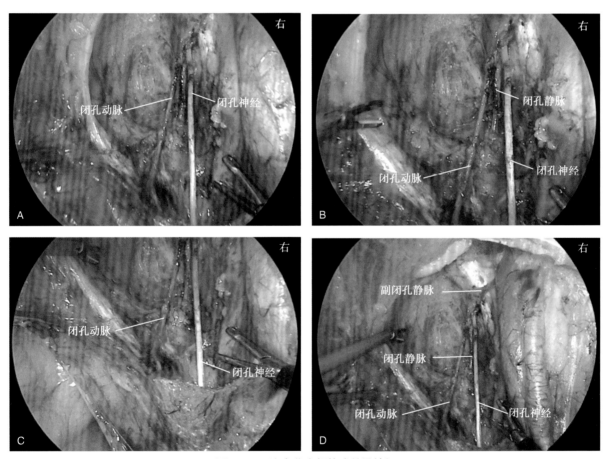

图 14-43　注意盆底部静脉丛及神经

盆腔淋巴结切除术见视频 14-1。

视频 14-1

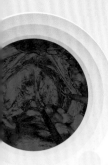

第十五章

宫旁淋巴结切除术

B2 型宫旁淋巴结单独切除术适用于ⅠA1 期伴有脉管癌栓(+)患者,或者ⅠA2 期患者,宫旁淋巴结主要是指宫颈至盆腔淋巴结之间宫颈旁组织内的淋巴脂肪组织,盆腔淋巴结切除的内侧界限是髂内动脉的外侧缘,因此宫旁淋巴结主要是位于宫颈外侧、髂内动脉内侧区域的盆腔淋巴结,即子宫动脉、子宫浅静脉、子宫深静脉及髂内动脉、髂内静脉内侧区域的淋巴脂肪组织,即宫旁组织内与髂内动静脉内侧的淋巴脂肪组织。

一、宫旁淋巴结显露

宫旁淋巴结即宫旁血管之间的淋巴脂肪组织,即侧方宫旁的淋巴脂肪组织,因此第一步要显露出侧方宫旁,通过将输尿管向内侧牵拉,髂内动脉向外侧牵拉,超声刀锐性分离两者之间间隙,逐步可显露出"拉氏间隙"与"膀胱侧间隙"(图 15-1、图 15-2)。

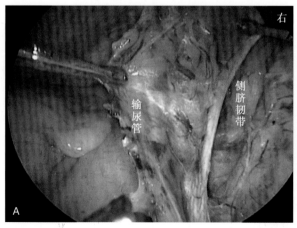

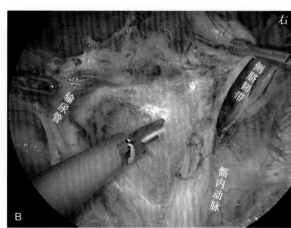

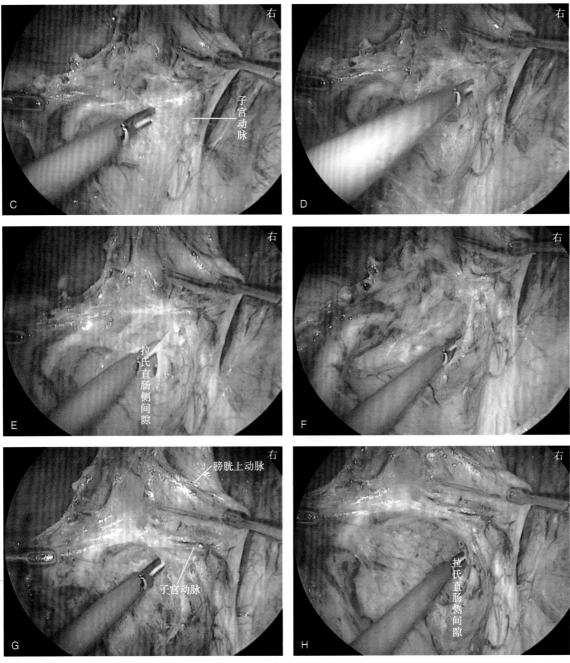

图 15-1　分离拉氏直肠侧间隙

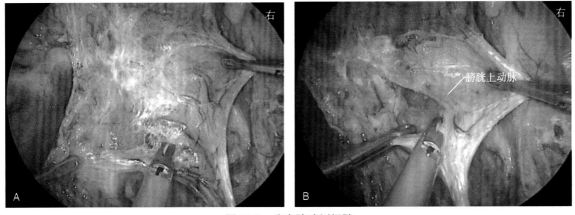

图 15-2　分离膀胱侧间隙

二、在"拉氏间隙"内游离、切除髂内动脉及静脉内侧淋巴结

自髂内动脉、静脉起始处向背侧、尾侧逐步游离切除其内侧表面淋巴结(此过程需要极其谨慎,髂内静脉一旦破裂出血,是灾难性的并发症,通常需要开腹行血管修补术。笔者团队在处理此处淋巴脂肪组织时,习惯将直肠侧壁于髂内静脉之间的间隙充分游离,尽量充分显露髂内静脉,同时助手将髂内动脉充分向外侧牵拉,提供足够的张力)(图 15-3A~J)。

三、显露子宫深静脉

将髂内动脉向外侧充分牵拉、输尿管及侧腹膜充分向内侧牵拉,充分显露"拉氏间隙",紧贴髂内静脉向尾侧游离,即可逐步显露出髂内静脉(图 15-4~图 15-7)。

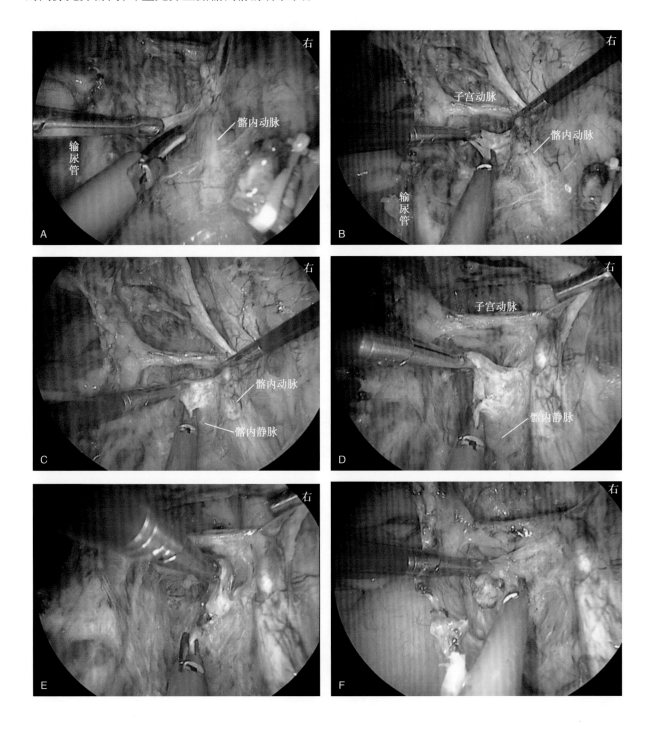

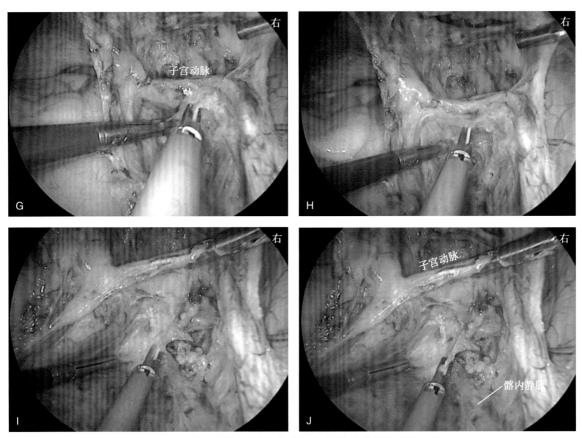

图 15 3 白头侧向尾侧游离髂内动脉、静脉内侧表面淋巴结

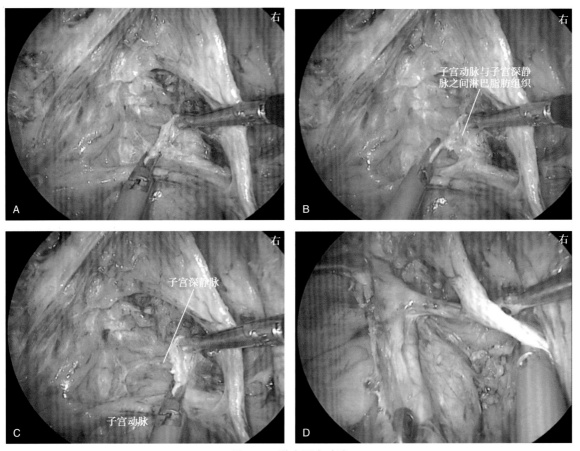

图 15-4 游离子宫动脉

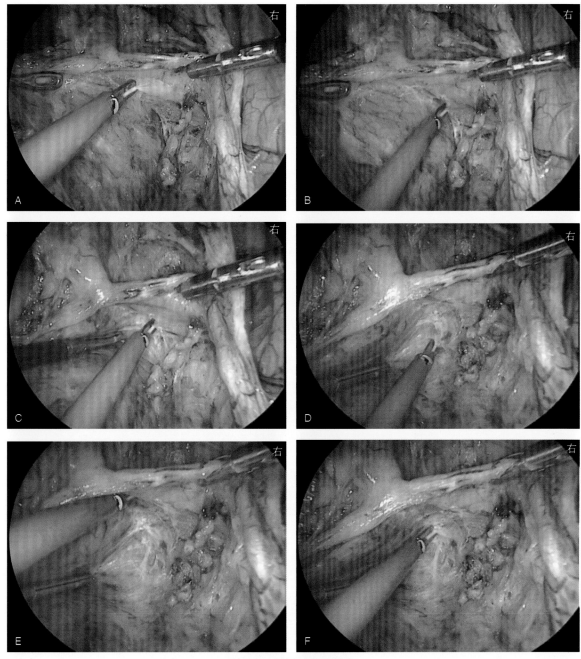

图 15-5 显露子宫深静脉

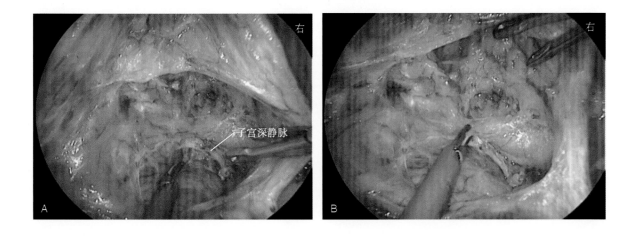

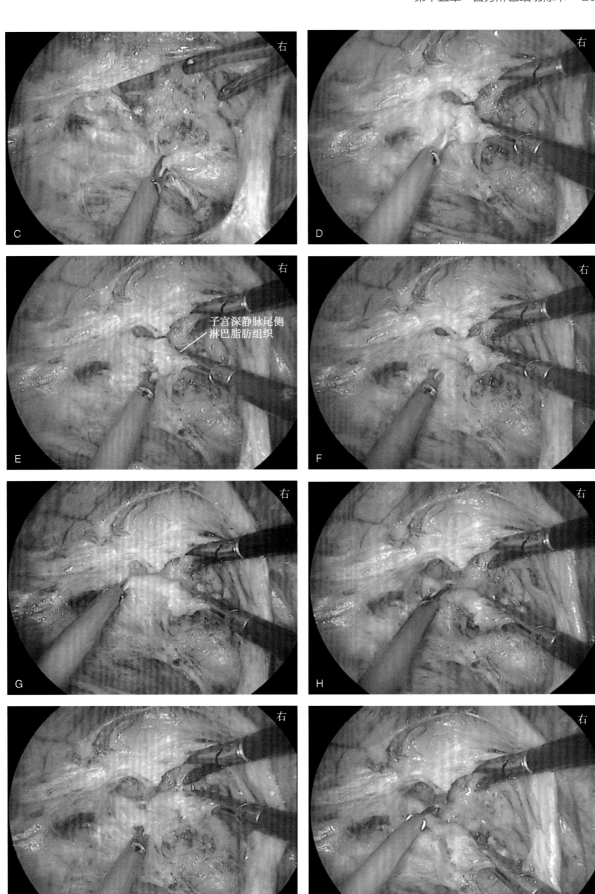

图 15-6　紧贴子宫深静脉游离侧腹膜与淋巴脂肪组织间隙

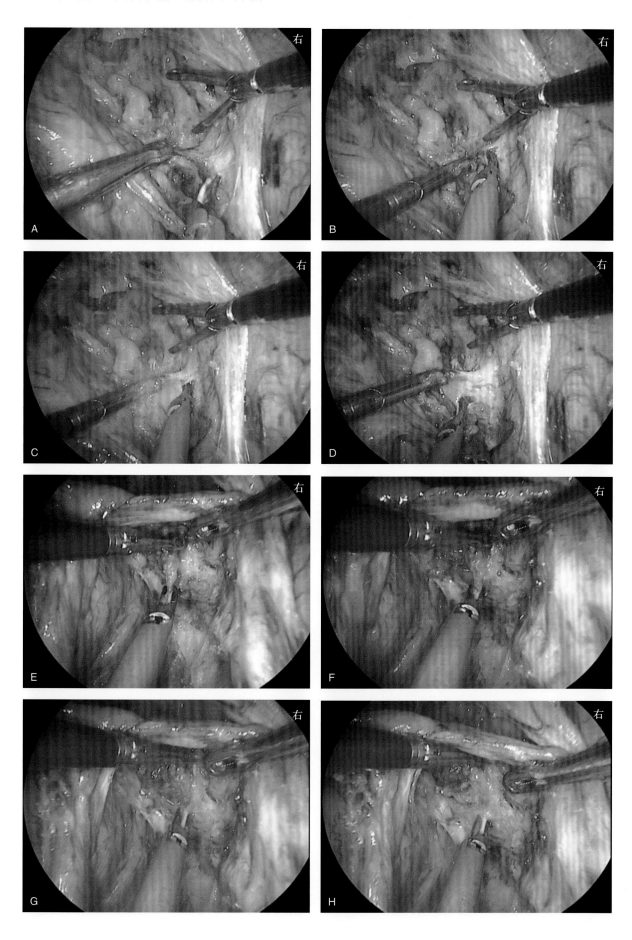

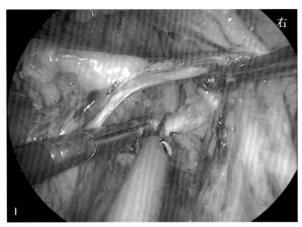
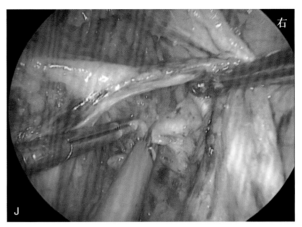

图 15-7 紧贴子宫深静脉游离髂内动脉内侧淋巴脂肪组织

四、紧贴子宫动脉下缘将其背侧淋巴结逐步游离至子宫深静脉表面,同时紧贴子宫深静脉将宫旁淋巴结整块切除

B2 型宫旁淋巴结的切除过程中是将宫旁组织的血管、淋巴脂肪组织分离后切除淋巴脂肪组织,

笔者团队认为和肿瘤的整块切除有所违背,因此在临床工作中,笔者团队在 B2 型手术上通常是做简化 C1 型手术(图 15-8A~F)。

宫旁淋巴结切除术见视频 15-1。

视频 15-1

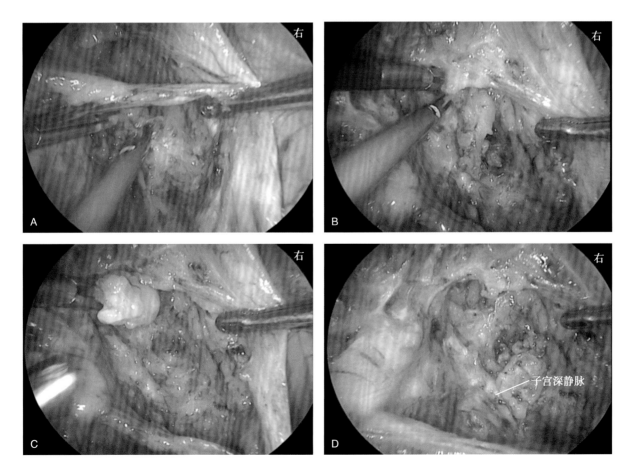

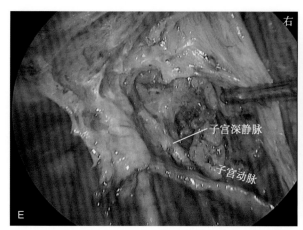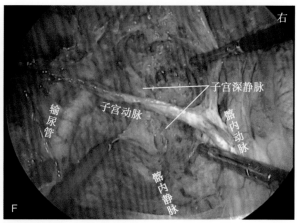

图 15-8　解剖子宫深静脉，整块切除其周围淋巴脂肪组织

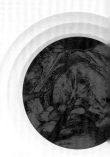

第十六章

腹主动脉区域淋巴结切除术

该区域淋巴结切除方法主要分为顺行(自头侧向尾侧)切除与逆行(自尾侧向头侧)切除,笔者团队在操作顺行切除方法过程中,一个重要的体会就是在进行高位腹主动脉区域淋巴结的切除过程中,超声刀与血管呈垂直方向(笔者团队都是右利手,因此无法行左手超声刀淋巴结切除术),操作过程中总是感觉在垂直切割血管,感觉极度地不安全,因此笔者团队在进行高位腹主动脉区域淋巴结切除时,都是采用逆行的方式。

一、患者体位

头低位,一般采取 15°~30° 的倾斜状态(根据患者的体重指数情况而定),不建议头部过低,因为头部过低时,在操作过程中会有一种术野纵深过深的感觉,会导致视野内有不适感,需要将镜头过度地进入腹腔,但是这样也容易引起器械与镜头"打架"。

二、上推肠管

排列肠管显露出腹主动脉区域腹膜(图 16-1)。

三、显露出腹主动脉、下腔静脉、十二指肠

将肠管向头侧、腹侧推拉显露出腹主动脉区域腹膜,超声刀锐性自尾侧向头侧分离、切开,此过程务必小心辨认十二指肠,分离至十二指肠横跨腹主动脉与下腔静脉附近(图 16-2A~J、图 16-3A~E),左肾静脉位于此水平头侧,笔者团队此时习惯先将右侧腹膜与下腔静脉分离开(图 16-4A~D),充分显露出下腔静脉走行,为后续右侧腹膜悬吊奠定基础,分离过程中要注意辨识和寻找右侧输尿管,避免造成副损伤。

四、悬吊右侧腹膜

1-0 可吸收缝线,自右侧两个穿刺孔之间自腹壁穿刺进入腹腔,将右侧腹膜缝合后,缝针自腹腔内穿出腹壁,将腹膜充分提拉后,缝线固定于腹壁(图 16-5A~F)。

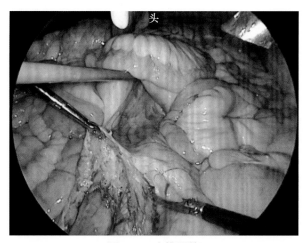

图 16-1 上推肠管

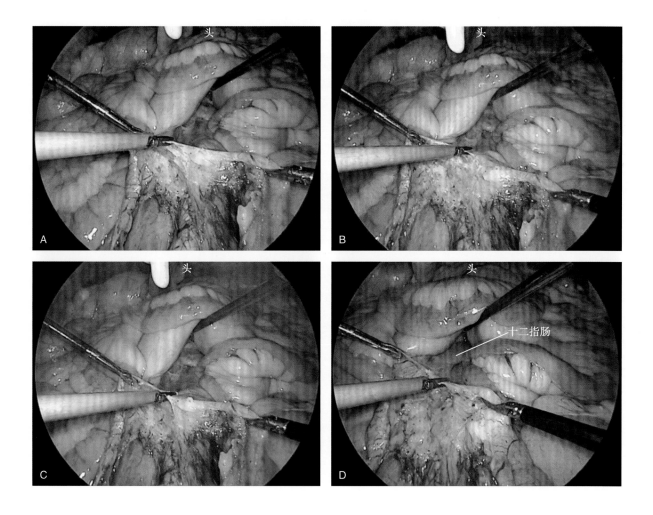

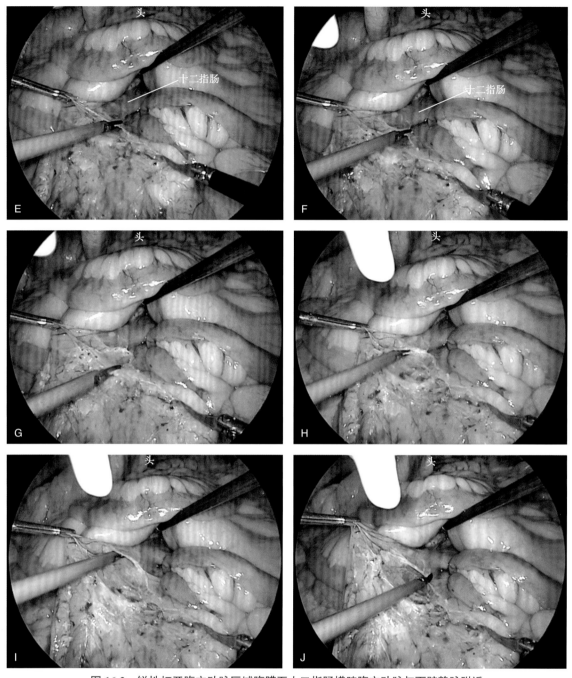

图 16-2 锐性打开腹主动脉区域腹膜至十二指肠横跨腹主动脉与下腔静脉附近

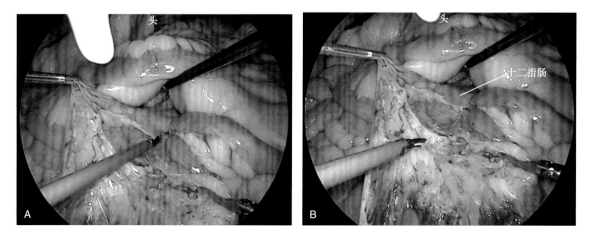

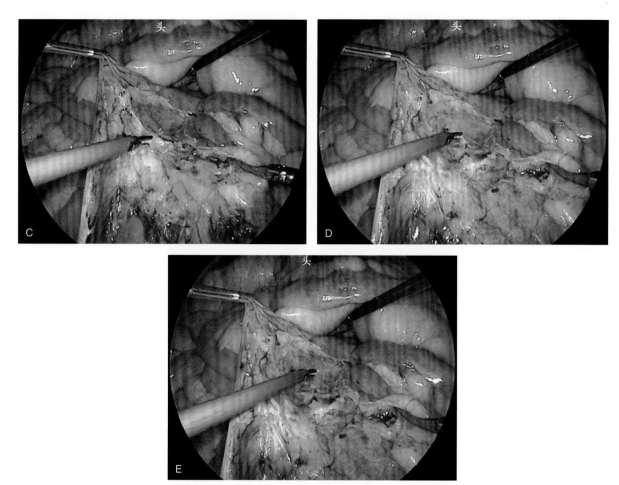

图 16-3　辨识、分离十二指肠

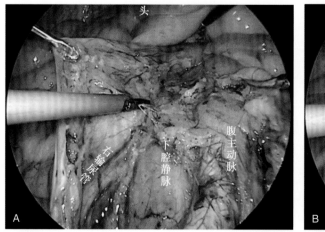
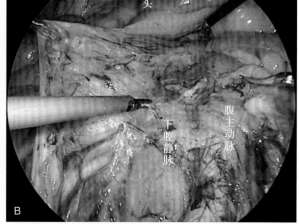

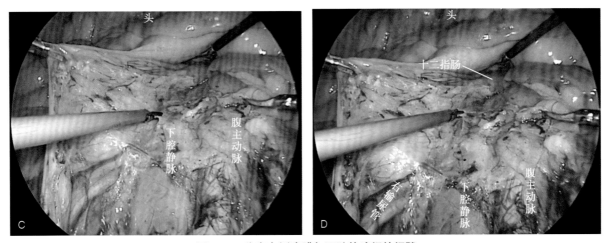

图 16-4　分离右侧腹膜与下腔静脉间的间隙

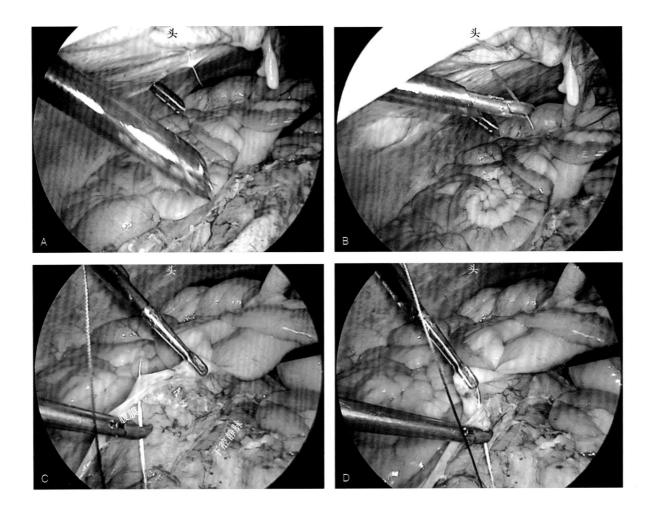

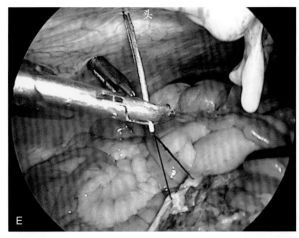

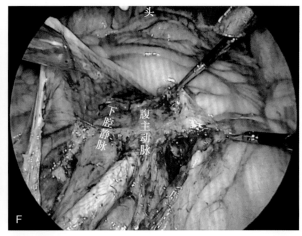

图 16-5 悬吊右侧腹膜

五、显露右卵巢动脉、静脉及左肾静脉

将肠管充分向腹侧提拉后,沿着下腔静脉与肠系膜之间的间隙锐性自尾侧向头侧分离(图16-6A~J),逐步可显露出右侧卵巢动脉(根据其状态,如果粗壮可行血管夹夹闭,如果细小可行超声刀凝切离断),分离至十二指肠水平时,务必以无损伤钳将十二指肠充分向腹侧提拉,显露出其下方与下腔静脉及腹主动脉之间间隙,超声刀锐性分离(图16-7A~F),笔者团队在此过程中,习惯先分离下腔静脉与十二指肠间隙,因为右侧卵巢血管头侧很少有淋巴结,因此,此区域下腔静脉容易分离,并且左肾静脉是回流入下腔静脉,自下腔静脉表面分离便于寻找左肾静脉,显露出左肾静脉后紧贴左肾静脉表面分离(图 16-8A~F),充分显露其走行(图 16-9A~H),这样可以为后续淋巴结切除提供精准的解剖标识。

六、切除 / 分离下腔静脉表面淋巴结

笔者团队按照无瘤原则,淋巴结是按照整块切除的,第一步是先游离下腔静脉表面淋巴结,并将其向下腔静脉与腹主动脉之间汇聚,此过程可遇见淋巴结与下腔静脉之间的静脉回流支,务必谨慎小心处理,避免用力提拉淋巴结,容易造成该血管撕裂出血,一旦出血,处理起来比较棘手,通常需要血管缝线进行自根部缝合下腔静脉,此静脉回流支通常仔细分离后超声刀凝切即可无血化离断。若回流血管过于粗大可以考虑血管夹予以夹闭(图16-10A~I)。

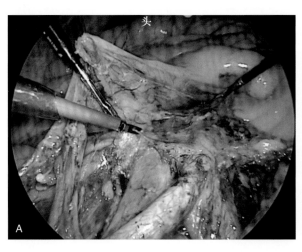

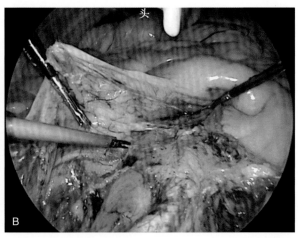

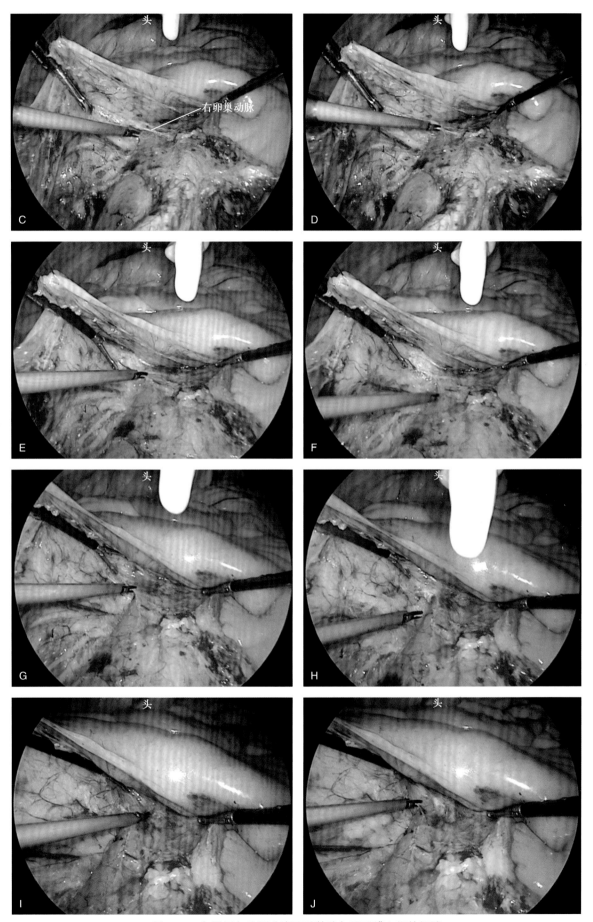

图 16-6 自尾侧向头侧分离下腔静脉与肠系膜之间的间隙

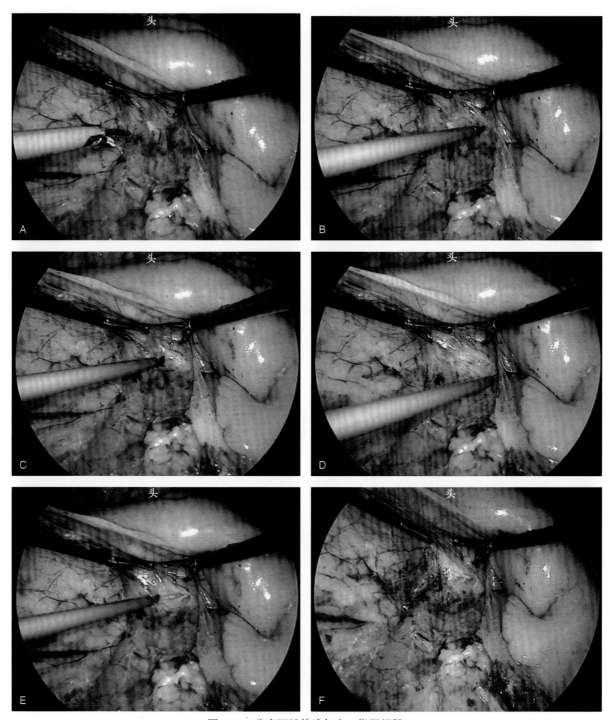

图 16-7 分离下腔静脉与十二指肠间隙

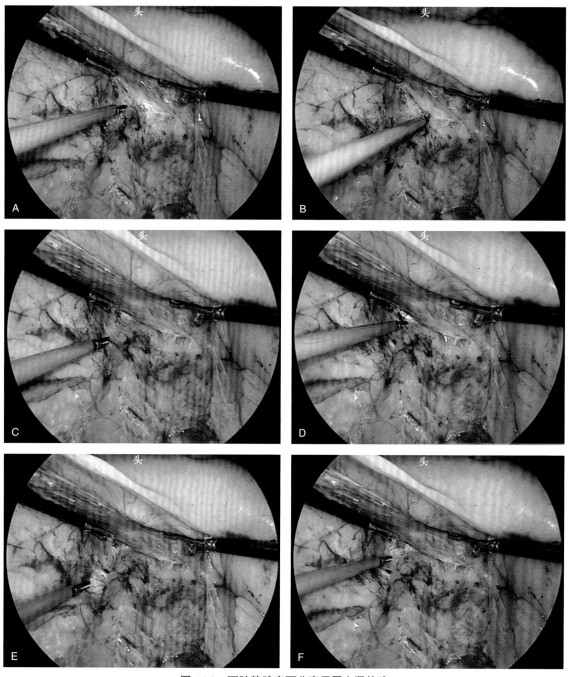

图 16-8　下腔静脉表面分离显露左肾静脉

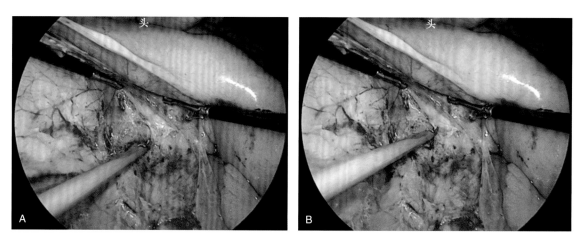

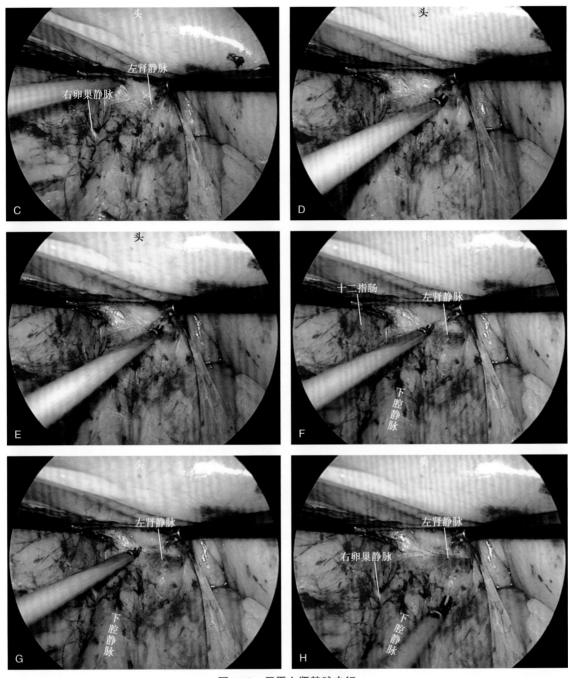

图 16-9 显露左肾静脉走行

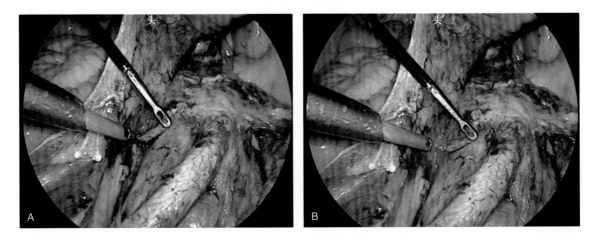

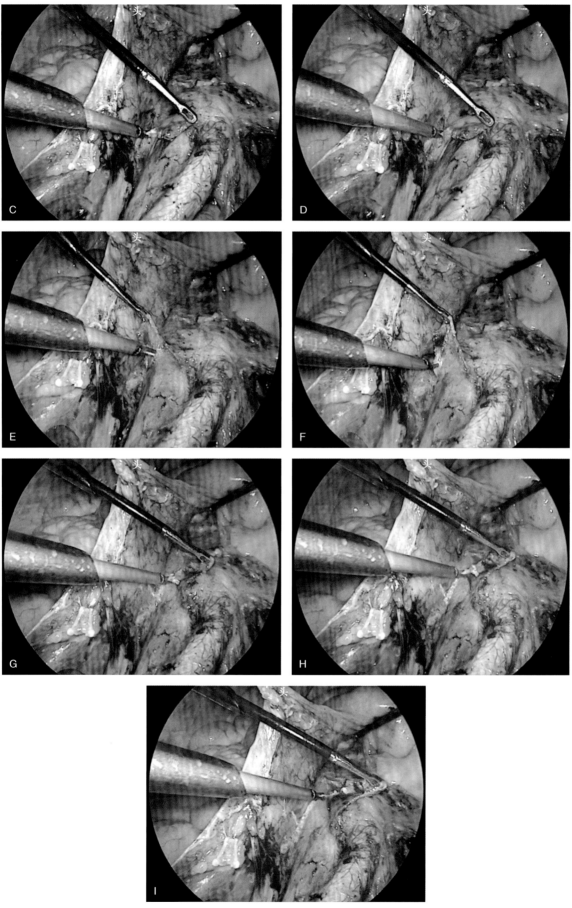

图 16-10 切除下腔静脉表面淋巴结

七、分离下腔静脉与腹主动脉之间区域淋巴结

将淋巴结向左侧、腹侧提拉,超声刀锐性分

离该区域淋巴结组织(图 16-11A~C),自尾侧向头侧切除至左肾静脉下缘附近(图 16-12A~L、图 16-13A~D),分离过程中若张力不足可连同部分腹主动脉表面淋巴组织一同切除(笔者团队是采取整块切除术后分区域送病理检查)。

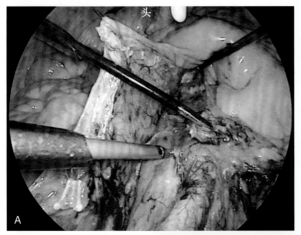
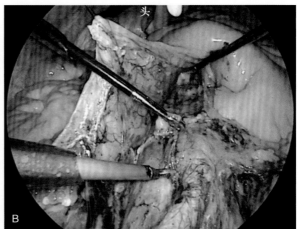
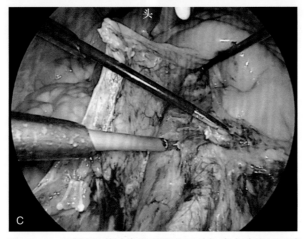

图 16-11　分离下腔静脉表面淋巴结至其与腹主动脉间区域

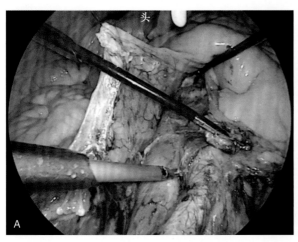
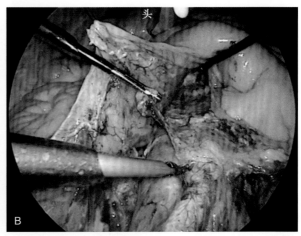

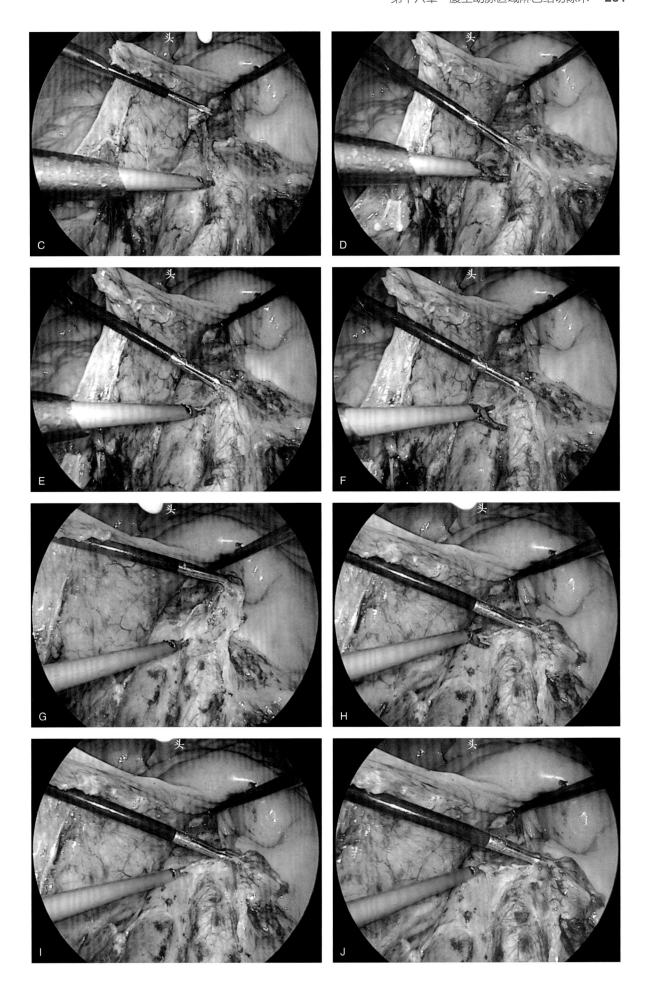

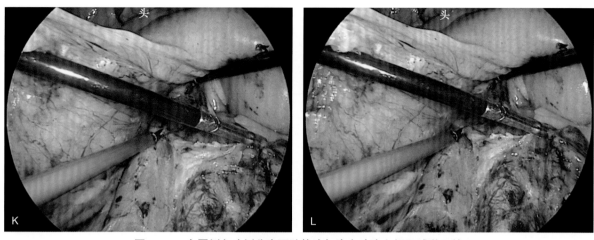

图 16-12 自尾侧向头侧分离下腔静脉与腹主动脉之间区域淋巴结

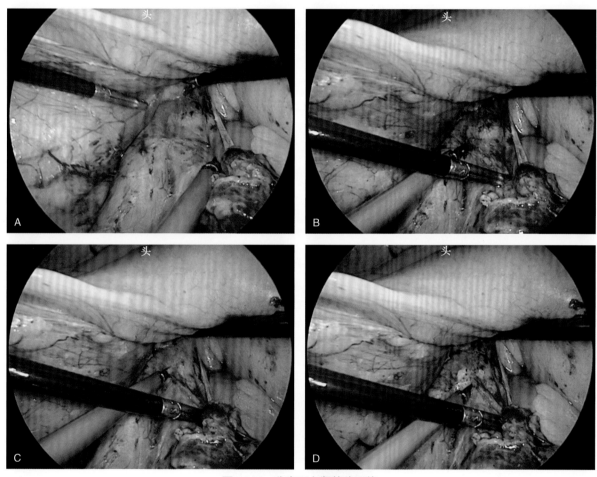

图 16-13 分离至左肾静脉下缘

八、显露肠系膜下动脉尾侧区域淋巴结

在进行逆行腹主动脉区域淋巴结切除前,笔者团队会先顺行将双侧髂总、骶前、盆腔区域淋巴

结做切除,并且将上腹下神经丛进行分离和保护,此区域淋巴结就变成肠系膜下动脉与上腹下神经之间的淋巴脂肪组织,顺行切除髂总淋巴结时已经充分显露左侧输尿管,因此此过程就变得安全可靠。将左侧腹膜向外侧、腹侧牵拉(也可以向右侧一样缝线悬吊,如右侧助手为 2 个操作孔,因

此不悬吊也可以),将腹主动脉向右侧牵拉,超声刀锐性分离该区域淋巴脂肪组织(图16-14A~F),此过程要注意腰动脉及静脉,避免误伤,将该区域淋巴结自尾侧向头侧切除至肠系膜下动脉背侧(图16-15A~K)。

九、显露肠系膜下动脉头侧区域淋巴结

笔者团队习惯先自肠系膜下动脉起始处利用超声刀锐性将腹主动脉表面淋巴结自尾侧向头侧分离至左肾静脉下缘附近(图16-16A~F、图16-17A~H、图16-18A~E),然后分离腹主动脉左侧区域淋巴结与腹膜间隙(将侧腹膜充分向外侧、腹侧牵拉可以见到淋巴脂肪组织与侧腹膜之间间隙,沿着间隙自尾侧向头侧、背侧分离,即可将该区域淋巴脂肪组织与腹膜分开)(图16-19A~L、图

16-20A~H、图16-21A~D),进一步自肠系膜起始处向头侧分离腹主动脉左侧区域淋巴结(图16-22A~F、图16-23A~D、图16-24A~H),越向头侧分离越要小心左侧卵巢动脉分支,避免误伤,一旦出血控制起来比较麻烦,可以行血管夹夹闭(图16-25A~D、图16-26A~D),将该区域淋巴结于左肾静脉下缘水平切除(图16-27A~E)。

【附:子宫颈癌分期手术】

根据NCCN 2022年第1版指南,对于ⅠB3、ⅡA2、ⅡB、Ⅲ、ⅣA期患者可以知情选择分期手术,尤其是影像学提示盆腔淋巴结阳性的病例,我们可以通过手术进行腹主动脉区域淋巴结切除,明确其是否有转移,可以为后续治疗提供有利证据。

1. 显露髂血管及低位腹主动脉区域淋巴脂肪组织,向头侧显露至肠系膜下动脉水平,向尾侧显露至髂总血管中段(图16-28A~D)。

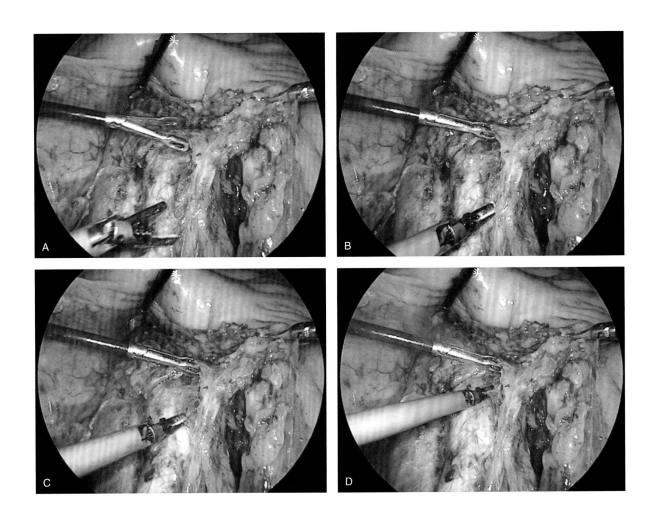

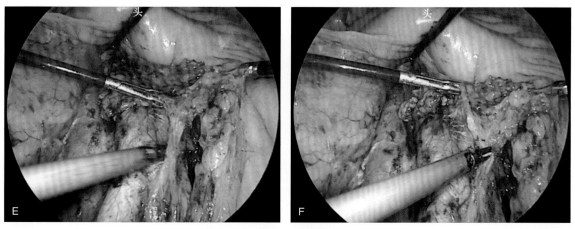

图 16-14 分离保留腹主动脉丛

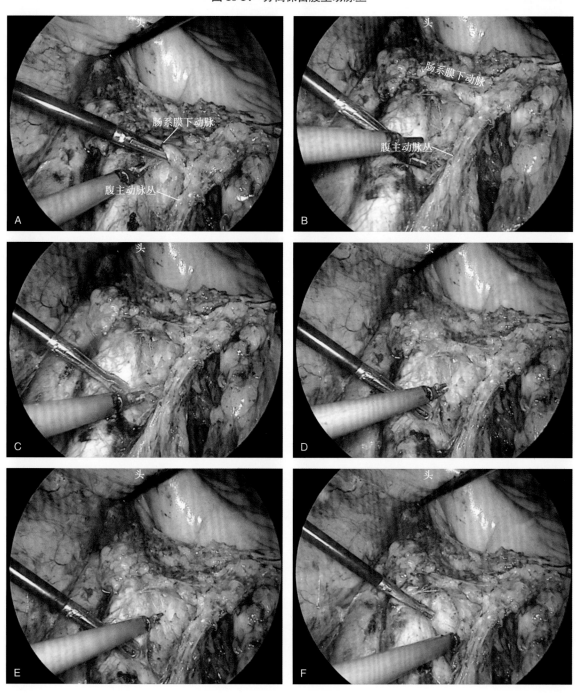

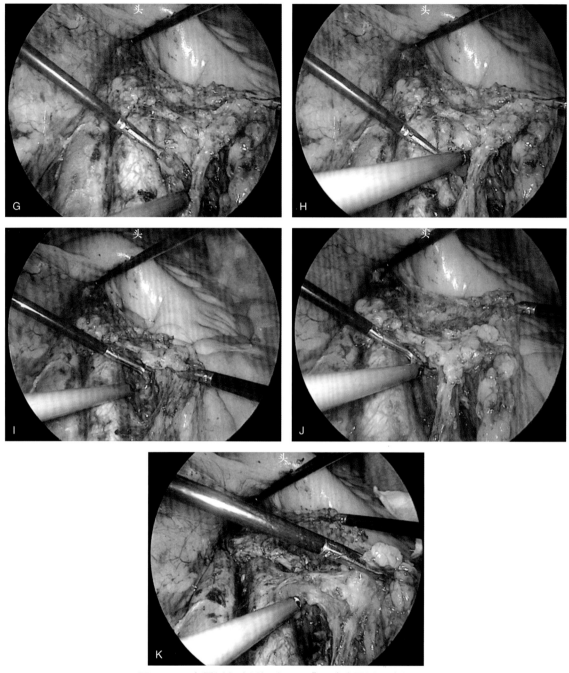

图 16-15　自尾侧向头侧切除肠系膜下动脉尾侧区域淋巴结

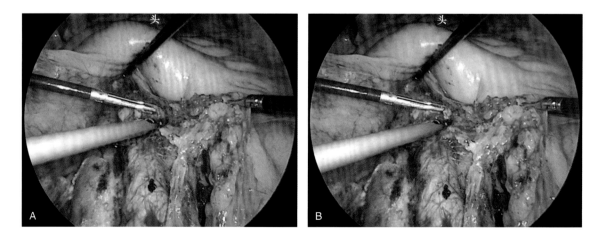

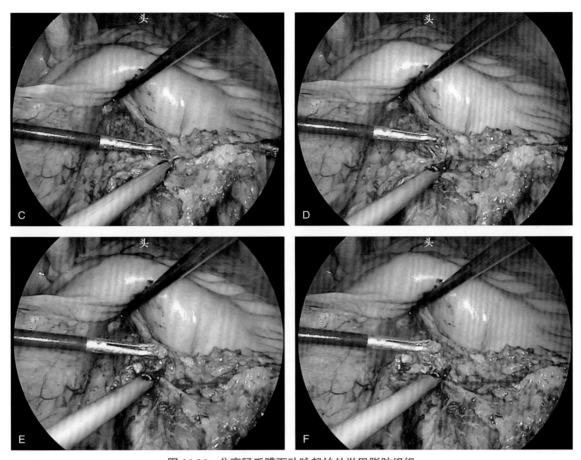

图 16-16 分离肠系膜下动脉起始处淋巴脂肪组织

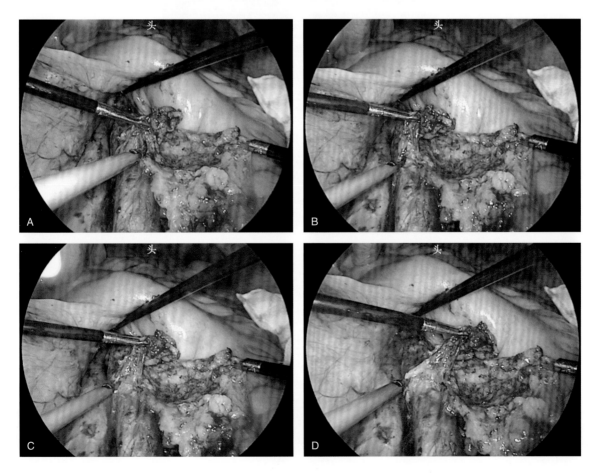

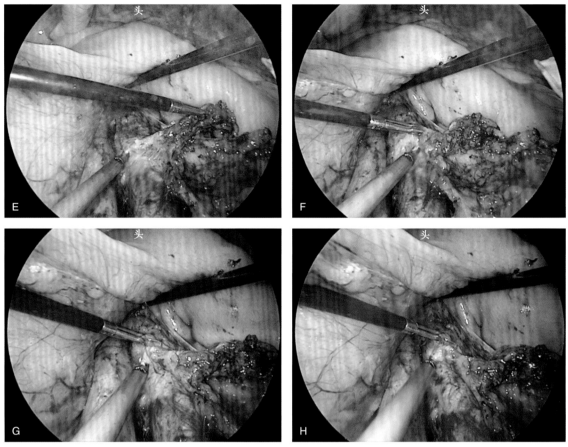

图 16-17　逆行分离腹主动脉表面淋巴结

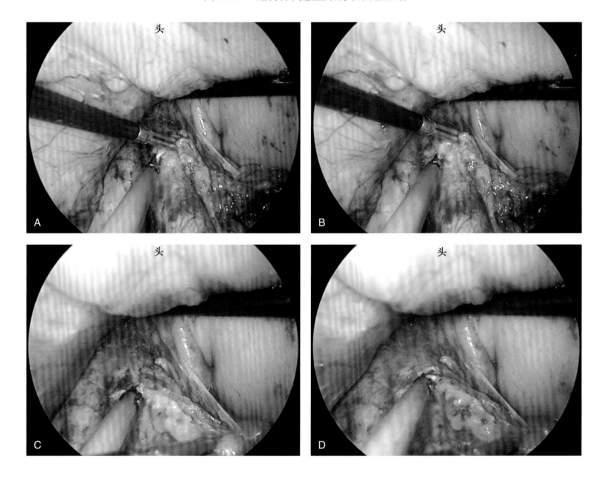

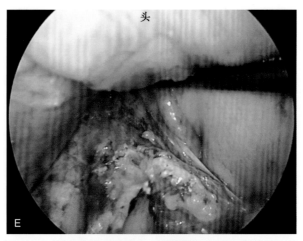

图 16-18   游离腹主动脉表面淋巴脂肪组织至左肾静脉下缘

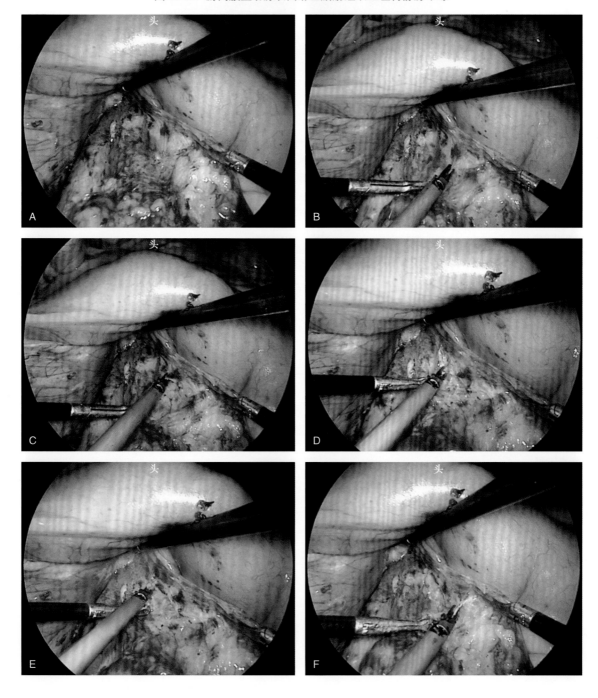

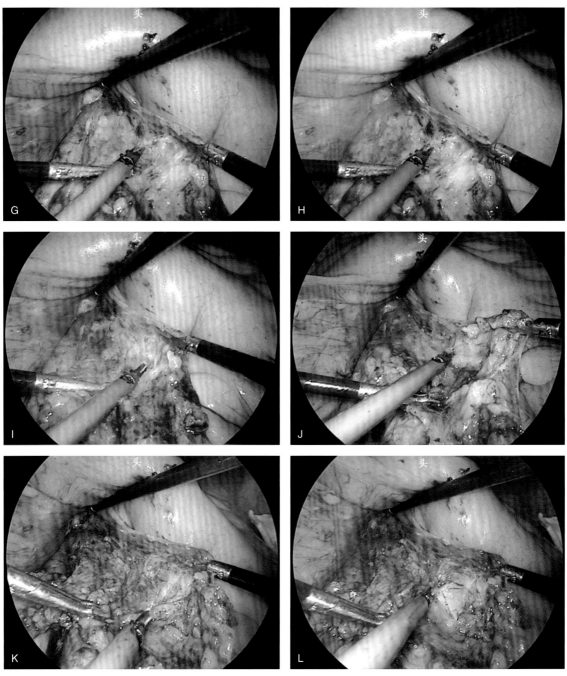

图 16-19　分离腹主动脉左侧区域淋巴结与腹膜间隙

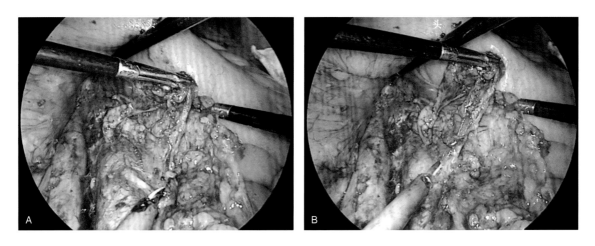

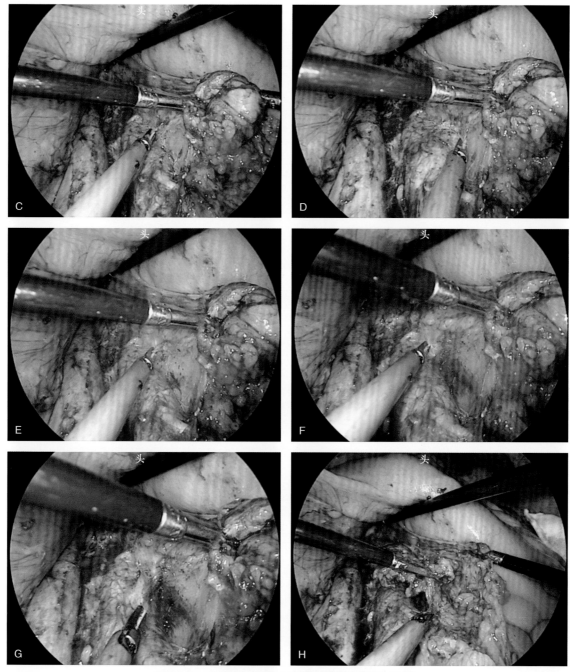

图 16-20 分离腹主动脉左侧缘与淋巴脂肪组织间隙

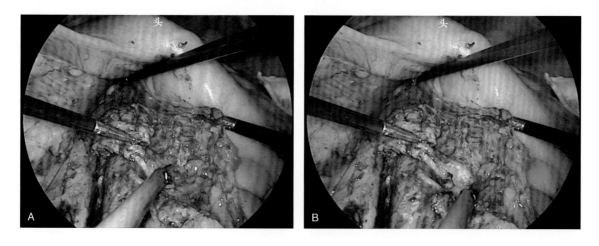

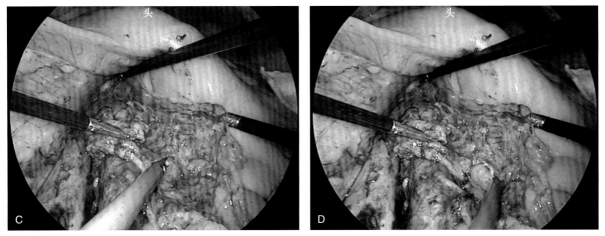

图 16-21　沿着间隙向头侧、背侧分离

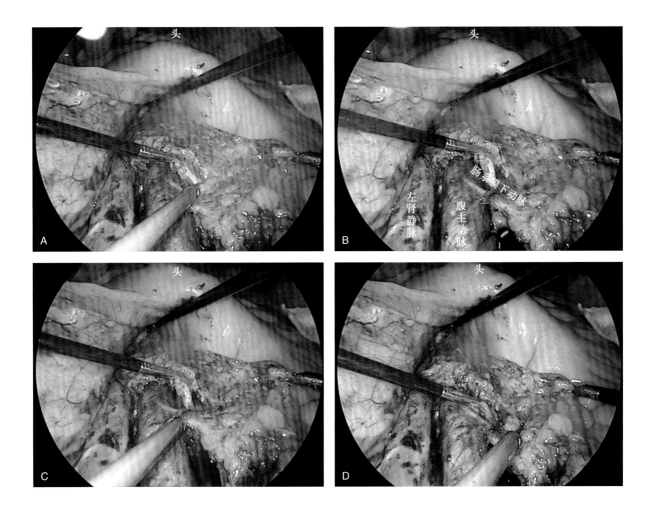

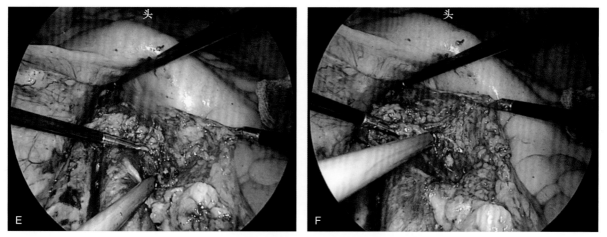

图 16-22 自肠系膜下动脉起始处向头侧分离淋巴脂肪组织

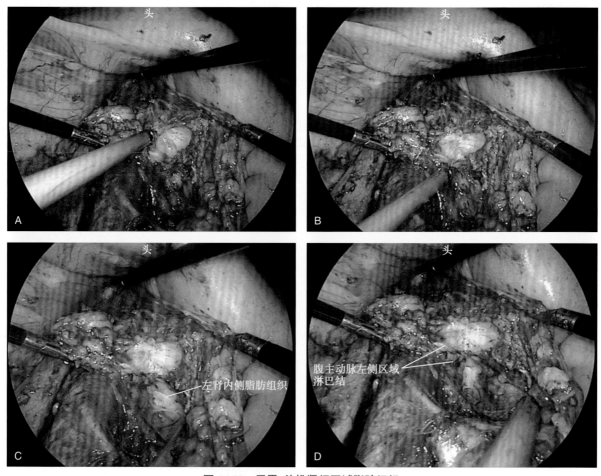

图 16-23 显露、外推肾门区域脂肪组织

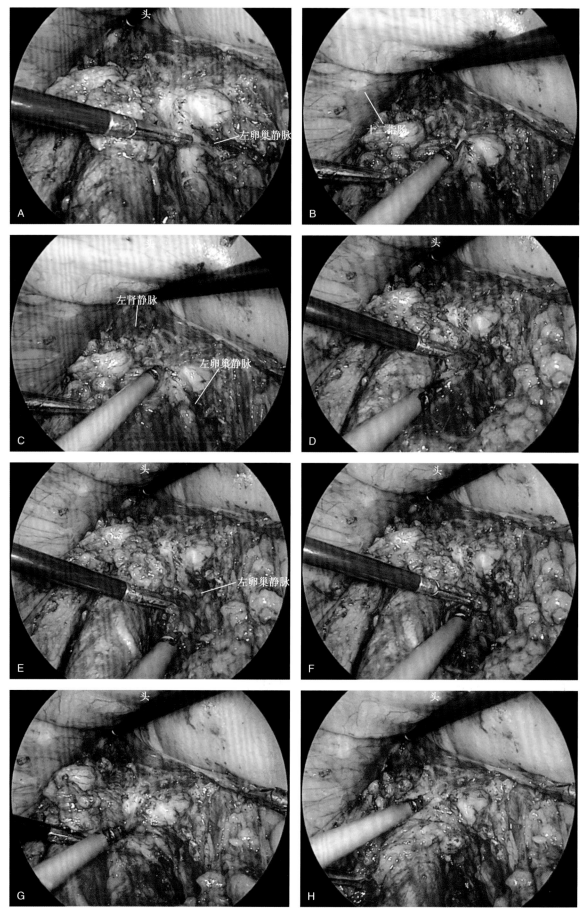

图 16-24　沿肾内侧脂肪组织间隙向头侧游离腹主动脉左侧区域淋巴结

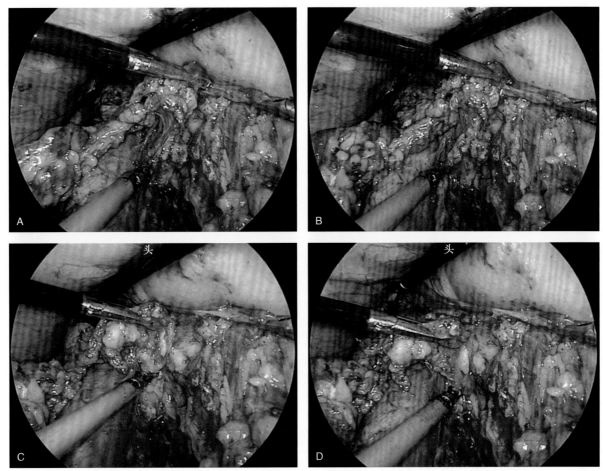

图 16-25 游离左卵巢动脉

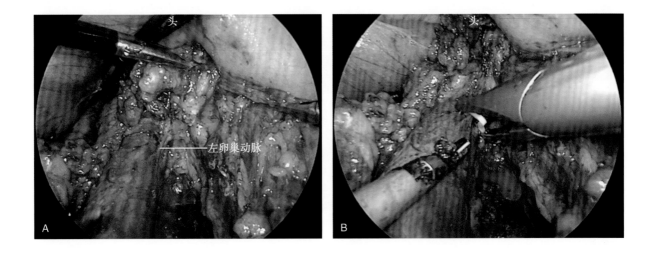

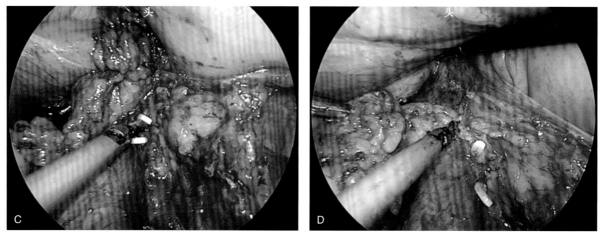

图 16-26 夹闭、离断左卵巢动脉

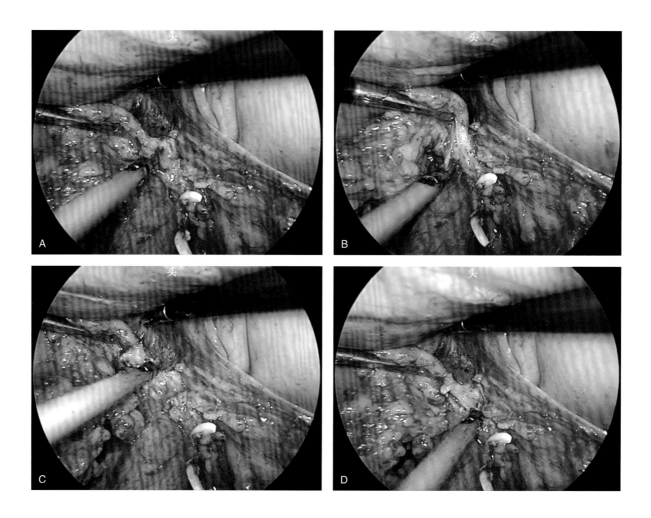

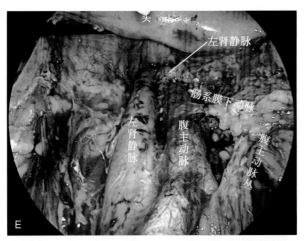

图 16-27 将汇聚至左肾静脉下缘淋巴脂肪组织整块切除

【手术操作体会与注意事项】此步骤注意头侧十二指肠的显露及尾侧输尿管的显露,避免两者损伤。

2. 切除腹主动脉表面和下腔静脉表面及两者之间淋巴脂肪组织(图 16-29A~I)。

【手术操作体会与注意事项】分离过程中需要注意右侧输尿管的显露避免发生损伤,切除淋巴结过程中需要注意下腔静脉及右侧髂总静脉与淋巴结之间会有多支静脉属支,应分别单独处理,避

免发生出血。

3. 切除左侧髂总静脉表面淋巴结(图 16-30A~C)。

4. 于肠系膜下动脉水平以下切除腹主动脉左侧区域淋巴结,此过程还要先将侧腹膜向外侧牵拉,沿着肠系膜下动脉自头侧向尾侧、自腹侧向背侧分离,显露出该区域淋巴脂肪组织,分离过程中注意避免左侧输尿管、腰动脉及腰静脉的损伤(图 16-31A~D)。

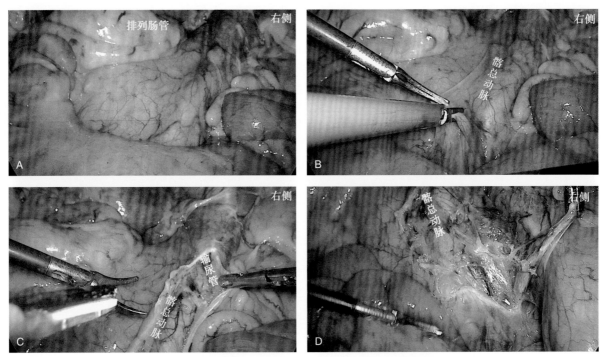

图 16-28 显露髂血管及低位腹主动脉区域淋巴脂肪组织

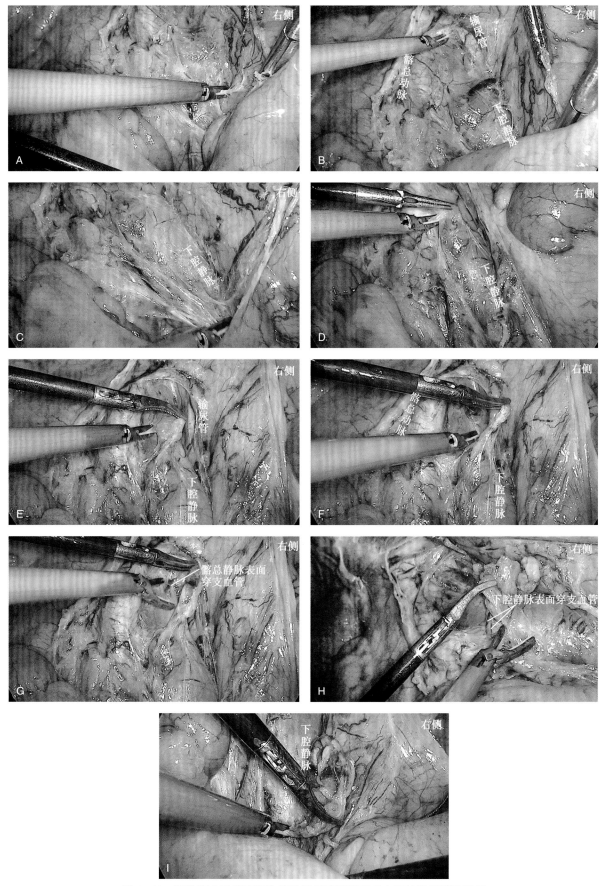

图 16-29　切除腹主动脉表面和下腔静脉表面及两者之间的淋巴脂肪组织

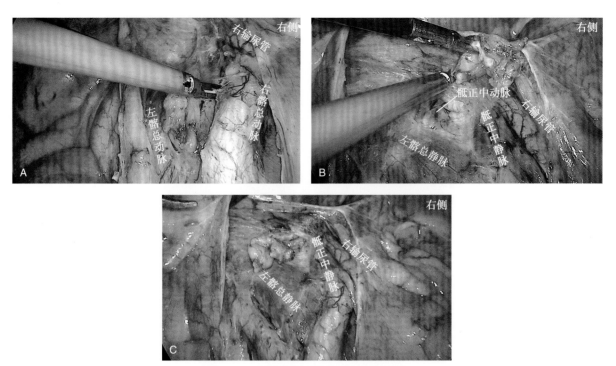

图 16-30 切除左侧髂总静脉表面淋巴结

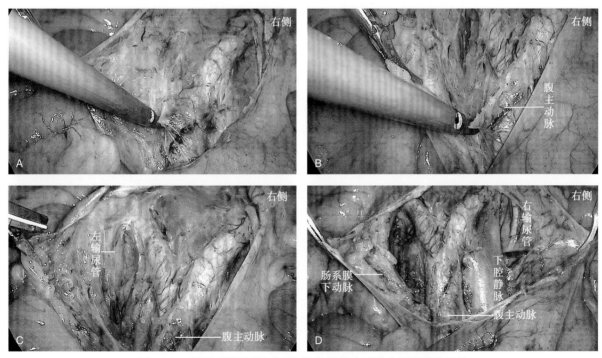

图 16-31 于肠系膜下动脉水平以下切除腹主动脉左侧区域淋巴结

腹主动脉区域淋巴结切除术（腹腔镜）见视频 16-1。

视频 16-1

腹主动脉区域淋巴结切除术（机器人）见视频 16-2。

视频 16-2

子宫颈癌分期手术见视频 16-3。

视频 16-3

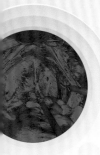

第十七章

前哨淋巴结切除术

宫颈癌前哨淋巴结切除术(活检、绘图式切除),主要用于 I A1 期伴有脉管癌栓、I A2 期、部分 I B1 期广泛性子宫切除患者或者广泛性子宫颈切除患者。示踪剂主要包括染料(亚甲蓝、纳米碳)、放射性核素(具有放射性损伤,基本不用)、荧光显影剂(吲哚菁绿)需要特殊的腹腔镜设备,广大基层医院很难普及,因此笔者团队仅提及亚甲蓝前哨淋巴结切除术。

1. 显影剂注射(图 17-1)。
2. 探查盆腔前哨淋巴结(图 17-2)。

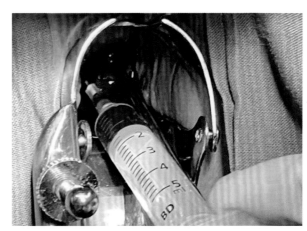

图 17-1　宫颈注射

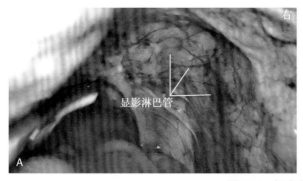

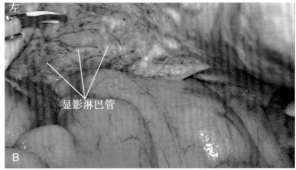

图 17-2　探查盆腔前哨淋巴结

3. 寻找前哨淋巴结。锐性打开侧腹膜,显露出侧腹膜后间隙,利用侧腹膜后间隙逐步显露出输尿管、髂内动脉、显影的淋巴管。跟随显影淋巴管找到显影淋巴结(图 17-3A~H)。前哨淋巴结常见显影为淋巴管自宫旁回流跨越髂内动脉向外侧回流,其一回流至闭孔或髂内、外静脉之间(图 17-4A~L),其二跨越髂内动脉后于髂外动、静脉表面沿着腰大肌间向头侧回流。

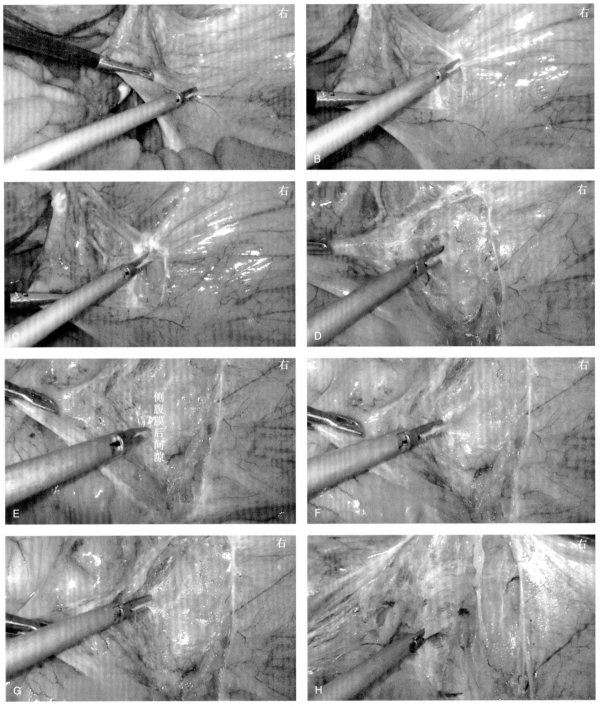

图 17-3　探查显影淋巴管及淋巴结

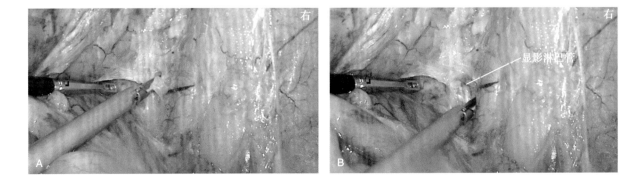

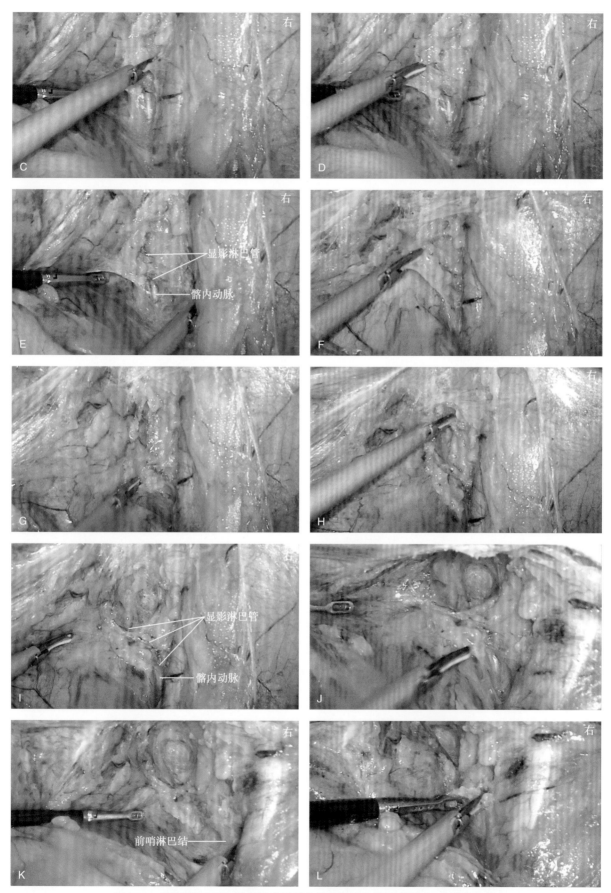

图17-4　宫旁淋巴回流：跨越髂内动脉向外侧回流至闭孔或髂内、外静脉之间

4. 切除前哨淋巴结方法一。闭孔或髂内、外静脉之间前哨淋巴结切除时，在保证前哨淋巴结完整性切除的同时，要做到充分将前哨淋巴结周边的动脉、静脉、神经充分游离，避免发生损伤（图 17-5~图 17-8）。

5. 切除前哨淋巴结方法二。跨越髂内动脉后于髂外动、静脉表面沿着腰大肌间向头侧回流前哨淋巴结切除，切除过程中，除了切除显色淋巴结，同时要观察显色淋巴结相应淋巴管周边肿大、可疑淋巴结（图 17-9A~F、图 17-10A~J）。

6. 切除前哨淋巴结方法三。前哨淋巴结绘图式切除，将显影淋巴管通路上肿大、可疑、显影的淋巴结整块切除（图 17-11~图 17-14）。

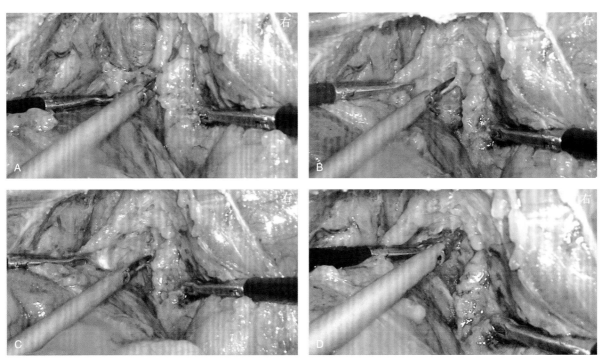

图 17-5　游离前哨淋巴结与侧脐韧带

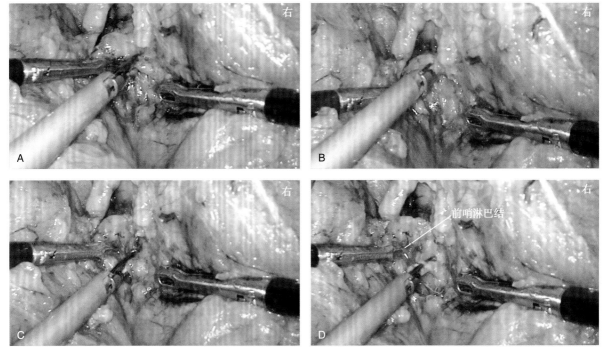

前哨淋巴结

图 17-6　游离前哨淋巴结与髂外静脉

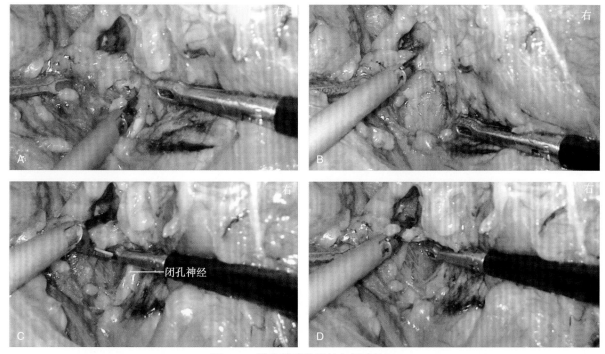

图 17-7　游离前哨淋巴结与闭孔神经

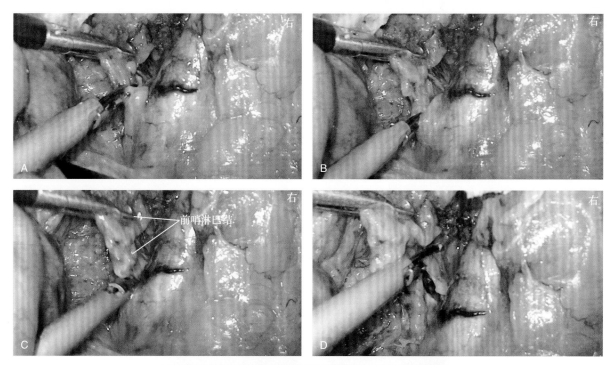

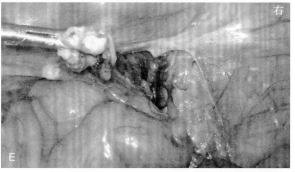

图 17-8　完整切除闭孔及髂内、外静脉之间前哨淋巴结

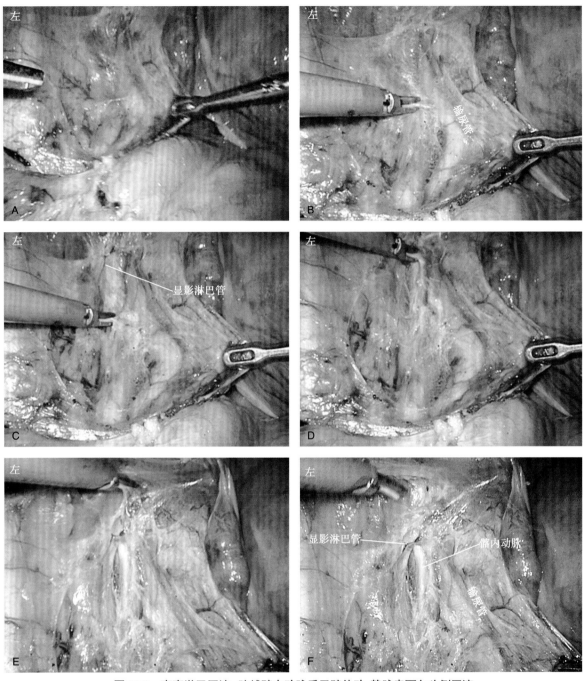

图 17-9 宫旁淋巴回流：跨越髂内动脉后于髂外动、静脉表面向头侧回流

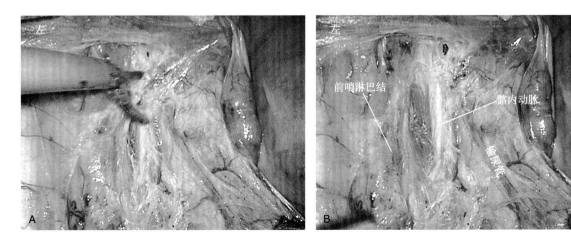

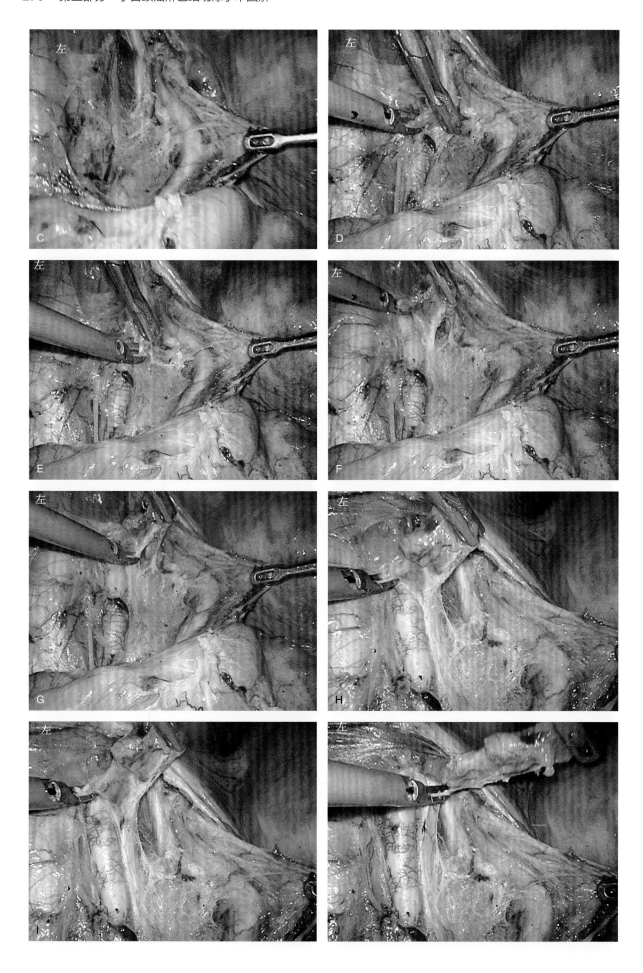

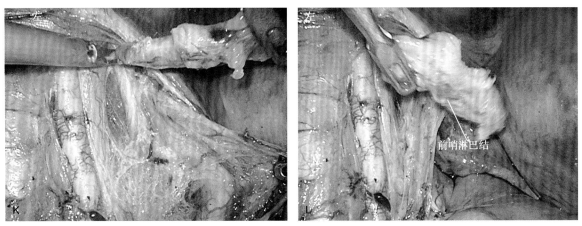

图 17-10 完整切除髂外动、静脉与腰大肌之间前哨淋巴结

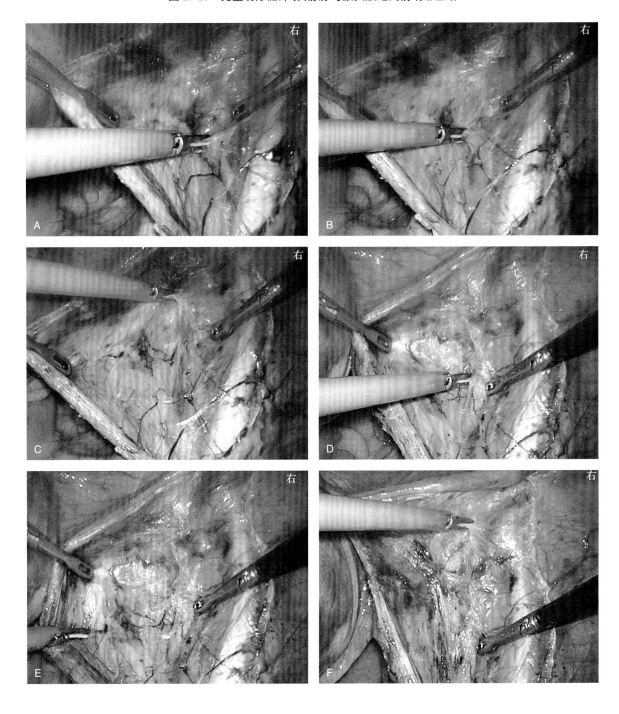

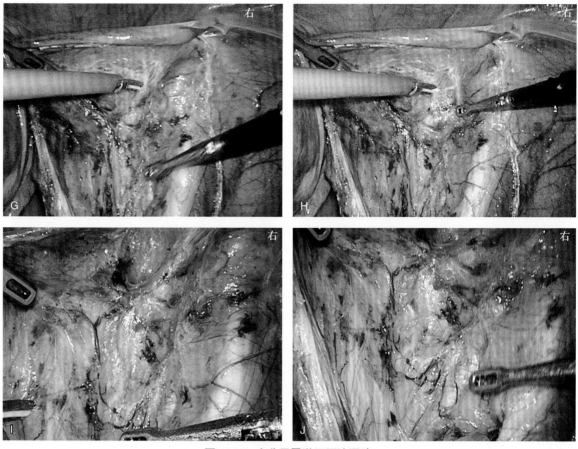

图 17-11 充分显露淋巴回流通路

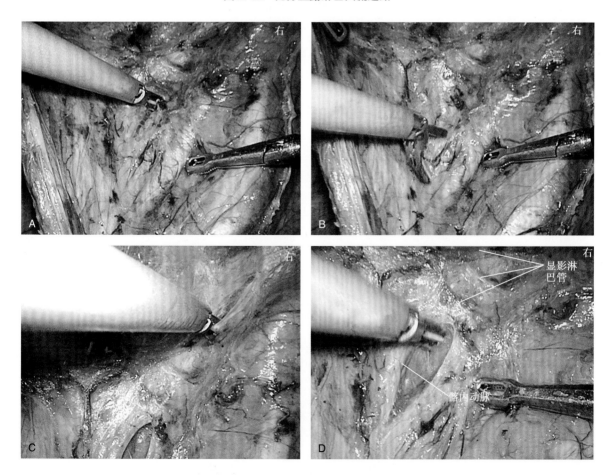

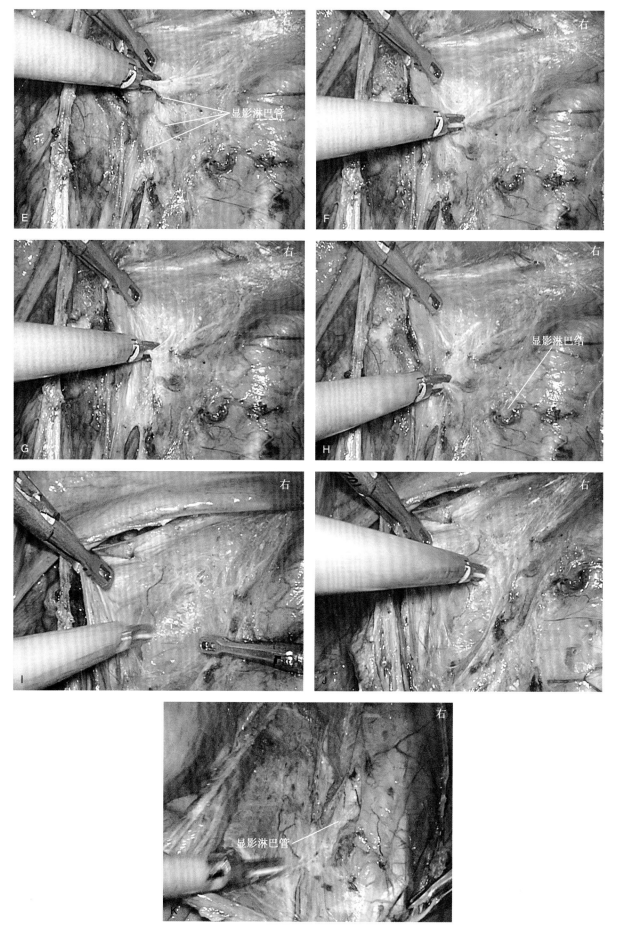

图 17-12　充分显露分离显影淋巴管通路上淋巴结

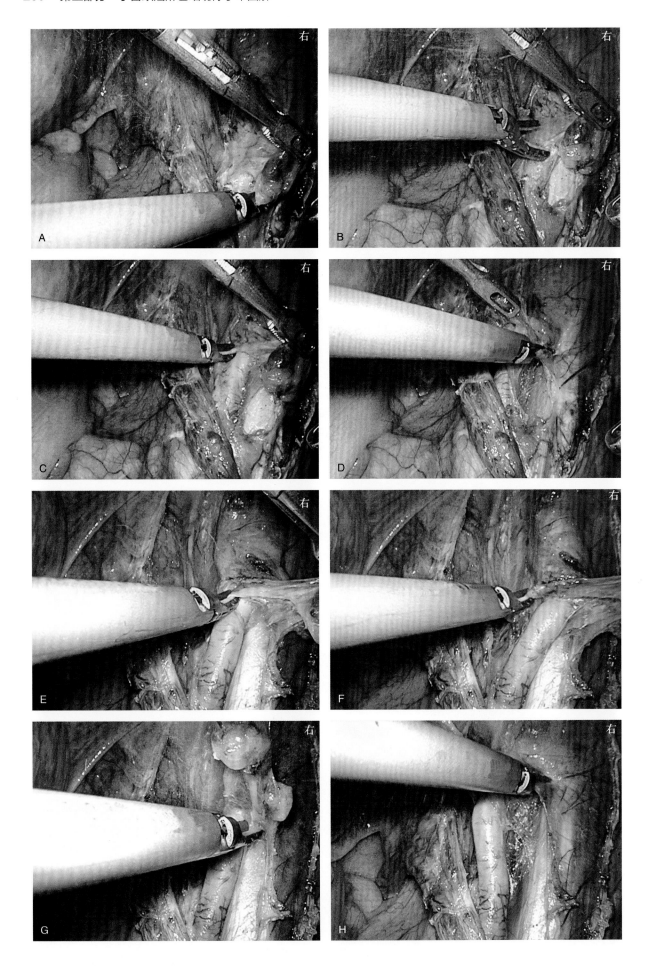

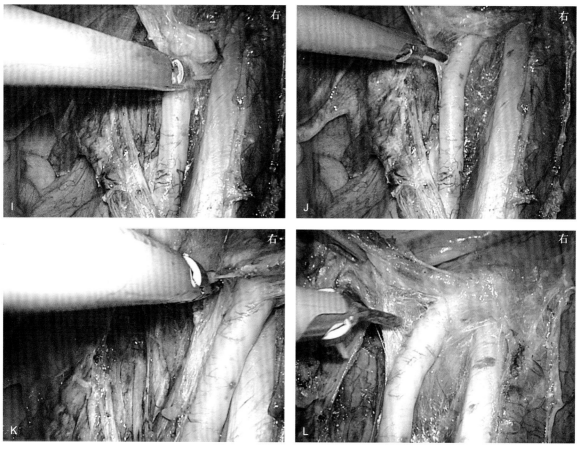

图 17-13 绘图式切除髂外动脉表面前哨淋巴结

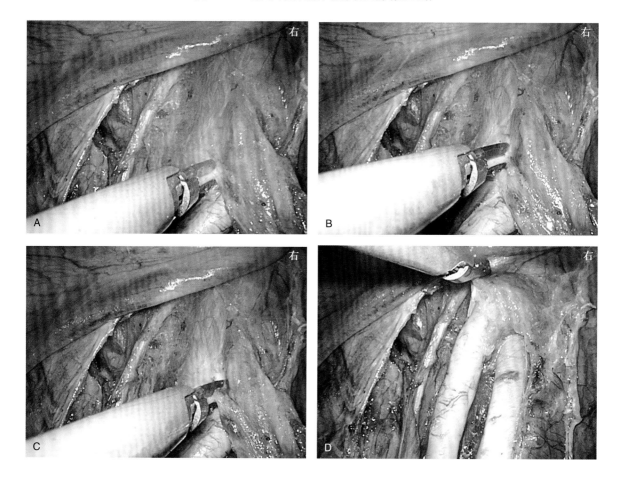

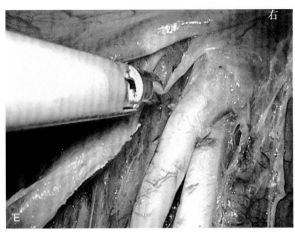
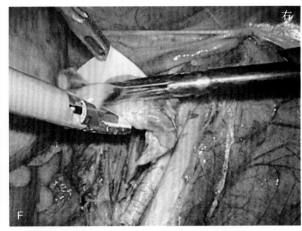

图 17-14 绘图式整块切除前哨淋巴结

前哨淋巴结切除术见视频 17-1。

视频 17-1

第四部分

超声刀工作原理及使用技巧

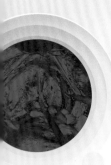

第十八章

超声刀组成及工作原理

完成一台流畅的手术,不仅需要技巧娴熟的手术团队配合、术者对解剖的精准掌握和应用,更离不开好的器械加持,腹腔镜(机器人辅助腹腔镜手术系统)微创手术更加依赖优质的能量器械,超声切割止血刀(简称超声刀)尤其被广大手术医生"爱不释手"(图18-1)。超声刀在术中能否实现功能最大化,取决于术者对其工作原理的充分理解及熟练应用。本章主要通过对超声刀工作原理的阐述,结合笔者团队在临床工作中超声刀的使用体会阐述其在妇科肿瘤手术中的优势。

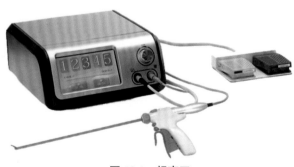

图18-1　超声刀

一、超声刀组成

超声手术刀的主要组成包括主机、换能器手柄、超声刀头、脚踏板。

1. 主机是一个高频电流发生器,负责提供稳定的超声频率电信号(图18-2)。

2. 换能器手柄是超声手术刀的关键部件,超声刀中的超声换能器是将输入的电功率转换成机械功率(即超声波信号,高于20kHz)的能量转换器件,其好坏直接关系到切割止血及血管凝闭的效果(图18-3、图18-4)。

3. 刀头连接换能器手柄使用,对人体软组织起到切割止血、分离、凝闭的作用(图18-5)。

4. 脚踏板有两个,能起到激发最小或最大功率的作用。超声刀手柄上同样有两个激发最小或最大功率的按钮。最大功率主要用于组织切割,最小功率主要用于止血。

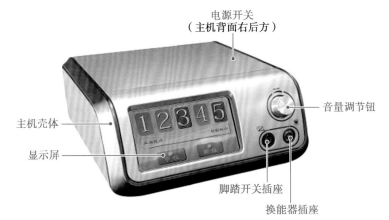

图 18-2　主机

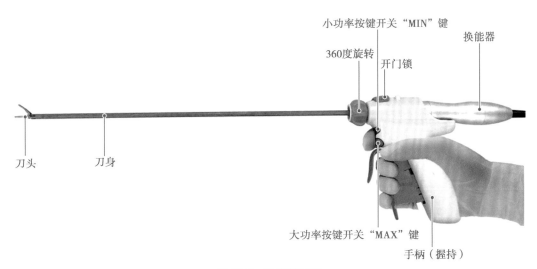

图 18-3　换能器手柄

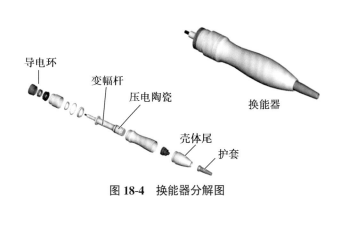

图 18-4　换能器分解图

图 18-5　刀头

二、超声刀工作原理

超声手术刀的主要作用机制为主机输出电信号,经由换能器利用电致伸缩效应或磁致伸缩效应,将超声电能转换为机械能产生高频振动,通过变幅杆的放大和耦合作用,推动刀头工作并向人体局部组织传播能量,从而达到手术治疗目的。

超声刀头振幅很小,但振动频率极高,从而产生了很高的瞬时加速度。因此在进行软组织切割时,被作用部位可迅速被切开,而不伤及其周围组织。

超声刀头接触到人体后还会产生微声流作用、空化效应、热效应及止血效应。

1. **微声流作用** 表现为超声振动使被作用组织变成匀浆,切割升温时会使组织中的脂肪溢出。液化组织在刀头振动作用下,可在刀头附近形成微声流,微声流伴生的切应力使组织细胞遭到破坏。

2. **空化效应** 使组织液中大量的微气泡(空化核)体积急剧膨胀、破裂引起组织层面的分离从而达到解剖分离的效果。

3. **热效应** 是由于超声波频率高、能量大,在被介质吸收时,部分能量转化为热能,从而引起生物组织温度的升高。

4. **止血效应** 超声手术刀工作时,高频振荡的刀头接触组织液或血液,产生强烈的空化效应,大量空化泡爆裂的热效应使其附近的蛋白质破碎凝固并堵塞于血管断口处实现紧急止血;同时,手术刀切割时不论是振动摩擦还是空化效应,都会导致作用机体出现一定程度的升温,可提高该区域附近血液中凝血酶的活性,从而加速凝血反应过程。

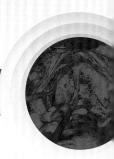

第十九章
超声刀使用技巧

一、分离间隙

超声刀分离间隙时,利用空化效应,间隙会自然呈现出来(超声刀切割使周边组织产生气泡,将周围间隙充分扩张),便于下一步继续分离间隙的安全操作。

二、游离血管

血管的处理是每一台手术不可避免的步骤,比如淋巴结的切除、广泛性子宫切除时侧方宫旁血管的处理、下腔静脉或者腹主动脉区域转移性融合淋巴结的处理等,都需要对血管进行一定程度的游离、裸化。游离的过程中最重要的是避免血管破裂及未充分预处理而离断组织造成出血。超声刀的工作原理最重要的就是功能叶与白色垫片将切割血管夹在中间,给予夹持血管一定的张力,同时通过功能叶高频率的摩擦、振动将血管切断、止血。当失去白色垫片给了的夹持作用,因失去对切割血管的夹持张力,超声刀功能叶与血管的摩擦、振动作用大大降低,使血管不会轻易被离断。笔者团队在一些重要部位血管的解剖、裸化时,采取超声刀单独功能叶对血管表面及周边结缔组织进行处理,既不会伤及血管,亦能达到较好的血管裸化作用。

三、血管离断

超声刀在进入临床应用前,手术医生通常会被告知超声刀兼具切割及止血功能,最高止血纪录可"安全凝闭 5mm 的血管"。在临床工作中,笔者团队的体会是超声刀的确可以安全地凝闭部分血管,甚至是比较"粗大"的血管,一个至关重要的前提是需充分裸化血管,并且多节段充分凝闭血管。但即使这样依然无法让临床医生安心关腹,因此重要部位的血管采取血管夹夹闭,或者智能双极的应用相对更为安全可靠。

四、注意事项

1. 超声刀在进行切割过程中,因摩擦产生热量,切割中心部位温度最高可达到 200℃(来自设备研发者的数据),因此在重要部位的处理过程中要注意其功能叶热损伤,尤其是输尿管的处理。很多临床工作者习惯在游离输尿管时,切割输尿管周围结缔组织后立即钝性分离输尿管,功能叶反复烫灼输尿管,以致发生"灾难性"并发症。笔者团队习惯在切割输尿管周围结缔组织后、钝性分离输尿管前,予以生理盐水降温超声刀刀头,避免对输尿管造成热损伤。同理,超声刀在完整切割动作后,不可立即触碰血管、肠管等重要解剖结构,避免发生副损伤。

2. 超声刀的工作原理是通过刀头夹持组织给予张力,然后通过刀头摩擦、震荡对组织切割、止血、分离,因此需要一定的时间来完成这一系列动作,一旦操作过程中操之过急,进行撕扯、挑拨等动作,尤其是在盆腔淋巴结等这种重要的血管解剖过程中,极易发生不必要的出血。

1. 国家癌症中心，国家肿瘤质控中心宫颈癌质控专家委员会. 中国宫颈癌规范诊疗质量控制指标 (2022 版)[J]. 中华肿瘤杂志，2022, 44 (07): 615-622.

2. 中国医师协会妇产科医师分会人工智能专业组. 子宫颈癌手术治疗质量控制标准中国专家共识之 QM-A 型 /QM-B1 型广泛性子宫切除篇 [J]. 中国实用妇科与产科杂志，2022, 38 (06): 628-633.

3. 中国医师协会妇产科医师分会人工智能专业组. 子宫颈癌手术治疗质量控制标准中国专家共识之 QM-C1 型广泛性子宫切除篇 [J]. 中国实用妇科与产科杂志，2022, 38 (04): 434-442.

4. 中国医师协会妇产科医师分会人工智能专业组. 子宫颈癌手术治疗质量控制标准中国专家共识之 QM-C2 型广泛性子宫切除篇 [J]. 中国实用妇科与产科杂志，2022, 38 (01): 66-72.

5. 陈春林，黎志强. 子宫颈癌手术治疗质量控制需要注意的几个问题 [J]. 中国实用妇科与产科杂志，2022, 38 (01): 22-24.

6. 兰俊，唐连，陈春林，等. Ⅰ B1 期子宫颈癌不同年份肿瘤学结局的动态差异 [J]. 妇产与遗传 (电子版)，2022, 12 (01): 24-32.

7. 尹钊红，黎志强，康山，等. 子宫颈癌术后规范化治疗对肿瘤学预后影响研究 [J]. 中国实用妇科与产科杂志，2022, 38 (01): 101-104.

8. 陈晓林，段慧，赵宏伟，等. 基于大数据的 2018 年 FIGO 子宫颈癌新分期ⅡA1 期治疗策略探讨 [J]. 中国实用妇科与产科杂志，2021, 37 (10): 1034-1038.

9. 胡家亮，邓溧，汤译博，等. 机器人手术系统在妇科腹主动脉旁淋巴结清扫中的应用进展 [J]. 机器人外科学杂志 (中英文)，2021, 2 (05): 335-341.

10. 熊光武，张师前，郭红燕，等. 早期子宫颈癌保留生育功能手术的中国专家共识 [J]. 中国微创外科杂志，2021, 21 (08): 673-679.

11. 柳攀，龚时鹏，黎志强，等. 2018 年 FIGO 子宫颈癌新分期中Ⅰ B1 期治疗策略的探讨 [J]. 中国实用妇科与产科杂志，2021, 37 (08): 836-840.

12. 刘萍，黎志强，柳攀，等. FIGO 2018 子宫颈癌分期Ⅲ期各亚期设置合理性探讨 [J]. 中国实用妇科与产科杂志，2021, 37 (06): 669-672.

13. 贾鹏欢，刘晓云，宋小磊，等. 在体女性盆腔淋巴结数字化三维模型构建及测量 [J]. 中国数字医学，2021, 16 (05): 91-96.

14. 陈春林，黎志强. 加强子宫颈癌患者诊治的全程管理 [J]. 中国实用妇科与产科杂志，2021, 37 (01): 18-24.

15. 陈春林，康山，陈必良，等. 不同肿瘤直径的Ⅰa1 (LVSI 阳性) ~ Ⅰb1 期子宫颈癌腹腔镜与开腹手术的肿瘤学结局比较来自中国子宫颈癌临床诊疗大数据项目 [J]. 中华妇产科杂志，2020, 55 (09): 589-599.

16. 曾育飞，郑德美，郑智娉，等. 精细解剖子宫深静脉及其属支在腹腔镜下系统性保留神经的广泛性子宫切除术中的应用研究 [J]. 当代医学，2020, 26 (28): 64-67.

17. 马骏，陈晓林，王倩青，等. Ⅰ A1 (LVSI+) ~ ⅡA1 期子宫颈癌腹腔镜与开腹手术长期肿瘤学结局的真实世界研究 [J]. 中国实用妇科与产科杂志，2020, 36 (05): 445-452.

18. 沈伟，赵卫东，郭建新，等. 2004—2015 年中国部分地区子宫颈癌腹腔镜手术情况调查及分析 [J]. 中国实用妇科与产科杂志，2020, 36 (02): 150-153.

19. 王伟，郝敏，陈春林，等 . 年轻Ⅰa2~Ⅱa2期子宫颈癌患者的构成比变化趋势及临床病理特征分析 [J]. 中华妇产科杂志 , 2019, 54 (10): 666-672.

20. 郑丽梅，玉洪荣，徐晓武，等 . 腹盆腔段输尿管及其周围结构的数字化解剖研究 [J]. 中国临床解剖学杂志 , 2019, 37 (04): 386-389+396.

21. 魏建勋，南刚，侯爱琴 . 腹腔镜下 C1 类宫颈癌根治术治疗早期宫颈癌的临床疗效 [J]. 解放军医学院学报 , 2019, 40 (07): 668-671.

22. 张伟峰，陈春林 . MRI 在诊断宫颈癌宫旁浸润中的研究进展 [J]. 医学影像学杂志 , 2019, 29 (04): 670-673.

23. 刘双环，李斌 . 宫旁解剖与早期宫颈癌的宫旁组织处理 [J]. 肿瘤预防与治疗 , 2019, 32 (02): 160-164.

24. 陈春林，郎景和 . 中国专家"关于宫颈癌腹腔镜手术相关问题"的几点意见 [J]. 中国实用妇科与产科杂志 , 2019, 35 (02): 188-193.

25. 陈春林，李朋飞 . 用大数据还原宫颈癌腹腔镜手术的真相：需要中国的声音 [J]. 中国实用妇科与产科杂志 , 2019, 35 (01): 28-32.

26. 陈春林，李朋飞 . 从中国宫颈癌真实世界研究临床大数据看宫颈癌术前化疗存在的问题和对策 [J]. 中国实用妇科与产科杂志 , 2018, 34 (11): 1185-1189.

27. 陈兰，廖科丹，陈春林，等 . 中国大陆部分地区局部晚期宫颈癌治疗状况调查及分析 [J]. 中国实用妇科与产科杂志 , 2018, 34 (11): 1247-1252.

28. 姜文轩，王璐，刘萍，等 . 中国大陆部分地区局部晚期宫颈癌术前静脉化疗和术前动脉化疗对比研究 [J]. 中国实用妇科与产科杂志 , 2018, 34 (11): 1253-1257.

29. 李玉宏，王晶，王玉东 . 腹腔镜下广泛子宫切除术："打坎儿井"式输尿管处理 [J]. 中国实用妇科与产科杂志 , 2018, 34 (08): 942-944.

30. 林善群，Zeinab Yusuf Ali，王璐，等 . 中国大陆 34 家医院ⅠB2、ⅡA2 期宫颈癌新辅助化疗不同方案的近期疗效对比 [J]. 中国实用妇科与产科杂志 , 2018, 34 (07): 793-798.

31. 孙婷婷，李雷 . 保留神经的宫颈癌根治术研究进展 [J]. 中华医学杂志 , 2018, 98 (19): 1534-1536.

32. 陈春林 . 中国宫颈癌临床诊疗与大数据 [J]. 中国实用妇科与产科杂志 , 2018, 34 (01): 25-29.

33. 张伟峰，李朋飞，陈春林，等 . 2004—2016 年我国宫颈癌住院患者 FIGO 临床分期应用情况调查 [J]. 中国实用妇科与产科杂志 , 2018, 34 (01): 67-71.

34. 王延洲，姚远洋，梁志清 . 女性盆腔、腹主动脉旁及腹股沟淋巴结解剖与生理功能 [J]. 中国实用妇科与产科杂志 , 2017, 33 (12): 1241-1245.

35. 毛林，张蔚，胡晓霞 . 宫颈癌腹腔镜腹主动脉旁淋巴结切除术的手术入路及解剖 [J]. 中华腔镜外科杂志 (电子版), 2017, 10 (02): 114-117.

36. 陈雨柔，张蔚 . 妇科恶性肿瘤腹腔镜下腹膜外腹主动脉旁淋巴结切除术的意义探讨 [J]. 现代妇产科进展 , 2017, 26 (08): 624-626.

37. 朱琳，张萍 . 广泛性子宫切除术的手术分型和解剖要点 [J]. 妇产与遗传 (电子版), 2017, 7 (01): 23-26.

38. 陈春林 . 中国宫颈癌 10 年手术状况的调查和思考 [J]. 中国实用妇科与产科杂志 , 2017, 33 (01): 25-30.

39. 陈春林，莫可欣，刘萍，等 . 宫颈周围韧带切除范围与术后近期膀胱功能障碍的相关性分析 [J]. 实用妇产科杂志 , 2016, 32 (12): 902-906.

40. 刘力，程忠平 . 子宫骶、主韧带精细解剖与妇科微创手术 [J]. 现代妇产科进展 , 2016, 25 (09): 709-711+714.

41. 陈春林 . 局部晚期宫颈癌术前动静脉化疗利弊 [J]. 中国实用妇科与产科杂志 , 2016, 32 (09): 848-852.

42. 邓桂林，谌业志 . FIGO 分期ⅠB1~ⅡB 期宫颈癌盆腔转移淋巴结在各个解剖分区的分布特点及不同类型淋巴转移对预后的影响分析 [J]. 临床医学研究与实践 , 2016, 1 (09): 19-20.

43. 陈春林 . 宫颈癌筛查在中国 [J]. 中国实用妇科与产科杂志 , 2016, 32 (05): 393-394.

44. 刘萍，陈春林 . 数字化三维重建技术对妇科良恶性肿瘤鉴别诊断的价值 [J]. 中国实用妇科与产科杂志 , 2016, 32 (05): 413-417.

45. 邓凯贤，李维丽，陈春林，等 . ⅠA2~ⅡA2 期宫颈癌主韧带浸润情况调查及危险因素分析 [J]. 重庆医学 , 2016, 45 (12): 1641-1644.

46. 邓凯贤，李东林，陆安伟，等 . ⅠA2~ⅡA2 期宫颈癌主骶韧带浸润情况调查及相关因素分析 [J]. 广东医学 , 2015, 36 (24): 3841-3845.

47. 朱俊，赵卫东，李东林，等 . ⅠA2~ⅡA2 期宫颈癌盆腔淋巴结转移的特点 [J]. 广东医学 , 2015, 36 (23): 3619-3622.

48. 周静，段慧，陈春林，等 . 早期宫颈癌灶血供均衡性的数字化研究 [J]. 广东医学 , 2015, 36 (22): 3457-3461.

49. 邓凯贤，李东林，陆安伟，等 . ⅠA2~ⅡA2 期宫颈癌盆腔淋巴结转移与主骶韧带浸润关系研究 [J]. 中国实用妇科与产科杂志 , 2015, 31 (09): 842-845.

50. 陈春林.宫颈癌手术保留盆腔神经相关问题 [J]. 中国实用妇科与产科杂志 , 2015, 31 (06): 507-511.

51. 彭存旭 , 王云飞.宫颈癌根治术中输尿管及膀胱保护问题 [J]. 中国实用妇科与产科杂志 , 2015, 31 (06): 519-521.

52. 聂夏子 , 刘钰 , 曲波 , 等.腹腔镜保留盆腔自主神经的广泛性子宫切除术治疗早期宫颈癌的研究进展 [J]. 医学综述 , 2015, 21 (10): 1786-1788.

53. 陈春林 , 黄志霞 , 刘萍 , 等.宫颈癌灶精细组织结构定性研究 [J]. 中国实用妇科与产科杂志 , 2015, 31 (05): 440-444.

54. 陈晓静 , 王薇 , 陈春林.宫颈癌肿瘤微环境的研究进展 [J]. 中国妇幼保健 , 2015, 30 (09): 1465-1468.

55. 丁慧 , 孔祥.腹腔镜下保留盆腔自主神经广泛性子宫切除术的应用进展 [J]. 山东医药 , 2015, 55 (07): 97-99.

56. 段慧 , 陈春林 , 刘萍 , 等.在体盆腔淋巴结切除术数字化三维导航模型的构建和应用初步探讨 [J]. 中国实用妇科与产科杂志 , 2015, 31 (01): 53-58.

57. 赵福杰 , 苗欣欣.盆腹腔自主神经的网络结构及腹腔镜下的解剖与分离 [J]. 中国内镜杂志 , 2014, 20 (11): 1121-1124.

58. 高雅莉.宫颈癌保留盆腔神经的广泛子宫切除术 [J]. 中国继续医学教育 , 2014, 6 (05): 63-64.

59. 朱芳芳 , 申沛 , 林耀蕙 , 等.腹腔镜下广泛性子宫切除术联合盆腔淋巴结清扫术治疗宫颈癌学习曲线分析 [J]. 中国实用医药 , 2014, 9 (16): 6-8.

60. 陆琳 , 段慧 , 陈春林 , 等.不同重建阈值构建宫颈癌动脉血管网数字化三维模型对癌灶血供分析的影响 [J]. 妇产与遗传 (电子版), 2014, 4 (01): 20-25.

61. 陈春林.妇科相关解剖学名词解释 [J]. 中国实用妇科与产科杂志 , 2013, 29 (12): 948-949.

62. 李燕 , 王蛮虹 , 朱安娜 , 等. Ⅰ B1~ Ⅱ B 期宫颈癌盆腔淋巴结转移的分布特点及其对预后的影响 [J]. 实用妇产科杂志 , 2013, 29 (08): 598-602.

63. 陈春林 , 黄蕾 , 李维丽.保留盆腔自主神经的广泛性子宫切除术发展史 [J]. 妇产与遗传 (电子版), 2013, 3 (01): 48-52.

64. 陈春林 , 黄蕾 , 苏桂栋 , 等.宫颈癌相关宫旁韧带内淋巴定性定量研究 [J]. 中国实用妇科与产科杂志 , 2013, 29 (01): 29-32.

65. 梁志清.宫颈癌腹腔镜精准解剖性广泛子宫切除术 [J]. 实用妇产科杂志 , 2012, 28 (12): 993-995.

66. 陈功立 , 王延洲 , 陈勇.早期宫颈癌腹腔镜保留神经的广泛子宫切除术 [J]. 实用妇产科杂志 , 2012, 28 (12): 997-999.

67. 陈春林 , 黄蕾 , 苏桂栋 , 等.宫颈周围立体环韧带内血管定性定量研究 [J]. 妇产与遗传 (电子版), 2012, 2 (04): 15-20.

68. 陈春林 , 段慧.数字化三维重建技术在妇产科领域的应用 [J]. 妇产与遗传 (电子版), 2012, 2 (03): 1-5.

69. 唐嘉 , 吴小华.基于三维解剖结构的子宫颈癌广泛性子宫切除术新分型方法 [J]. 中华妇产科杂志 , 2012 (05): 398-400.

70. 张佳佳 , 赵雯红.腹腔镜保留盆腔自主神经的宫颈癌根治性手术的研究进展 [J]. 腹腔镜外科杂志 , 2012, 17 (04): 313-316.

71. 卢艳 , 姚德生 , 莫凌昭 , 等.腹腔镜下保留盆腔自主神经平面根治性子宫切除术的初步临床研究 [J]. 临床肿瘤学杂志 , 2012, 17 (04): 347-351.

72. 陈春林 , 张福云 , 刘萍 , 等.宫颈癌患者 SNSRH 和 mRH 手术前后生存质量的对比研究 [J]. 中国妇产科临床杂志 , 2012, 13 (01): 3-6.

73. 陈春林.数字化三维重建技术在妇科疑难手术中的应用及展望 [J]. 中国实用妇科与产科杂志 , 2012, 28 (01): 15-19.

74. 陈春林 , 段慧 , 刘萍 , 等.基于 CT 血管成像在体宫颈癌动脉血管网数字化三维模型的构建及意义 [J]. 中国实用妇科与产科杂志 , 2012, 28 (01): 23-26.

75. 杨露 , 王泽华.广泛子宫切除加盆腔淋巴结切除手术范围分类 [J]. 中国实用妇科与产科杂志 , 2011, 27 (11): 877-880.

76. 肖会廷 , 李斌.保留盆腔自主神经的广泛性子宫切除术应用于宫颈癌的研究进展 [J]. 实用妇产科杂志 , 2011, 27 (06): 419-421.

77. 曹剑 , 李胜泽.保留盆腔自主神经的根治性子宫切除术的解剖要点和手术技巧 [J]. 现代妇产科进展 , 2011, 20 (05): 403-406.

78. 陈春林 , 郭玉 , 刘萍 , 等."阴道旁组织复合体"显微结构定性研究 [J]. 中国实用妇科与产科杂志 , 2011, 27 (03): 184-187.

79. 陈贵芹 , 张雪玉 , 高生情 , 等.系统保留盆腔自主神经广泛性子宫切除术的临床观察 [J]. 现代妇产科进展 , 2010, 19 (01): 33-36.

80. 欧阳振波 , 余艳红 , 刘萍 , 等.宫颈癌子宫动脉血管网模型的构建及其二维可视化研究 [J]. 中国临床解剖学杂志 , 2009, 27 (06): 668-671.

81. 刘萍 , 欧阳振波 , 陈春林 , 等.宫颈癌子宫动脉血管网三维模型的构建 [J]. 中国实用妇科与产科杂志 , 2009, 25 (03): 202-205.

82. 赵杉珊 , 钟梅 , 陈春林 , 等.经阴道广泛性子宫切除术中输尿管损伤的应用解剖研究 [J]. 中国实用妇科与产科杂志 , 2008 (04): 289-291.

83. 黄睿 , 赵杉珊 , 陈春林 , 等.系统保留盆腔自主神经的广泛性子宫切除术 [J]. 中国实用妇科与产科杂志 , 2008 (03):

233-235.

84. 王沂峰，刘璟，刘风华，等. 改良的腹式广泛性子宫颈切除术治疗早期子宫颈癌的临床观察 [J]. 中华妇产科杂志，2006 (04): 226-228.

85. 薛凤霞，成争先. 宫颈的解剖与生理 [J]. 中国实用妇科与产科杂志，2004, 07: 23-24.

86. CHUN-LIN CHEN. The Measurement of Vesical Detrusor Electromyographic Activity During Nerve-Sparing Radical Hysterectomy [J]. Reproductive Sciences, 2010, 17 (12): 1144-1152.

87. ZHANG XR, LI ZQ, SUN LX, et al. Cohort Profile: Chinese Cervical Cancer Clinical Study. Front Oncol. 2021 Jun 18; 11: 690275.

88. QUERLEU D, CIBULA D, ABU-RUSTUM NR. 2017 Update on the Querleu-Morrow Classification of Radical Hysterectomy. Ann Surg Oncol, 2017, 24 (11): 3406-3412.

89. QUERLEU D, MORROW CP. Classification of radical hysterectomy. Lancet Oncol, 2008, 9 (3): 297-303.

90. CIBULA D, ABU-RUSTUM NR. Pelvic lymphadenectomy in cervical cancer--surgical anatomy and proposal for a new classification system. Gynecol Oncol, 2010, 116 (1): 33-37.

91. 矢吹朗彦. 新式广泛全子宫切除术：保留神经广泛全子宫切除术的解剖和手术技巧 [M]. 沈阳：辽宁科学技术出版社，2014.

92. 李斌，赵丹. 宫颈癌根治性手术：新分型及新技术的临床实践 [M]. 北京：中华医学电子音像出版社，2019.

93. 刘开江. 妇科肿瘤腹腔镜手术图解 [M]. 北京：人民卫生出版社，2018.

94. 钟世镇. 妇产科临床解剖学图谱 [M]. 济南：山东科学技术出版社，2005.

95. 钟世镇. 妇产科临床解剖学. 2 版 .[M]. 济南：山东科学技术出版社，2020.

96. 林仲秋，张三元. 宫颈癌手术难点与技巧图解 [M]. 北京：人民卫生出版社，2014.

97. 篠原尚，水野惠文，牧野尚彦. 图解外科手术：从膜的解剖解读术式要点. 3 版 .[M]. 沈阳：辽宁科学技术出版社，2013.

98. 陈必良. 机器人妇产科手术学 [M]. 西安：西安交通大学出版社，2014.

99. JONATHAN S BEREK, KENNETH D HATCH. 妇科手术技巧. 妇科肿瘤学 [M]. 北京：中国科学技术出版社，2020.

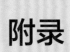

附录

附录1 FIGO 2018 年分期

分期	描述
I	癌症仅局限于子宫颈(扩散至子宫体者不予考虑)
ⅠA	显微镜下诊断的浸润癌,最大浸润深度 ≤ 5.0mm[a]
ⅠA1	间质浸润深度 ≤ 3.0mm
ⅠA2	间质浸润深度 >3.0mm 而 ≤ 5.0mm
ⅠB	最大浸润深度 >5.0mm 的浸润癌(大于 ⅠA 期的范围); 病变局限在子宫颈,病变大小为肿瘤最大直径[b]
ⅠB1	间质浸润深度 >5.0mm 而最大径线 ≤ 2.0cm 的浸润癌
ⅠB2	最大径线 >2.0cm 而 ≤ 4.0cm 的浸润癌
ⅠB3	最大径线 >4.0cm 的浸润癌
Ⅱ	子宫颈癌侵犯至子宫外,但未扩散到阴道下 1/3 或骨盆壁
ⅡA	累及阴道上 2/3,无子宫旁浸润
ⅡA1	浸润癌最大径线 ≤ 4.0cm
ⅡA2	浸润癌最大径线 >4.0cm
ⅡB	子宫旁浸润,但未达骨盆壁
Ⅲ	癌症累及阴道下 1/3 和 / 或扩散到骨盆壁和 / 或导致肾积水或无功能肾和 / 或累及盆腔和 / 或腹主动脉旁淋巴结
ⅢA	癌症累及阴道下 1/3,未扩散到骨盆壁
ⅢB	扩散到骨盆壁和 / 或肾积水或无功能肾(明确排除其他原因所致)
ⅢC	盆腔和 / 或腹主动脉旁淋巴结受累(包括微小转移)[c],不论肿瘤的大小与范围(采用 r 与 p 标注)[d]
ⅢC1	只有盆腔淋巴结转移
ⅢC2	腹主动脉旁淋巴结转移

分期	描述
Ⅳ	癌症已扩散超出真骨盆或已累及膀胱或直肠黏膜（活检证实）。出现泡状水肿不足以诊断为Ⅳ期
ⅣA	扩散至邻近的器官
ⅣB	转移至远处器官

ª: 所有的分期，都可以利用影像学和病理学检查结果来辅助临床所见而判定肿瘤的大小与浸润深度。病理学检查结果优于影像学与临床判断。ᵇ: 脉管受累不改变分期，不再考虑病灶的横向范围。ᶜ: 孤立的肿瘤细胞不改变分期，但需要记录下来。ᵈ:r 与 p 的加入是为了标注诊断ⅢC 期的依据来源。例如：假如影像提示盆腔淋巴转移，则分期为ⅢC1r 期，当病理学检查确诊后，就成为ⅢC1p 期。影像学的检查手段、病理学诊断技术都应该记录下来。

附录 2　宫颈癌手术 QM 分型（2017 年）

Q-M 分型	宫颈旁或侧方宫旁	腹侧宫旁	背侧宫旁
A	在子宫颈和输尿管的中间切除（输尿管内侧，识别输尿管但不外移）	最小切除	最小切除
B1	在输尿管水平切除（将输尿管自输尿管床水平移开，远离宫颈及侧方宫旁）	部分切除膀胱宫颈韧带	阴道直肠反折腹膜水平切除部分骶韧带
B2	B1 基础上切除宫颈旁淋巴结，不切除该区域内血管及神经结构	部分切除膀胱宫颈韧带	阴道直肠反折腹膜水平切除部分骶韧带
C1	紧贴髂内血管内侧离断该区域血管	膀胱水平部分切除膀胱宫颈阴道韧带，分离并保留盆丛膀胱支	直肠水平，分离并保留腹下神经
C2	在髂血管内侧完全切除该区域内血管及神经	膀胱水平完全切除膀胱宫颈阴道韧带，不保留神经	骶骨筋膜水平，切除腹下神经
D	从盆壁切除，包括切除髂内血管和 / 或盆腔侧壁结构	膀胱水平，必要时切除部分脏器	骶骨水平，必要时切除部分脏器

附录 3　宫颈癌盆腔淋巴结切除术分型

前哨淋巴结（SLN）型：仅切除盆腔前哨淋巴结

Ⅰ 型　髂外区：切除髂外血管上方及内侧淋巴结，向下至旋髂深静脉；

闭孔区：仅切除闭孔神经以上淋巴组织；

髂总区：切除髂总血管表浅淋巴结至髂总血管中段。

Ⅱ 型　除Ⅰ型外，髂外区：将髂外血管完全游离及骨骼化后，切除髂外血管与腰大肌间淋巴组织，向下至旋髂深静脉远端淋巴结；

髂内区：显露髂内静脉，切除髂内淋巴结；

闭孔区：切除闭孔神经以下淋巴结；

骶前区：完全切除骶前区淋巴结。

Ⅲ 型　除Ⅱ型外，切除髂总表浅淋巴结至主动脉分叉处，游离髂总血管，显露腰骶干，切除髂总血管外侧与腰大肌间髂总深部淋巴结。